1001 Cases in Otology Volume 1

耳科疾病 1001 例

第 1 卷

主　编　［波兰］Henryk Skarżyński

主　审　孙建军　迟放鲁

主　译　黄伟洛　陈　阳　张　杰　张天宇

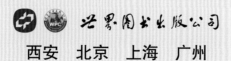

世界图书出版公司

西安　北京　上海　广州

图书在版编目（CIP）数据

耳科疾病 1001 例（第 1 卷）/（波）亨利·斯卡辛斯基（Henryk Skarżyński）
主编；黄伟洛等主译 . — 西安：世界图书出版西安有限公司，2023.1
书名原文：1001 Cases of Otology. Volume 1
ISBN 978-7-5192-4705-8

Ⅰ.①耳… Ⅱ.①亨…②黄… Ⅲ.①耳疾病—诊疗 Ⅳ.① R764

中国版本图书馆 CIP 数据核字（2022）第 202336 号

Copyright© 2021 of the original English edition by Institute of Physiology and Pathology of
Hearing（由 Institute of Physiology and Pathology of Hearing 英文原版权授权）
Original title（原书名）：1001 Cases of Otology.Volume 1
By（主编）Henryk Skarżyński

书 名	耳科疾病 1001 例（第 1 卷）
	ERKE JIBING 1001 LI（DI 1 JUAN）
主 编	[波兰] Henryk Skarżyński
主 译	黄伟洛 陈 阳 张 杰 张天宇
责任编辑	张 丹
装帧设计	前 程
出版发行	世界图书出版西安有限公司
地 址	西安市雁塔区曲江新区汇新路 355 号
邮 编	710061
电 话	029-87214941 029-87233647（市场营销部）
	029-87234767（总编室）
网 址	http:// www.wpcxa.com
邮 箱	xast@wpcxa.com
经 销	新华书店
印 刷	西安雁展印务有限公司
开 本	889mm×1194mm 1/16
印 张	22.75
字 数	560 千字
版次印次	2023 年 1 月第 1 版 2023 年 1 月第 1 次印刷
版权登记	25-2022-158
国际书号	ISBN 978-7-5192-4705-8
定 价	328.00 元

医学投稿 xastyx@163.com ‖ 029-87279745 029-87279675
☆如有印装错误，请寄回本公司更换☆

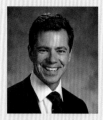

Prof. Oliver Adunka, M.D., Ph.D. (USA)

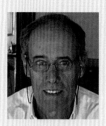

Prof. Santiago Luis Arauz, senior, M.D., Ph.D. (Argentina)

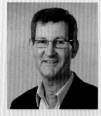

Prof. Robert J.S. Briggs, M.D., Ph.D. (Australia)

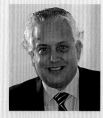

Prof. Domenico Cuda, M.D., Ph.D. (Italy)

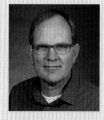

Prof. Pim van Dijk, M.D., Ph.D. (Netherlands)

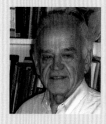

Prof. Richard Gacek, M.D., Ph.D. (USA)

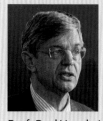

Prof. Paul Van de Heyning, M.D., Ph.D. (Belgium)

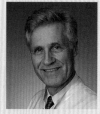

Prof. Karl-Bernd Hüttenbrink , M.D., Ph.D. (Germany)

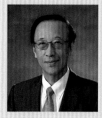

Prof. Chong Sun Kim, M.D., Ph.D. (South Korea)

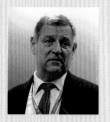

Prof. Janusz Klatka, M.D., Ph.D. (Poland)

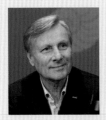

Prof. Wiesław Konopka, M.D., Ph.D. (Poland)

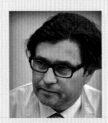

Prof. Tomasz Kręcicki, M.D., Ph.D. (Poland)

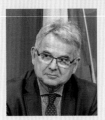

Prof. Jerzy Kuczkowski, M.D., Ph.D. (Poland)

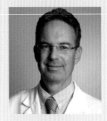

Prof. Thomas Linder, M.D., Ph.D. (Switerland)

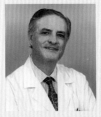

Prof. Manuel Manrique, M.D., Ph.D. (Spain)

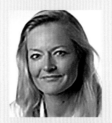

Prof. Therese Ovesen, M.D., Ph.D. (Denmark)

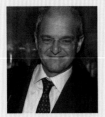

Prof. Gaetano Paludetti, M.D., Ph.D. (Italy)

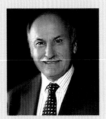

Prof. Milan Profant, M.D., Ph.D. (Slovak Republic)

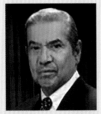

Prof. Jose Antonio Rivas, M.D., Ph.D. (Colombia)

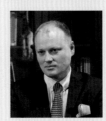

Assoc. Prof. Piotr H. Skarżyński, M.D., Ph.D., M.Sc. (Poland)

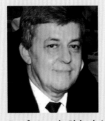

Prof. Jacek Składzień, M.D., Ph.D. (Poland)

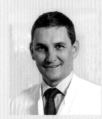

Prof. Georg Mathias Sprinzl, M.D., Ph.D. (Austria)

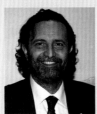

Prof. Mario Zernotti, M.D., Ph.D. (Argentina)

译者名单

TRANSLATORS

主 译

黄伟洛　广州优听电子科技有限公司

陈　阳　空军军医大学附属西京医院

张　杰　首都医科大学附属北京儿童医院

张天宇　复旦大学附属眼耳鼻喉科医院

主 审

孙建军　北京大学国际医院

迟放鲁　复旦大学附属眼耳鼻喉科医院

译 者（以内容先后顺序排列）

外耳疾病

张天宇　复旦大学附属眼耳鼻喉科医院

李辰龙　复旦大学附属眼耳鼻喉科医院

中耳疾病

陈　阳　空军军医大学附属西京医院

赵　辉　中国人民解放军总医院

韩　朝　复旦大学附属华东医院

丁　娟　复旦大学附属华东医院

杨娟梅　复旦大学附属眼耳鼻喉科医院

宋　静　海军军医大学第一附属医院

王瑾瑜　复旦大学附属眼耳鼻喉科医院

张毅博　复旦大学附属眼耳鼻喉科医院

丛　宁　复旦大学附属眼耳鼻喉科医院

冯国栋　中国医学科学院北京协和医院

陈正侬　上海交通大学附属第六人民医院

内耳疾病

黄伟洛　广州优听电子科技有限公司
龙栩永　广州优听电子科技有限公司
周凤怡　广州优听电子科技有限公司
张　杰　首都医科大学附属北京儿童医院
李艳红　首都医科大学附属北京儿童医院
陈　敏　首都医科大学附属北京儿童医院
李诗兰　首都医科大学附属北京儿童医院
杨　扬　首都医科大学附属北京儿童医院
刘珊珊　首都医科大学附属北京儿童医院
郝津生　首都医科大学附属北京儿童医院
王晓旭　首都医科大学附属北京儿童医院
邵剑波　首都医科大学附属北京儿童医院
郭丽宁　首都医科大学附属北京儿童医院
刘　薇　首都医科大学附属北京儿童医院
甄俊淞　首都医科大学附属北京儿童医院
马　宁　首都医科大学附属北京儿童医院
刘宇昕　首都医科大学附属北京儿童医院
刘　冰　首都医科大学附属北京儿童医院
王林娥　首都医科大学附属北京友谊医院
郑文蕊　首都医科大学附属北京友谊医院
张　斯　首都医科大学附属北京友谊医院
王琪妹　首都医科大学附属北京友谊医院
朱　桢　首都医科大学附属北京友谊医院
段蓓蕾　首都医科大学附属北京友谊医院
顾兴智　三亚中心医院

其他疾病

吴佩娜　广东省人民医院
黄　艳　广东省人民医院
罗文伟　广东省人民医院

外联秘书　毛一枚　广州优听电子科技有限公司
　　　　　　黄亚有　广州优听电子科技有限公司
学术秘书　龙栩永　广州优听电子科技有限公司
　　　　　　战丽君　广州优听电子科技有限公司

　　这是一部介绍有关耳科学领域病例的精品图书，由来自世界各地经验丰富的耳科医生撰写。内容涉及外耳、中耳和内耳疾病及耳科其他相关疾病。每位作者对病例内容进行阐述，包括引言、案例与方法、结果、讨论、参考文献及病历附图等。本书内容丰富，附图精美，不仅介绍了特殊的临床病例，还对一些典型和常见问题具体解决方法和手术技巧进行了阐述，优化手术流程，使手术更加规范，术后效果更好。

　　相信该书的翻译和出版，可以丰富广大耳科医生对相关耳科疾病的进一步理解和掌握，也会拓宽更多年轻耳科医生的临床思维以及提高对耳科疾病的浓厚兴趣。

　　祝贺该书中文译本的出版。

北京协和医院

由波兰世界听力中心（WHC）Skarżyński 教授主编的 *1001 CASES IN OTOLOGY VOLUME 1* 中译本即将与国内同行见面，在此表示由衷祝贺。

作为一部大型专著的首卷，其独特之处在于：该书以耳科临床中真实而有趣的案例集合而成，由来自世界各地二十余位具有丰富耳外科临床经验的专家所撰写。内容涵盖外、中、内耳疾病，涉及耳显微、耳神经与颅底外科诸领域。对具体案例的展示精炼而细腻，既有简洁的内容概括，也有详尽的技巧描述，并附精美的插图。读后印象深刻，不失为耳外科领域的精品之作。

令人欣慰的是，在本书主译者的倡议和组织下，数十位工作在临床一线的中青年学者积极参与，广受关注，充分显露出我国耳科学界新生代的才华与活力。

有幸参与本书的审校并作序，相信分享本书将使读者启迪才智，激发灵感，为与时俱进的临床实践提供有意义的参考。

北京大学国际医院

2022 年 10 月

译者序

2019年第三十二届普利泽协会年会（32nd Politizer Society Meeting）期间，译者第一次看到本书，被里面精美的插图和独特的专著撰写风格吸引和折服。为丰富国内耳科疾病的病例信息，吸引更多青年医师，提高他们对耳科疾病诊治的兴趣，经过征求本书作者的意见和讨论，特把本书引进翻译，介绍给大家。

临床医学是一门实践科学，而实践的获取应是多维的、立体的，不仅有传统的教科书模式，也需要有临床实例的印证、补充，对于学习者才有更好的受益。《耳科疾病1001例（第1卷）》一书着眼于实战经验的总结，借助典型案例分析并确定解决方案，案例中注重使用独创的技巧来优化手术过程，以增加成功的概率。临床中的可复制性、可学习性极强。读者甚至可模拟案例中比较特定情况下不同术者的诊治过程，学习和借鉴他们如何做出决策及其依据。每个医生都是在不断解决临床疑难问题中积累经验，逐步成长，本书为耳科医师"提供丰富的案例资源和决策学习思路"。

随着人工听觉植入和耳内镜等技术的迅速发展与普及，耳科学尤其是耳外科，不仅在三级综合医院、专科医院广泛开展，许多市县级医院也将其列为优先发展的专科方向。无论是听觉前庭功能检测设施，还是显微镜耳内镜手术设备都成为常规装备，具备开展各类现代耳外科的基本条件。耳外科知识的储备和手术技能的训练迫切需要丰富和提高。目前耳外科领域各类专业书籍较多，不仅有国内业界专家专著，也有国际知名教授的译著，专业学术书籍已成为专科医师成长提升的途径。在这样的发展大潮中，《耳科疾病1001例（第1卷）》这本译著应运而生。以专科医生或耳科初学者喜闻乐见的案例集方式，生动形象地再现临床实践过程，对前因后果进行细致描述与分析。书中涵盖来自世界各地经验丰富的耳科医生撰写的病例，从案例引言、方法、结果、讨论、病历附图以及参考文献等详实地展示临床典型案例和常见问题，既有具体解决方法，又展现手术技巧，图文并茂，生动形象，深入浅出，具有良好的实用价值与参考意义。

　　本书非系统性的理论专著，源自各个临床医生自身的认识和技术，具有一定局限性，成书的时间跨度漫长，同样也有年代的时间性的限制，读者在学习的过程中可加以认识和借鉴。

　　最后衷心感谢参与本译著的全体译者！祝读者从译著中有所收获！

《耳科疾病 1001 例》专著的设想是我们在学术会议、科学大会及培训研讨会上与国际耳科专家、耳外科医生组织多次讨论后提出的。我们希望能够与其他耳科医生，尤其是年轻医生或是在日常临床实践中不经常处理罕见病例的医生，分享多年实践的临床经验。基于上述，我代表本团队提出了出版专著的建议。自 2003 年以来，我们每年都要施行 15 000～16 000 例耳外科手术。在第 64 届耳外科学术会议和第 45 届 WAW 耳科手术研讨会中，本中心的许多案例研究都以"手术直播"的形式呈现。

这部专著包含了来自世界顶尖中心 100 余位经验丰富的耳外科医生报告的有趣案例，该卷是这本专著的第一部分。

"医学是科学还是艺术？"此争论已经持续多年，仍然没有好的答案。许多人认为医学是一门科学，也有同样多的人认为医学是一门艺术，还有一些人认为医学结合了两者的特点。毫无疑问，一个好的医生必须能将专业知识与直觉、创造力结合起来。这特别适用于耳外科手术——这一领域需要异常的精确度，对非标准情况的即时识别和反应能力，以及快速决策的能力。在智慧且专业的导师监督下，通过实践所获得的经验是每个外科医生储备的最有价值的工具。

《耳科疾病 1001 例》一书不仅报道了独特的临床病例，也提供了对于典型案例与常见问题的有趣且个性化的解决方法，以及使用独创的技巧来优化手术过程，以增加成功的概率。读者将有机会比较特定情况下不同术者的差异，以及他们如何做出决定。

我相信《1001 例耳科病例》将成为每一位耳科医生的基本藏书之一，无论经验丰富者或初学者都可以从本书中找到解决临床所遇疑难问题的灵感。我也希望这本专著能激励新手医师在其职业生涯中选择耳科作为一门具有专科实践和科学兴趣的学科，祝愿他们能取得更多的成功。

我想借此机会感谢各位同道和我的团队成员，感谢他们在本书中分享其宝贵的经验。第一卷不应该是最后一卷，我鼓励那些已经向我们提交报告以及那些尚未注意到我们提案的医生们的参与。我热情鼓励所有想通过分享知识获得加倍成功的人士前来合作。

我要感谢《耳科疾病1001例（第1卷）》中文译著项目的发起者和执行者，我相信该中文版译著将有助于更多读者能够有机会阅读它，并鼓励读者有机会参与到本专著以后几卷编写并分享他们的经验。

欢迎所有的合著者，诚邀您的进一步合作。

Prof. Henryk Skarżyński

M.D., Ph.D., Dr. h.c. multi

目　录

CONTENTS

••• 内耳疾病 •••

••• 其他案例 •••

外耳疾病
OUTER EAR

1　头面部烧伤后耳廓缺损的赝复体种植修复

Henryk Skarżyński[1], Marek Porowski[1], Maciej Mrówka[1], Piotr H. Skarżyński[2,3]

[1] Department of Oto-Rhino-Laryngosurgery, World Hearing Center, Institute of Physiology and Pathology of Hearing, Warsaw/Kajetany, Poland

[2] Department of Teleaudiology and Screening, World Hearing Center, Institute of Physiology and Pathology of Hearing, Warsaw, Poland

[3] Heart Failure and Cardiac Rehabilitation Department, Second Faculty of Medicine, Medical University of Warsaw, Poland

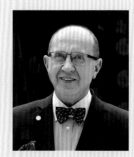

Henryk Skarżyński

摘　要

患者男性，17 岁，由于烧伤导致头面部超过一半区域的严重损伤，包括颈部和耳廓。头面部皮肤出现广泛破坏，经过几个月的治疗，虽然炎症已经愈合，但是遗留大量的皮肤瘢痕，耳廓结构几乎完全破坏且外耳道也近乎完全闭锁。该患者耳廓缺损的理想解决方案是植入骨融合种植体用以固定耳廓赝复体，该赝复体为硅胶材质，并在外耳道相应位置特殊设计以维持外耳道的通畅。

关键词

耳外伤；耳廓赝复体；钛质种植体；骨融合

引　言

头面部烧伤后的创伤性改变，可能导致耳廓结构的完全破坏以及邻近皮肤组织的重度瘢痕，严重影响自体肋软骨全耳廓再造。瘢痕不仅影响患者的五官容貌，而且有可能导致外耳道后天性狭窄或闭锁。耳廓美学和功能的理想解决方案是植入骨融合种植体用以固定硅胶材质的耳廓赝复体，该赝复体以对侧正常耳为参考模型，并在相应的外耳道位置特殊设计，确保外耳道的通畅以及良好的听力。

骨融合技术是钛质种植体与活体骨组织之间形成一种稳定、无缝地连接[1]。该技术最早应用于口腔科，用于固定义齿[1]。自 1977 年以来，钛质种植体已经植入颅骨，为骨锚式助听器提供基座[2-3]。该技术在骨锚式助听器领域的成功应用为固定耳廓赝复体提供了重要的参考[2-3]。在头面部发生广泛热损伤的情况下，通过其他方案来解决耳廓美学和功能的可能性较小，而患者通常拒绝将耳廓赝复体固定在眼镜框架的方案。该病例还需保持外耳道通畅以确保良好的听力，防止外耳道狭窄等并发症。

案例与方法

患者男性，17 岁，头部和颈部的侧面受到严重烧伤。在长时间的烧伤治疗过程中，虽然通过尝试各种方法，但外耳道仍然近乎完全闭锁。外耳道口狭窄会导致听力损失并增加炎症等并发症的风险。当耳周局部条件稳定后，在瘢痕皮肤表面标记两个 4mm 长钛质种植体的安装点，安装位置要求：一是能够良好固定耳廓赝复体，二是尽量隐藏钛质种植体。两枚钛钉植入 10 周后，周围软组织完全愈合，之后通过钛质连接体将两个种植体相连接。继之以对侧正常耳为参考物制作硅胶耳廓赝复体，赝复体上配有 4 个金属夹固定于钛质种植体上（图 1，图 2）。

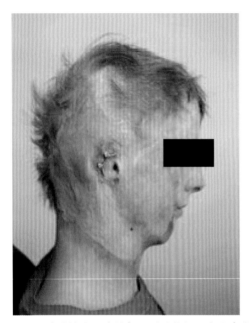

图 1 钛质种植体和连接杆，周围软组织完全愈合

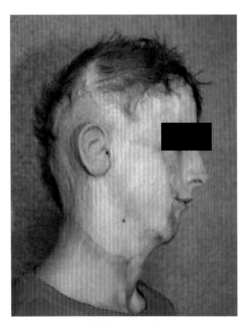

图 2 硅胶耳廓赝复体固定在钛质种植体上

结　果

患者对治疗效果的美学和功能方面非常满意。当钛质种植体完全愈合之后，通过放置与助听器相似的耳模于外耳道，以逐步撑大外耳道口（译者注：该方法属于权宜之法，多数仍需进行耳道扩大手术）。每隔 7～10d 需更换一个稍大的耳模，患者佩戴头带以防止耳模脱出。通过逐步增加耳模直径，目前外耳道口已扩大至 5.5mm。在制备的硅胶耳廓赝复体中，对应外耳道位置同时设计了一个薄且坚固的支撑物以维持耳道的通畅。为达到更好的美学效果，同时设计了两款颜色的硅胶耳廓赝复体，用于匹配肤色变化。

结　论

本例患者的治疗策略为骨融合种植体结合硅胶耳廓赝复体，是针对耳廓损毁、缺失、形态显著异常时的理想解决方案，可以达到较好的耳廓外观及功能恢复，如佩戴各类眼镜等，此外还可以预防外耳道的进一步狭窄。根据现有文献，多数因肿瘤导致耳廓缺损的成年患者，耳周可出现瘢痕及血供受损，骨融合种植体结合硅胶耳廓赝复体治疗是一种理想选择。

（李辰龙　张天宇　译）

参考文献

[1] Br.nemark P, Hansson B, et al. Osseointegrated implants in the treatment of edentulous jaw. Scand J Plast Reconstr Surg, 1977, 11(Suppl 16): 1–132.

[2] Skarżyński H, Miszka K, et al. Technika chirurgiczna rekonstrukcji małżowiny usznej z chrząstki własnej pacjenta [Surgical procedure of pinna reconstruction from autologous rib cartilage]. Audiofonologia, 2000, 28: 195–201.

[3] Skarżyński H, Miszka K, et al. Management of congenital malformations of the pinna. 4th European Congress of Oto-Rhino-Laryngology Head and Neck Surgery. Berlin: Monduzzi Editore, 2000, 1109–13.

2 良性特发性外耳道骨坏死

Thomas E. Linder[1], Islan P. Nascimento[2]

[1] Department of Otorhinolaryngology–Head & Neck Surgery, Luzerner Kantonsspital, Luzern, Switzerland

[2] Department of Otorhinolaryngology–Head and Neck Surgery, Hospital Universitário Lauro Wanderley – UFPB, João Pessoa–PB, Brazil

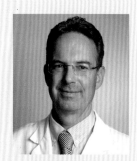

Thomas E. Linder

摘 要

简介 患者男性，50 岁，因左耳间歇性耳漏和耳痛治疗超过 1.5 年。耳镜检查显示外耳道皮肤溃烂，CT 发现外耳道后下区域有死骨形成。

案例与方法 对患者施行外耳道成形术，清创并去除死骨，创面采用带血管的表浅肌腱膜系统（SMAS）之筋膜瓣覆盖，并用中厚皮片植皮。

结果 术后 3 周内外耳道肿胀逐渐消退。至术后第 5 个月，外耳道完全恢复，且外耳道骨壁缺损植皮区域完成上皮化。

结论 本文介绍一例良性特发性外耳道骨坏死的手术治疗。通过外耳道成形、骨膜瓣或 SMAS 筋膜瓣覆盖创面，采用中厚皮片移植比单纯保守治疗更为有效。

关键词

骨坏死；外耳道；SMAS 筋膜瓣

引 言

良性特发性外耳道骨坏死表现为外耳道深部的慢性溃疡性病变，伴有瘙痒和间歇性耳漏，需要经常清理外耳道[1]。在检查外耳道时，可发现外耳道皮肤溃破或干痂覆盖坏死性骨质，去除这类病灶时通常不会产生太多疼痛。骨坏死多位于外耳道深部，但鼓环较少受累。CT 检查可发现局部的骨质坏死，而病灶周围的骨质相对正常。其病因仍存在争议，可能与鼓骨区域的反复创伤刺激导致局部缺血有关[1-2]。本病需要与外耳道癌、放射性骨坏死、恶性外耳道炎、外耳道胆脂瘤、阻塞性角化病和双膦酸盐相关骨坏死进行鉴别[3]。

临床处理较为困难，通常需要反复进行外耳道清理。经过长时间的保守治疗但症状得不到控制，就需要考虑手术治疗[4]。为了避免病程过长，有学者主张早期手术[5]。

本研究展示了一例良性特发性外耳道骨坏死的手术治疗，通过去除死骨、外耳道成形、带血管筋膜瓣覆盖创面以及游离皮片移植，取得了满意的效果。该技术是针对此类疾病的有效治疗方法。此外，结合该技术的应用进行文献综述。

案例与方法

患者男性，50 岁，因左耳间歇性耳漏和耳痛治疗超过1.5年，症状为间歇性，中间有无症状期。定期清理外耳道，并局部和全身应用抗生素进行治疗。患者并未主诉听力受损，耳镜检查显示外耳道深部有皮肤溃疡和骨坏死（图1）。冠状位CT显示左侧外耳道底部有类似于穿孔的骨质坏死，而病灶周围的骨质相对正常（图2）。患者在手术治疗前曾行外耳道组织病理活检，病理结果仅提示皮肤和骨组织坏死，之后建议患者行死骨去除、外耳道成形、带血管的筋膜瓣覆盖创面以及用游离皮片移植。

手术技术

经外耳道清理骨坏死区域的病变皮肤组织（图3a）。在耳后做大切口，制作蒂部在前的骨膜瓣（长约2.5 cm），该骨膜瓣能够旋转至外耳道作为后期备用皮瓣（图3b）。掀起坏死骨周围的健康外耳道皮肤（图3c）。使用金刚钻充分磨除病变骨质并打磨平整，坏死骨呈灰色，健康骨质呈白色（图3d）。

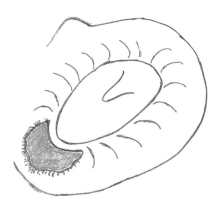

图1 耳内镜检查示意图展示外耳道底壁溃疡性改变，鼓环相对完整

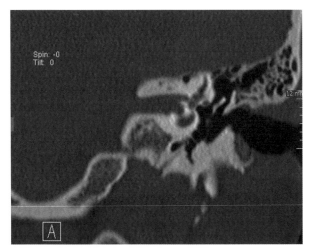

图2 CT显示外耳道底部骨质缺损坏死，邻近骨质相对正常

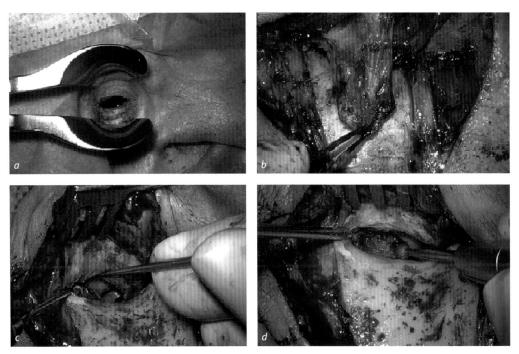

图3 a.检耳镜检查外耳道；b.制备蒂部在前的骨膜瓣；c.掀起坏死骨周围的健康外耳道皮肤；d.金刚钻磨至健康骨质

两个带血管蒂的皮瓣可以选择用于覆盖外耳道骨质缺损：①耳后切口制作蒂部在前的长骨膜瓣，将其削薄为两层，内侧层可以旋转至外耳道后下壁用于修复骨质缺损，筋膜上可开展游离植皮；②蒂部在前的颞肌筋膜外侧SMAS筋膜瓣，可以从前上方旋转至外耳道用于修复骨质缺损，筋膜上可开展游离植皮（图4）。患者采用了第二种选择，详见两个皮瓣的示意图（图5）。

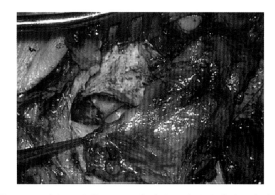

图4　从前上方旋转SMAS筋膜瓣至外耳道覆盖健康骨质

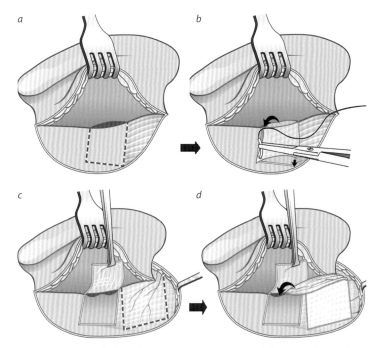

图5　a.耳后入路掀起蒂部在前的骨膜瓣，并将其分为两层（外侧层和中间层）；b.中间层覆盖外耳道骨质缺损区域，外侧层向后缝合；c.耳后入路制备蒂部在前的颞肌筋膜外侧SMAS筋膜瓣；d.从前上方旋转SMAS筋膜瓣覆盖外耳道骨质缺损区域

根据缺损大小，从耳后皮肤切口制备游离中厚皮片（译者注：值得商榷，裂厚皮片更适合耳道内成形植皮）覆盖于外耳道骨壁缺损区域的筋膜瓣上。术中及术后用膨胀海绵外裹保护性硅胶片填塞外耳道。

外耳道肿胀在术后3周内逐渐消退。至术后第5个月，耳内镜检查显示外耳道完全恢复，骨壁缺损植皮区域完成上皮化（图6）。

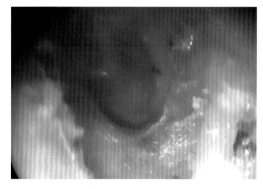

图6　术后5个月耳镜检查结果

讨 论

本病例显示的良性特发性外耳道骨坏死，保守治疗耗时漫长，最终通过手术治疗恢复外耳道。由于症状并不严重且具有间歇性，无症状期间并无耳漏和耳痛，所以多数医生倾向于选择保守治疗。为了避免病程过长和反复发作，有学者主张早期手术。

本病的发生机制仍不明确。可能的解释包括棉签或尖锐器械反复清理外耳道造成的创伤刺激、外耳道瘙痒、外耳道骨性段解剖变异等，但都未得到证实。此前有文献称本病与糖尿病有关联，作者团队已累计处理十几个患者，其临床资料并不支持这一观点。鼓骨的局部血供受损可能是诱发因素，但同样难以证实。

CT 检查可判断疾病的累及范围，有无向乳突或颅底进一步扩展以及与面神经或颈静脉球的关系。如果病变不局限于外耳道底壁，则需排除外耳道胆脂瘤或外耳道癌。诊断存在疑问时，应进行活检以排除恶性肿瘤。

既往文献表明，仅通过保守治疗，失败率接近 50%[1-2,4-7]。相比之下，94% 的手术患者得到有效治愈。手术技术包括清创去除死骨、外耳道成形、带血管的筋膜瓣覆盖创面以及游离皮片移植等。

术前 CT 检查可以明确骨壁受累的程度以及与面神经乳突段的关系，此外可以发现鼓环通常不被病变所累及。

本病例为典型的良性特发性外耳道骨坏死，去除坏死骨质后，局部血供仍然有限，因此可采用带血管的皮瓣覆盖骨质缺损并游离植皮。有学者认为可以在裸露骨质上直接植皮，但作者认为带蒂骨膜瓣或 SMAS 筋膜瓣覆盖骨质缺损后，植皮会取得更为理想的结果。

结 论

本文介绍一例良性特发性外耳道骨坏死的手术治疗。通过病史、耳内镜检查、CT 检查明确诊断。有必要与其他疾病相鉴别，如外耳道胆脂瘤或外耳道癌。当反复外耳道清理或药物等保守治疗仍不能有效控制本病时，建议进行手术治疗，包括清创去除死骨、外耳道成形术、带蒂骨膜瓣或 SMAS 筋膜瓣覆盖骨质缺损并采用中厚游离皮片移植等。

（李辰龙　张天宇　译）

参考文献

[1] Saxby AJ, Linder TE. Surgical Management of Benign Idiopathic Osteonecrosis of the External Auditory Canal. ORL, 2013,75: 257–64.

[2] Youngs R, Willatt D. Benign necrotizing osteitis of the external auditory meatus. J Laryngol Otol, 1985,99: 805–08.

[3] Polizzotto MN, Cousins V, Schwarer AP. Bisphosphonate-associated osteonecrosis of the auditory canal. Br J Haematol, 2006, 132: 114.

[4] Wormald PJ. Surgical management of benign necrotizing otitis externa. J Laryngol Otol, 1994, 108: 101–05.

[5] Kumar BN, Walsh RM, Sinha A, et al.Carlin WV. Benign necrotizing osteitis of the external auditory meatus. J Laryngol Otol, 1997,111: 269–70.

[6] Wolf M, Nusem-Horowitz S, Zwas ST, et al. Benign osteonecrosis of the external ear canal. Laryngoscope, 1997,107: 478–82.

[7] Pathak I, Bryce G. Temporal bone necrosis: diagnosis, classification, and management. Otolaryngol Head Neck Surg, 2000,123: 252–57.

3 外耳道炎：并非每例都简单

Lucia Bortoluzzi, Thomas Pézier, Christoph Schlegel, Thomas E. Linder

Department of Otorhinolaryngology-Head & Neck Surgery, Kantonsspital Luzern, Luzern, Switzerland

摘 要

简介 外耳道炎是一类常见疾病，通常由家庭医生首先接诊，当治疗失败时会转诊给耳鼻喉科专家。因此，耳鼻喉科专家会发现复杂外耳道炎的数量并不少见，如因多重耐药细菌、真菌、异物、外生骨疣、局部并发症（如恶性外耳道炎）、全身性疾病（如免疫抑制）而导致的外耳道炎。

案例与方法 本文报道了一例继发于外耳道神经纤维瘤的难治性外耳道炎，并介绍了患者的纯音测听、CT、磁共振以及术中照片。

结果 手术切除外耳道肿块后感染得到控制，听力也恢复正常。病理检查证实为神经纤维瘤。

结论 部分外耳道炎患者有较为复杂病因。尽管手术可以完全切除外耳道神经纤维瘤，但仍需定期随访以明确有无复发。

关键词

外耳道炎；神经纤维瘤病；外生骨疣

引 言

外耳道炎可以表现为弥漫性炎症或局限性病变（外耳道疖肿）。假单胞菌和葡萄球菌是最常见的病原体，通过仔细清洁外耳道以及局部治疗通常预后良好。当常规治疗无效时会转诊至耳鼻喉科专家就诊，此时外耳道通常呈弥漫性肿胀，可以通过负压吸引等方式清除分泌物并保证局部治疗的有效进行。检查会发现外耳道内的外生骨疣、异物或其他肿块，通过细菌、真菌培养及药敏试验，可以更加针对性地开展药物治疗。某些全身性疾病也可能会导致外耳道湿疹样改变，甚至恶性外耳道炎的发生。如特应性皮炎、银屑病、系统性红斑狼疮、湿疹、糖尿病、HIV 阳性或免疫治疗患者，这些情况也应当明确记录。

案例与方法

患者女性，46 岁，因右侧外耳道炎治疗无效转诊我处。该患者曾在家庭医生处接受局部抗生素（氨基糖苷类 / 地塞米松）和全身抗生素（阿莫西林）治疗。体格检查发现右侧耳屏处有压痛，外耳道明显红肿致鼓膜难以窥及。音叉试验提示右耳传导性聋：Weber 试验偏右，右侧 Rinne 试验（-），左耳检查正常。右侧外耳道分泌物细菌培养及药敏试验发现致病菌为铜绿假单胞菌，药敏试验提示对阿莫西林不敏感，而对氨基糖苷类药物敏感。

根据前期临床证据，该患者被诊断为外耳道炎。在仔细清理外耳道后，填塞一块涂有环丙沙星的纱条。患者 5d 后复诊，耳痛症状消失，但仍主诉右耳听力减退，此时通过检耳镜可发现右侧外耳道仍被软组织肿块所覆盖（图 1），透过肿块，可发现鼓膜完全正常。

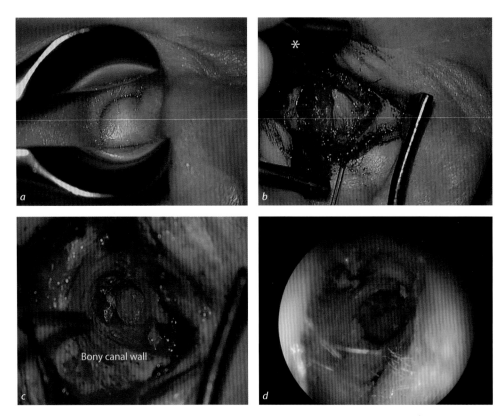

图1　a.右侧外耳道可见以一圆形、质地软的肿块；b.神经纤维瘤（＊）切除术前表现；c.神经纤维瘤切除术后可见完整的鼓膜，Bony canal wall：骨膜壁；d.术后6周行耳内镜检查，见外耳道植皮恢复良好

发现患者患有Ⅰ型神经纤维瘤病，初诊为外耳道神经纤维瘤。由于肿物阻塞了外耳道，导致传导性听力损失并增加外耳道炎的发生风险。

纯音测听显示右耳有25～40dB的气导听力损失，骨导听力正常（图2a）。术前行颞骨CT检查（图3）。回顾5年前的MRI图像，已经提示右侧外耳道存在神经纤维瘤（图4）。

全身麻醉后，行耳内切口将肿瘤切除，术中发现大量神经纤维瘤病变侵及外耳道后壁皮肤（图1b）。行外耳道成形术，彻底切除神经纤维瘤后鼓膜暴露良好（图1c）。外耳道皮肤缺损采用耳后裂层皮片植皮修复。

病理检查证实为丛状神经纤维瘤，免疫组化结果显示神经源性肿瘤标志物S-100阳性，细胞增殖标记物MIB1的增殖指数为2%。术后6周随访，右侧外耳道恢复良好（图1d），纯音测听结果显示气骨导差消失（图2b），术后2年随访听力结果稳定（图2c）。本病有复发倾向，后续每年随访一次。

讨　论

根据遗传特征和临床表现，可将神经纤维瘤病分为两型。神经纤维瘤病1型（NF1）又称von Recklinghausen病，为常染色体显性遗传病，基因突变位点位于17号染色体q11.2区域，一半的患者为散发病例[1]。NF1可累及全身多个系统，在临床表现和严重程度上差异较大[2]，发病率为1：2600～3000，男性多见。本病不影响患者的预期寿命，但NF1患者的恶性肿瘤发生风险为5%～15%，是正常人的2.5～5倍，如软组织肉瘤（恶性周围神经鞘瘤）、横纹肌肉瘤和胃肠道间质瘤等[3]。

NF1的主要临床特征为皮肤和神经系统改变。通常在儿童时期，通过基因学检测做出诊断（表1）。

a

测试日期 2011.09.26

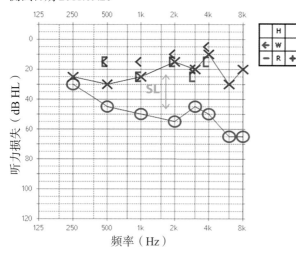

b

测试日期 2012.01.13

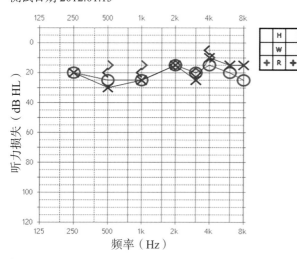

c

测试日期 2014.02.06

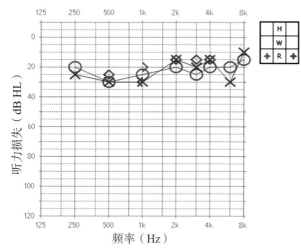

图2 a. 术前纯音测听（SL：气骨导差）；b. 术后6周纯音测听；c. 术后2.5年纯音测听。[W：Weber；R：Rinne；右耳（红色）；左耳（蓝色）；[：骨导；○：气导]

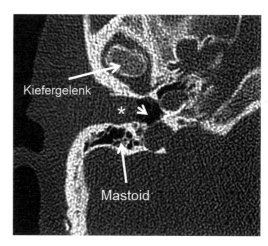

图3 术前颞骨CT检查。右侧外耳道内可见约2cm的病变组织（＊），几乎完全阻塞鼓膜（→），外耳道骨质无破坏，中耳和内耳结构正常。Kiefergelenk：颞下颌关节；Mastoid：乳突

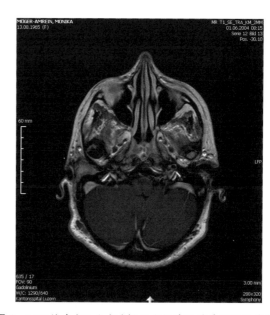

图4 MRI检查（T1加权）提示右侧外耳道神经纤维瘤（＊）

大约80%的患者存在认知障碍，并可能患有癫痫，眼（视神经胶质瘤）和骨骼（蝶骨发育不良等）也常受累及。

NF1的特征性表现为儿童期或青春期的皮肤神经纤维瘤，起源于施万细胞，穿入皮肤后肿瘤主要由施万细胞、成纤维细胞和肥大细胞组成。本病可以分为皮肤、皮下和丛状神经纤维瘤，包括大脑在内的脏器均会受到侵犯，其病变大小从几毫米到几厘米不等。丛状神经纤维瘤可向恶性

周围神经鞘瘤转化，风险因素包括肿瘤突然增大、质地改变或造成剧痛，向恶性肿瘤转化的发生风险为 5% ～ 13%[4]。

NF2 又称中枢性神经纤维瘤病，并不常见。同样属于常染色体显性遗传病，基因突变位点位于 22 号染色体，50% 的患者为散发病例，发病率为 1∶25 000。NF2 的特征性表现为双侧前庭神经鞘瘤，可以导致进行性感音神经性聋、眩晕和耳鸣。90% ～ 95% 的患者在 30 岁前发病，多发性脑膜瘤通常会在更年轻的病例中出现。典型的神经鞘瘤也会影响到周围神经或脊髓，导致多发性神经性的发生，青少年患者囊下白内障也时有发生。NF2 较少向恶性肿瘤转化。

神经纤维瘤病是一种遗传病，目前尚无根治手段。当肿瘤影响外观或功能，或者怀疑肿瘤向恶性转化时，手术切除是主要的治疗方法。累及运动神经时会造成功能丧失。丛状神经纤维瘤的手术治疗更为困难，难以彻底切除，手术前需仔细权衡利弊。放射治疗也较少应用于神经纤维瘤病。对本例而言，由于病变累及范围相对清晰，且出现传导性听力损失，最终建议手术治疗。

结 论

难治性外耳道炎可能是外耳道肿瘤的表现，肿瘤会阻塞外耳道导致传导性听力损失。分泌物难以清理进而增加外耳道感染的发生风险。NF1 较少发生于外耳道，既往文献中仅见少量报道[5]。典型的临床症状为听力下降，此外还可以表现为疼痛、外耳道分泌物阻塞、外耳道炎反复发作或外观改变。术前需要仔细检查以权衡利弊，尤其是颞骨 CT 和纯音测听，合理选择手术方案，尽可能彻底清除病灶。

（李辰龙　张天宇　译）

参考文献

[1] Ledbetter DH, Rich DC, O'Connell P, et al. Precise localization of NF1 to 17q11.2 by balanced translocation. Am J Hum Genet, 1989,44(1): 20.

[2] James H, Tonsgard MD. Clinical Manifestations and Management of Neurofibromatosis Type 1. Semin Pediatr Neurol, 2006,13(1): 2–7.

[3] Walker L, Thompson D, Easton D, et al. A prospective study of neurofibromatosis type 1 cancer incidence in the UK. Br J Cancer, 2006,95(2): 233.

[4] Ferner RE, Huson SM, Thomas N, et al. Guidelines for the diagnosis and management of individuals with neurofibromatosis 1. J Med Genet, 2007,44(2): 81.

[5] Abbarah T, Abbarah MA. Neurofibromatosis type 1 causing conductive hearing loss. Ear Nose Throat J, 2009, 88(5): 912.

4 耳前径路修复颞下颌关节 – 外耳道涎瘘

Wexner Medical Center, Department of Otolaryngology-Head and Neck
Surgery, Ohio State University, Columbus, USA

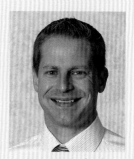

Aaron C. Moberly

摘　要

患者女性，62 岁，因右侧耳痛、黏液性耳漏和耳胀满感 2 年于耳科就诊。检查发现外耳道黏液性分泌物来源外耳道前壁。CT 检查提示颞下颌关节慢性退行性改变，外耳道前壁有骨质缺损并被软组织所充填。此前曾尝试经外耳道入路并利用耳屏软骨修复骨性瘘口，但未取得成功。随后该患者经耳前入路并利用乳突皮质骨成功修复外耳道前壁骨质缺损，通过在腮腺组织上面放置一层组织再生基质，术后使用吡咯糖酯减少唾液分泌。该患者术后恢复良好，仅主诉颞下颌关节存在轻微的咔嚓声。

关键词

耳疾病；颞下颌关节；耳科手术

引　言

外耳道（ EAC ）位于颞下颌关节（ TMJ ）的后方，二者通过内侧的薄层骨质以及外侧的软骨相分隔。在外耳道的胚胎发育过程中，鼓环的两个突起相融合并遗留一个小的骨性开口，即 Huschke 孔，通常在 5 岁之前闭合，但偶尔也会闭合不全[1]。同样，外耳道软骨切迹也会使耳道与颞下窝或腮腺组织之间形成潜在交通[2]，感染或肿瘤可以通过这些裂隙在外耳道、腮腺与颞下颌关节之间相互扩散。本章介绍的患者在外耳道与颞下颌关节之间存在瘘管，导致出现持续性耳漏和耳痛症状，可能与颞下颌关节功能紊乱引起的慢性软组织炎症有关。

案　例

患者女性，62 岁，因右侧耳痛、黏液性耳漏和耳胀满感 2 年就诊，同时伴右侧间歇性听力下降和耳鸣。患者曾接受抗生素滴耳液和外耳道清理治疗，但未取得理想的长期疗效。耳科检查显示右侧外耳道通畅，在外耳道前壁和鼓膜交界处存在干燥后的黏液。右侧外耳道前壁局限性隆起，遮挡鼓膜前下方视野，钝性探头触诊时质地较软并有轻微压痛。纯音测听结果提示双耳听力在正常范围，但右耳大多数频率存在轻微的气骨导差。就诊前 1 年，曾行颞骨 CT 检查，结果显示右侧颞下颌关节退行性改变，外耳道前内侧有骨质缺损并被软组织所充填，病变同时累及右侧鼓膜（图1）。

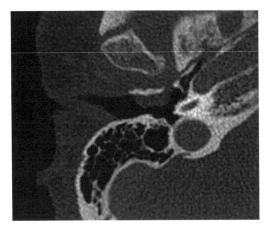

图1 颞骨CT（水平位）示右侧外耳道内软组织通过外耳道前壁骨质缺损与颞下颌关节相沟通

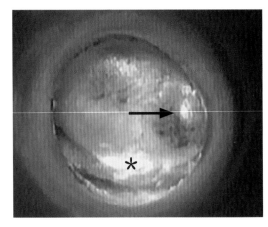

图2 耳内镜下可见右侧外耳道内先前放置的软骨片（＊）向后脱垂并阻塞外耳道，外耳道皮肤隆起并充满黏液（→）

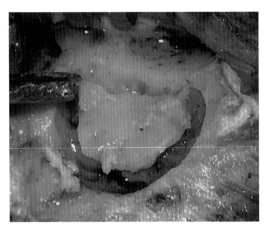

图3 右侧耳后切口暴露并切取部分乳突皮质骨备用

方　法

患者于口腔科就诊并使用治疗颞下颌关节功能紊乱的护具，入院拟行右侧外耳道成形术，探查外耳道及中耳以明确耳漏的来源。术中发现外耳道前下方肉芽样组织并去除，病理检查显示为肉芽组织和鳞状上皮。制作鼓耳道皮瓣，通过探查于鼓膜侧方发现骨质缺损，位置与CT检查结果相一致。将耳屏软骨适度修剪，用以修复外耳道前壁骨质缺损。将鼓膜-耳道皮瓣复位并用可吸收明胶海绵填塞外耳道。

术后3周随访显示软骨移植物在位，外耳道皮肤愈合良好。但是2个月之后患者因右侧耳胀满感及耳鸣再次复诊。经检查发现右侧外耳道前壁可见黏液聚集，但量还不足以开展唾液淀粉酶检测。治疗方式为首先在外耳道放置填塞物1周，之后使用含激素的抗生素滴耳液。1个月后，外耳道皮下再次出现黏液聚集，考虑为腮腺分泌的唾液，同时发现软骨移植物向后脱垂并阻塞外耳道。

对该患者进行右侧外耳道成形二次修复术，首先经外耳道径路将此前放置于外耳道的软骨移植物移除（图2），做耳后切口暴露并切取部分乳突皮质骨备用（图3），然后沿耳屏软骨内侧做耳前径路切口，仔细解剖并将鼓环上方的部分腮腺和软组织去除，发现外耳道前壁有骨质缺损，将之前切取的薄层乳突皮质骨覆盖于骨质缺损处（图4）。在暴露的腮腺组织上面放置一小块组织再生基质以减少唾液向后方引流，缝合切口并用可吸收明胶海绵填塞外耳道。患者术后口服吡咯糖酯1mg，每日3次，连续3周，旨在伤口愈合过程中减少唾液分泌。

结　果

患者术后恢复情况良好。首次复诊取出外耳道填塞物，术后3个月复诊时患者外耳道通畅，耳鸣及耳胀满感得到显著改善。仅主诉颞下颌关节存在轻微的咔嚓声，但也在逐步改善。

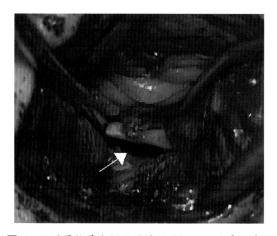

图4 沿耳屏软骨内侧做耳前径路切口，沿骨性外耳道钝性分离发现外耳道前壁骨质缺损（→），缺损正上方为一小块乳突皮质骨，覆盖于骨质缺损处用以修复

讨 论

虽然教科书对外耳道发育缺陷均有描述，如外耳道骨性段前下方的间隙 Huschke 孔，以及外耳道软骨切迹 Santorini 切迹，但临床报道较少见。之前的报道主要见于肿瘤转移或急性感染，也有文献报道颞下颌关节软组织自行疝入外耳道，导致咔嗒声或耳痛发生。部分病例虽可通过抗生素和止痛药等保守治疗控制症状，但最终还是通过使用耳屏软骨、颞肌筋膜或人工材料成功修复[3-8]。移植软骨的吸收虽然未见报道，但颞下颌关节的缓慢运动还是存在这一风险，骨性移植物吸收的风险相对较低。人工材料的主要风险为排异和感染，远期还存在移位可能。与外耳道入路相比，通过耳前径路放置稍大于骨性缺损的皮质骨，能够提供良好的支撑并预防软组织脱垂进入外耳道。该技术的并发症风险较低，主要为暂时性或持续性张口受限，颞下颌关节活动时存在持续的咔嚓声。

结 论

本章介绍了一例罕见的颞下颌关节 - 外耳道

涎瘘病例。该患者表现的耳痛、黏液性耳漏和耳胀满感是由外耳道前壁骨质缺损引发软组织疝入外耳道所致。颞下颌关节功能紊乱引起的慢性软组织炎症可能会诱发外耳道瘘的发生。本病的理想修复方案是在外耳道骨质缺损处放置不易弯曲的组织移植物，以防止软组织脱垂进入外耳道，通过口服药物减少唾液分泌也有助于患者的恢复。

（李辰龙　张天宇　译）

参考文献

[1] Selesnick SH, Carew JF, DiBartolomeo JR. Herniation of the temporomandibular joint into the external auditory canal: a complication of otologic surgery. Am J Otol, 1995, 16(6): 751–57.

[2] Prasad M, Kraus DH. Acinic cell carcinoma of the parotid gland presenting as an external auditory canal mass. Head Neck, 2004, 26(1): 85–88.

[3] Kim TH, Lee SK, Kim SJ, et al. A case of spontaneous temporomandibular joint herniation into the external auditory canal with clicking sound. Korean J Audiol, 2013, 17(2): 90–93.

[4] Nakasato T, Nakayama T, Kikuchi K, et al. Spontaneous temporomandibular joint herniation into the external auditory canal through a persistent foramen tympanicum (Huschke): radiographic features. J Comput Assist Tomogr, 2013, 37(1): 111–13.

[5] Prowse SJ, Kelly G, Agada F. Temporomandibular joint herniation and the foramen of Huschke: an unusual external auditory canal mass. J Laryngol Otol, 2011, 125(12): 1279–81.

[6] Akcam T, Hidir Y, Ilica AT, et al. Temporomandibular joint herniation into the external ear canal through foramen of Huschke. Auris Nasus Larynx, 2011, 38(5): 646–49.

[7] Rushton VE, Pemberton MN. Salivary otorrhoea: a case report and a review of the literature. Dentomaxillofac Radiol, 2005, 34(6): 376–79.

[8] Park YH, Kim HJ, Park MH. Temporomandibular joint herniation into the external auditory canal. Laryngoscope, 2010, 120(11): 2284–88.

5 经皮式骨导助听器在双侧先天性外中耳畸形中的应用

Katarzyna B. Cywka[1], Piotr H. Skarżyński[2], Elżbieta Włodarczyk[2], Henryk Skarżyński[1]

[1] Department of Oto-Rhino-Laryngosurgery, World Hearing Center, Institute of Physiology and Pathology of Hearing, Kajetany/Warsaw, Poland

[2] Department of Teleaudiology and Screening, World Hearing Center, Institute of Physiology and Pathology of Hearing, Warsaw, Poland

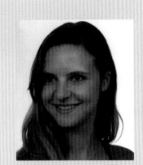

Katarzyna B. Cywka

摘　要

　　双侧先天性外中耳畸形伴外耳道闭锁是一种少见的出生缺陷。患者主要表现为传导性听力损失，需要在儿童早期开展听觉康复治疗，以确保听力和言语功能的正常发育，骨导助听器是该类患者听觉补偿的首选装置。本病的治疗方案包括耳廓外形的美学修复和听觉功能的重建，但最重要的是早期应用骨导助听器以刺激听觉言语的发育。本例患者应用了经皮式骨导助听器并评估其康复结果，该装置有助于听觉和言语功能的发育，同时对耳周皮瓣不造成损伤，因而不会限制后续手术治疗方案的选择。

关键词

　　骨传导；助听器；先天性外中耳畸形；听力损失

引　言

　　先天性外中耳畸形伴外耳道闭锁是一种非常罕见的出生缺陷，发生率为 0.83 ～ 17.4/10 000，波兰每年出生 20 ～ 25 例患儿[1]。本病多见于男性，单侧发病为主。当患者年龄过小时，颞骨发育还不足以使用植入式骨导助听器[2]。骨导助听器是该类患者早期听觉刺激的首选装置[3]，工作原理是通过接收器采集声波，并驱动振子振动颅骨，将声音直接传递至内耳，该装置有助于听觉和言语功能的正常发育[4-5]。适时启动听觉康复并充分调试骨导助听器是患者管理的两个重要环节[6]。患儿应用骨导助听器的效果如何准确评估，需要开展听力测试并结合问卷调查，以更好地评估听觉言语发育，同时对康复过程进行监测[7-8]。本研究旨在评估骨导助听器对双侧先天性外中耳畸形伴外耳道闭锁患者的疗效。

案例与方法

　　患儿男性，25 个月龄，双侧混合性聋。出生时表现为双侧先天性外中耳畸形、外耳道闭锁、面部畸形和肌张力下降。出生后未能进行听力筛查，在出生后的前几个月里，其父母观察到患儿对声音无反应。在 4 个月时，患儿来 Kajetany 听觉生理病理研究所就诊,并接受听觉脑干反应(ABR)测试。测试结果为双侧重度混合性聋(表1)。

表 1　气导和骨导 ABR 结果

气导骨导听力	ABR			
	500 Hz	1000 Hz	2000 Hz	4000 Hz
右耳气导	90 dB	80 dB	80 dB	80 dB
左耳气导	100 dB	100 dB	100 dB	100 dB
右耳骨导	30 dB	30 dB	30 dB	30 dB
左耳骨导	30 dB	30 dB	30 dB	30 dB

行为观察测听(BOA)显示患儿对外界声音刺激不能表现出反射性的反应。测试结束后,给患儿提供了两个软带式骨导助听器。在初诊时以及佩戴 2 个月、6 个月、12 个月和 18 个月时,通过 BOR 测听和 LittlEARS 问卷评估骨导助听器的使用效果。

结　果

患儿佩戴骨导助听器后进行 BOA 测听,在各个频率声音刺激下,均能观察到更好的听觉反应。LittlEARS 问卷调查结果也证实了设备的有效性(图 1)。问卷调查结果接近该年龄的预期值(图 1 中的绿线),表明该患儿的听觉发育达到了同龄健康儿童的平均水平,通过该问卷还可以观察到听觉发育的进展情况。佩戴骨导助听器 6 个月后,BOA 测听结果已经达到正常同龄儿童的听力水平。

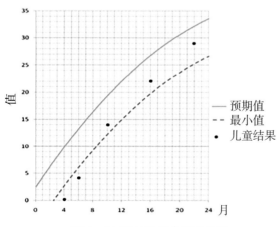

图 1　LittlEARS 问卷调查结果

结　论

骨导助听器能够有效提高儿童混合性耳聋的听力水平,它不仅是双侧先天性外中耳畸形伴外耳道闭锁患者早期听觉补偿的首选,而且可以用于后期骨导助听器植入前的效果预测。对于本例患者而言,该装置能有效促进其听觉功能的正常发育。

(李辰龙　张天宇　译)

参考文献

[1] Luquetti DL, Heike CL, et al. Microtia: Epidemiology and Genetics. Am J Med Genet A, 2011. https://onlinelibrary.wiley.com/doi/pdf/10.1002/ajmg.a.34352 [Access: 2.05.2019].

[2] Skarżyński H, Porowski M. Application of the middle ear implant Vibrant Soundbridge in a child with Goltz-Gorlin syndrome with unilateral congenital atresia and mixed hearing. Now Audiofonol, 2012,1(3): 44–48.

[3] Cremers CW, Snik AF, et al. Hearing with the bone-anchored hearing aid (BAHA, HC200) compared to the conventional bone conduction hearing aid. Clin Otolaryngol, 1992, 17: 275–79.

[4] Fan Y, Zhang Y, et al. Auditory development after placement of bone-anchored hearing aids Softband among Chinese Mandarin-speaking children with bilateral aural atresia. Int J Pediatr Otorhinolaryngol, 2014, 78(1):60–64.

[5] Hol MK, Cremers CW, et al. The BAHA Softband. A new treatment for young children with bilateral congenital aural atresia. Int J Pediatr Otorhinolaryngol, 2005,69(7): 973–80.

[6] American Academy of Pediatrics, Joint Committee on Infant Hearing. Year 2007 position statement: principles and guidelines for early hearing detection and intervention programs. Pediatrics, 2007, 120(4): 898–921.

[7] Obrycka A, Padilla JL, et al. Production and evaluation of a Polish version of the LittlEars questionnaire for the assessment of auditory development in infants. Int J Pediatr Otorhinolaryngol, 2009, 73(7): 1035–42.

[8] Obrycka A, Pankowska A, et al. Translation of the LittlEARS Questionnaire into Polish. Cochlear Implants Int, 2010, 11(1): 340–45.

6 Skarzynski 量表用于评估先天性外中耳畸形手术效果

Henryk Skarżyński[1], Aleksandra Mickielewicz[1], Katarzyna Łazęcka[1], Piotr H. Skarżyński[1,2]

[1] Department of Oto-Rhino-Laryngosurgery, Institute of Physiology and Pathology of Hearing, Warsaw/Kajetany, Poland

[2] Institute of Sensory Organs, Warsaw/Kajetany, Poland

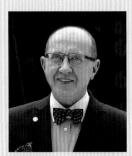

Henryk Skarżyński

摘 要

先天性外中耳畸形的耳廓再造技术具有悠久的历史。Brent 和 Nagata 提出了目前主流的全耳廓再造技术。随着时间推移，该技术仍在一些著名学者的推动下不断改进。评估先天性外中耳畸形的手术效果尤为重要，但通常都是外科医生和患者的主观评价。因此，如何客观评估手术效果是一个重要研究内容，该评价方法应具有研究基础并能适用于不同的手术类型。Skarzynski 量表的提出是第一次尝试客观化评估耳再造手术效果，并对不同手术技术进行比较。

关键词

先天性外中耳畸形；外科治疗；Skarzynski 量表

引 言

先天性外中耳畸形和后天性耳廓缺损的外科治疗技术逐年发展，涉及不同手术技术的改良以及耳再造支架材料[1]。目前主流的全耳廓再造技术是 Brent 技术和 Nagata 技术[2-5]。本文作者根据这两种主流技术，提出一种改良全耳廓再造技术[6]。

案例与方法

本研究展示了 4 例具有代表性的先天性外中耳畸形伴外耳道闭锁患者。患者接受全耳廓再造两期手术的年龄为 11 ～ 14 岁，作者根据 Brent 和 Nagata 技术对全耳廓再造术进行改良（图 1）。患者术前耳廓形态如图 2 所示。

患者两期手术间隔时间为 12 个月。第一期手术通常在节假日期间完成，切取肋软骨并雕刻成耳廓支架，制作耳后皮肤囊袋并将耳廓支架植入其中，负压吸引 12 ～ 14 d 以维持耳廓立体形态。图 3 为耳廓再造一期术后效果。

12 个月之后，第二期立耳手术通常还是在节假日期间完成。立耳的支架材料为第一期手术时预埋于腹部的肋软骨片，耳后植皮来源为腹股沟皮片。图 4 为二期立耳手术效果，并根据 Skarzynski 量表进行评分。

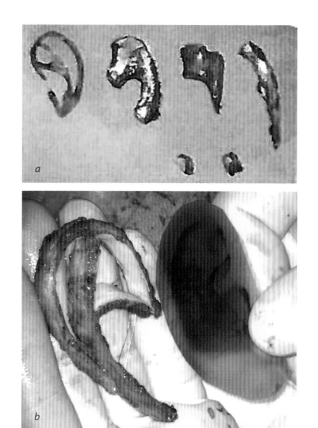

图1 自体肋软骨全耳廓再造（a，b）

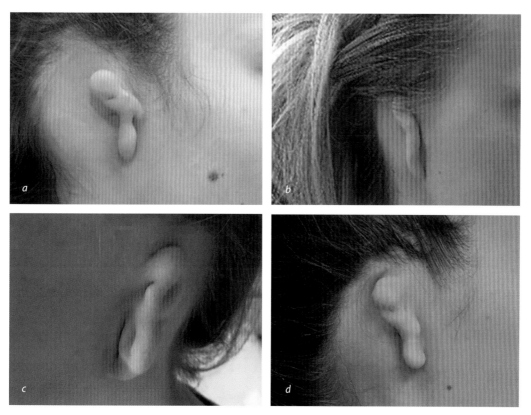

图2 4例患者术前耳廓形态（a~d）

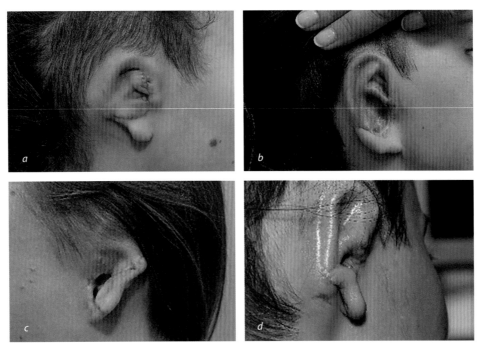

图 3　4 例患者全耳廓再造一期术后效果（a-d）

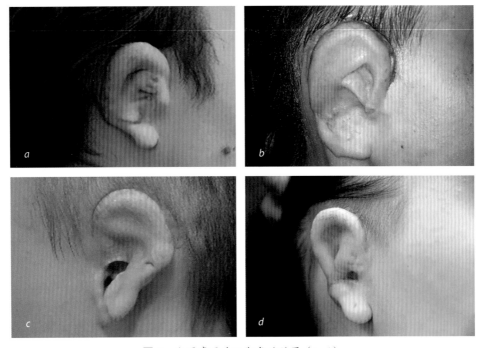

图 4　全耳廓再造二期术后效果（a~d）

结果与讨论

耳廓再造的术后效果评估应当参考正常耳廓形态。但需要注意的是，正常耳廓的形态并不统一，并且大多数人都有自己的形态特征。笔者将耳廓标准模型中的 18 个美学要素作为客观评估的重要基础（图 5）。

在日常临床工作中，分析耳廓的每一个形态特征显得过于繁杂。因此，我们又筛选出 8 个主要的解剖标志进行评估。Skarzynski 量表总分为

10分，从耳廓美学和功能的角度设计不同解剖标志对应的分值（图6）。笔者又根据Skarzynski量表评分将术后效果分成4个等级（表1）。

表1 Skarzynski量表评估耳廓再造术后效果

分级	Skarzynski量表评估耳廓再造术后效果	
1°	10分	完美重建
2°	9～8分	功能和美学重建完整
3°	7～6分	功能重建满意
4°	≤5分	功能重建不全，美学效果不理想

图7展示的5个案例对应不同的耳廓再造术后效果等级，通过比较可以更加客观地评判耳廓再造的术后效果。该量表能够适用于不同的手术技术并且后期还可以修订。Skarzynski量表能够降低外科医生的主观因素，使耳廓再造术后效果评估更加客观。该量表在应用过程中，也增强了患者对于耳廓再造效果的判断。

结 论

Skarzynski量表是第一个客观评估耳廓再造手术效果的评分标准，但最终的效果还取决于闭锁外耳道是否重建。外耳道的重建能够提升美学效果。该量表适用于自体肋软骨或人工材料耳再造等不同手术技术之间的比较。

（李辰龙　张天宇　译）

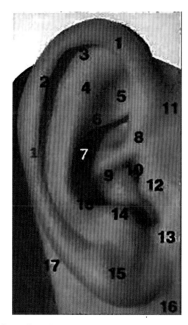

图5 正常耳廓的解剖标志（1：耳轮；2：耳轮结节；3：对耳轮上脚；4：对耳轮；5：三角窝；6：对耳轮下脚；7：耳甲腔；8：耳甲艇；9：耳轮脚；10：屏上切迹；11：耳轮脚切迹；12：耳屏；13：对耳屏；14：屏间切迹；15：耳垂；16：耳垂前沟；17：轮垂切迹；18：对屏尖）

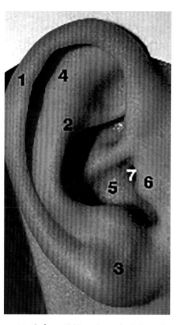

图6 Skarzynski量表。耳轮2分；对耳轮1分；耳垂1分；耳舟1分；耳甲腔1分；耳屏1分；外耳道1分；立耳2分

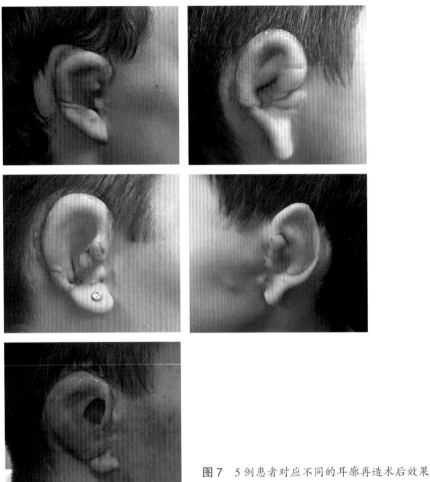

图7 5例患者对应不同的耳廓再造术后效果

参考文献

[1] Skarżyński H, Miszka K, et al. Technika chirurgiczna rekonstrukcji małżowiny usznej z chrząstki własnej pacjenta [Surgical Procedure of Pinna Reconstruction from Autologous Rib Cartilage]. Audiofonologia, 2000, XVIII: 195-201.

[2] Brent B. Auricular repair with autogenous rib cartilage grafts - two decades of experience with 600 cases. Plast Reconstr Surg, 1992, 90(3): 355–74.

[3] Nagata S. A new method of total reconstruction of the auricle for microtia. Plast Reconstr Surg, 1993, 92(2): 187–201.

[4] Nagata S. Total auricular reconstruction with a three-dimensional costal cartilage framework. Ann Chir Plast Esthet, 1995,40(4): 371–98.

[5] Firmin F. Ear reconstruction in cases of typical microtia. Personal experience based on 352 microtic ear corrections. Scand J Plast Reconstr Surg Hand Surg, 1998, 32(1): 35–47.

[6] Mickielewicz A, Osińska K, et al. Kompleksowe postępowanie terapeutyczne u pacjentki z mikrocją i atrezją przewodu słuchowego zewnętrznego. Konferencja naukowa: Wytyczne w otorynolaryngologii, audiologii i foniatrii [A comprehensive therapeutic approach in a patient with microtia and the external auditory canal atresia. Scientific conference: Directives in Otorhinolaryngology, Audiology, and Phoniatrics]. Krynica-Zdrój, 2016, 03:3–5.

7 骨融合种植技术在外伤性耳廓缺损中的应用

Maciej Mrówka[1], Piotr H. Skarżyński[1,2], Marek Porowski[1], Henryk Skarżyński[1]

[1] Department of Oto-Rhino-Laryngosurgery, World Hearing Center, Institute of Physiology and Pathology of Hearing, Warsaw/Kajetany, Poland

[2] Department of Teleaudiology and Screening, World Hearing Center, Institute of Physiology and Pathology of Hearing, Warsaw, Poland

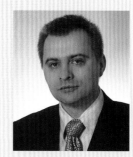

Maciej Mrówka

摘 要

先天性外中耳畸形、外伤或肿瘤导致的后天性耳廓缺损以及全耳廓再造失败等，不仅会给患者带来严重的精神压力，对于接诊医生也是极大的挑战。现有治疗技术包括耳廓的美学修复、将硅胶材质的耳廓赝复体固定于眼镜框架上（接受度低）或骨融合钛钉上。耳廓外伤或手术所产生的瘢痕会对局部血供造成不利影响，影响自体肋软骨耳廓再造术的成功率。在这种情况下，我们通常建议患者选择制作硅胶材质的耳廓赝复体，并固定于骨融合种植体上，这一技术也推荐用于因肿瘤导致后天性耳廓缺损的老年病例。本文介绍了耳种植技术在外伤性耳廓缺损中的应用。

关键词

先天性外中耳畸形；耳外伤；耳廓赝复体；钛质种植体；骨融合

引 言

在 20 世纪 50 年代的哥德堡，Bränemark 教授团队发现钛植入物表面骨组织生长的现象[1]。多年之后，将这一现象被称为骨融合，即钛质种植体与活体骨组织之间形成一种稳定的、无缝的连接[2]。该技术最早应用于口腔科固定假牙。1977 年，哥德堡大学的耳鼻喉科医生将钛质螺钉植入颅骨，为骨锚式助听器或面部假体提供基座[3]。波兰 Rydzewski 医生于 20 世纪 90 年代中期植入了第一颗骨锚式助听器钛质螺钉[4]。

波兰华沙听觉生理病理研究所成立于 1996 年，其研究项目之一为骨融合技术。该技术通过将钛质螺钉植入颞骨用以固定助听器，用来治疗先天性或后天性听力损失。该项目已为数百例儿童或成人进行 BAHA 或 PONTO 助听器钛钉植入，同时也开展耳种植技术修复先天性或后天性耳廓缺损，所用的骨融合种植体相似[5-7]。先天性外中耳畸形、外伤或肿瘤导致的后天性耳廓缺损以及全耳廓再造失败等，不仅给患者带来严重的精神压力，对于接诊医生也是极大的挑战[8-9]。耳廓缺失区域的瘢痕会对局部血供造成不利的影响，影响自体肋软骨耳廓再造术的开展。到目前为止，在波兰可供选择的治疗方式为硅胶材质耳廓赝复体固定于眼镜框架，尽管美学效果好，但由于需要一直佩戴眼镜，所以患者的接受度普遍较低，而且运动时眼镜框架的活动可能会造成耳廓赝复体移位。日常生活中突然暴露出耳廓残疾，会引起他人的负面情绪，导致患者情绪低沉甚至自闭。

根据现有医学美容技术，通常建议患者选择硅胶材质的耳廓赝复体，并固定于骨融合种植体上[7, 10-11]。

案例与方法

患者为成年男性，因外伤性耳廓缺损就诊（图1）。患者在工作时发生意外，其他部位没有受到任何损害。经检查，患者右侧耳廓缺失，右侧外耳道通畅，听力基本正常。

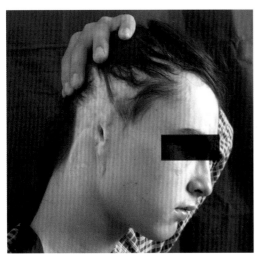

图1　右侧外伤性耳廓缺损患者

右侧耳廓完全切除后，在外耳道周围遗留瘢痕，进而较难进行自体肋软骨全耳廓再造术。最终患者决定制作硅胶材质的耳廓赝复体，并固定于骨融合钛钉上。在手术中植入两枚钛质螺钉，待周围软组织完全愈合后，通过钛质连接体将两个钛钉连接（图2a）。在Lodz口腔颌面实验室定制硅胶材料的耳廓赝复体，并将其固定于钛质支架上（图2b）。

手术于全身麻醉下进行，在外耳道后方约30mm处做弧形切口，植入两枚4mm钛质螺钉。为了更好地隐藏钛质支架，在外耳道后方约20mm处植入钛钉。假设外耳道位于时钟的中心，两枚钛钉分别位于8点和10点半方向。钛钉植入之后，复位其周围15mm的皮下组织以减少炎症反应，将垫片拧紧。仔细缝合之后，采用特制的塑料帽以维持钛钉周围的组织压力。伤口愈合并拆线后等待4个月以实现骨融合。之后通过钛质

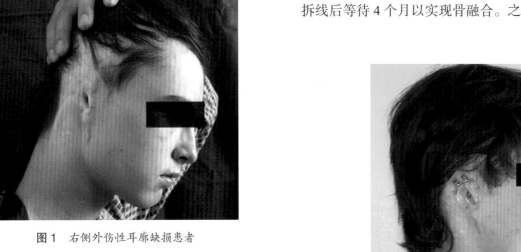

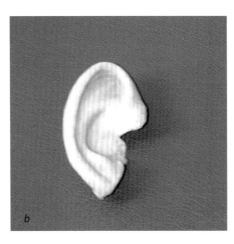

图2　a.将钛质支架固定于颞骨上；b.耳廓赝复体；c.耳廓赝复体佩戴后效果

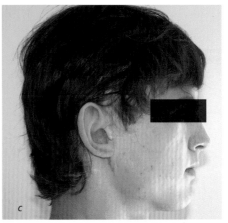

连接体将两个钛钉相连接。以对侧正常耳为参考模型制作硅胶耳廓赝复体，假体上配有 3～4 个锁扣用以固定种植体。整个治疗过程分两期，一期手术仅植入钛质螺钉，减少损伤以降低骨融合失败风险，二期手术在 4 个月之后进行。

结 果

将耳廓赝复体固定于钛质支架后，患者对美学效果感到满意（图 2c）。日常生活中很难区分耳廓赝复体与正常耳廓。患者在睡觉或洗头时，可以自行取下或重新佩戴耳廓赝复体，以免损坏义耳。该方案的另一个优势在于，针对因肿瘤导致的后天性耳廓缺损，当取下耳廓赝复体时，对肿瘤切除术后有无复发的评估具有参考意义。

耳种植支架在佩戴或取下耳廓赝复体时无明显疼痛，钛质螺钉周围的皮肤较少发生炎症反应（每年 1～2 次），如有经门诊局部治疗后可以完全恢复。术中钛钉周围皮下组织去除得越精准，术后皮肤炎症反应的发生率越低。钛钉周围皮肤的护理也有益于炎症恢复，比如定期采用过氧化氢清洗钛钉周围的油脂、皮屑等。钛钉植入后通常不会发生松动或脱落。当面部皮肤颜色变化时，耳廓赝复体的颜色并不会发生改变，所以通常需要准备两款颜色的硅胶耳廓赝复体，用于匹配肤色变化。

结 论

根据现有的医学知识，外伤后耳廓缺损形成的瘢痕会对局部血供造成不利影响，将耳廓赝复体固定于骨融合钛钉是理想的美学修复方案之一。耳种植技术适用于成人、外伤或肿瘤导致的后天性耳廓缺损。患者还可以佩戴眼镜或太阳镜，具有一定的日常生活功能。（译者注：需要注意的是，东方人种植体周围易于产生炎症和瘢痕，导致手术失败，粘贴式耳廓赝复体可以达到近似的效果。）

（李辰龙　张天宇　译）

参考文献

[1] Bränemark P, Breine U, et al. Intra-osseous anchorage of dental prosthesis. Experimental studies. Scand J Plast Reconstr Surg, 1969, 3: 81–100.

[2] Van der Pouw CTM, Mylanus EAM, et al. Percutaneous implants in the temporal bone for securing a bone conductor: surgical methods and results//Bone anchored hearing. Short and long term results. Nijmegen: Katholieke Universiteit Nijmegen,1997.

[3] Bränemark P, Hansson B, et al. Osseointegrated implants in the treatment of edentulous jaw. Scand J Plast Reconstr Surg, 1977,11 (Suppl. 16): 1–132.

[4] Rydzewski B, Pruszewicz A, et al. Kwalifikacja pacjentów i technika wszczepiania aparatów słuchowych zakotwiczanych (BAHA) na podstawie doświadczeń własnych [Qualification of patients and the surgical technique in the bone-anchored hearing aids (BAHA) – own experience]. Otol Pol, 1995,449(Suppl 19): 461–64.

[5] Mrówka M, Żarowski A, et al. Modyfikacje techniki implantacji zaczepów osseointegracyjnych system BAHA w funji wieku pacjenta [Modification of the technique of the BAHA system osseointegrated attachments in relation to patient's age] //Streszczenia. X Sympozjum Audiologiczne [Abstracts. 10th Audiological Symposium]. Łódź, 2000,38.

[6] Skarżyński H, Żarowski A, et al. Wskazania i technika implantacji protez typu BAHA. [Indications and implantation technique the BAHA type prostheses]. In: Streszczenia. XXXIX Zjazd Polskiego Towarzystwa Otorynolaryngologów-Chirurgów Głowy i Szyi [Abstracts. 39th Conference of the Polish Society of Otorhinolaryngologists Head and Heck Surgeons]. Kraków, 2000, 235.

[7] Skarżyński H, Żarowski A, et al. Nowe technologie w protezowaniu wad wrodzonych i nabytych ucha zewnętrznego [New technologies for ameliorating the congenital and acquired malformations of an external ear]// Streszczenia. XI Sympozjum Audiologiczne [Abstracts. 11th Audiological Symposium]. Wrocław, 2001, 52.

[8] Skarżyński H, Miszka K, et al. Technika chirurgiczna rekonstrukcji małżowiny usznej z chrząstki własnej pacjenta [Surgical procedure of pinna reconstruction from autologous rib cartilage]. Audiofonologia, 2000,28: 195–201.

[9] Skarżyński H, Miszka K, et al. Management of congenital malformations of the pinna. 4th European Congress of Oto-Rhino-Laryngology Head and Neck Surgery. Berlin: Monduzzi Editore, 2000,1109–13.

[10] Skarżyński H, Mrówka M, et al. Algorytm postępowania

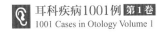
w przypadku wad wrodzonych ucha środkowego i zewnętrznego [The algorithm of treatment in cases of the congenital middle and inner ear malformations]// Streszczenia. XI Sympozjum Audiologiczne [Abstracts.

11th Audiological Symposium]. Wrocław, 2001, 63.

[11] Sommers Th, de Cubber J, et al. The bone anchored hearing aid and auricular prosthesis. Acta Otorhinolaryngol Belgica, 1994,48: 343–49.

中耳疾病

MIDDLE EAR

1 中耳植入体和骨锚式装置在听障治疗中的应用

Henryk Skarżyński[1,2], Łukasz Olszewski[2,3], Anna Ratuszniak[2], Maciej Mrówka[1,2], Marek Porowski[1,2], Elżbieta Włodarczyk[2,4], Piotr H. Skarżyński[2,5]

[1] Department of Oto-Rhino-Laryngosurgery, World Hearing Center, Institute of Physiology and Pathology of Hearing, Warsaw/Kajetany, Poland

[2] World Hearing Center, Institute of Physiology and Pathology of Hearing, Warsaw/Kajetany, Poland

[3] Department of Experimental Audiology, Institute of Physiology and Pathology of Hearing, Warsaw/Kajetany, Poland

[4] Department of Teleaudiology and Screening, World Hearing Center, Institute of Physiology and Pathology of Hearing, Warsaw/Kajetany, Poland

[5] Institute of Sensory Organs, Warsaw/Kajetany, Poland

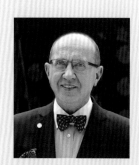

Henryk Skarżyński

摘 要

　　各种类型的耳蜗植入、中耳植入和基于骨传导的颞骨锚定植入手术每年有数千例，是全球最大的耳外科项目。这些项目通常是在波兰首次使用，波兰是世界上最早的使用国家之一。这些手术使现代科技的新进展得以逐步引入耳外科。本章介绍听觉植入创新技术的历史脉络，其中最重要的是提出目前使用各种类型植入物的适应证。听觉植入技术是 Skarżyński 教授重点介绍的项目和概念，涉及当前听力缺陷治疗的各种可能。此外，作者也提出了某些原创的外科技术，并随着时间的推移不断修改和完善，最终形成一种特定的中耳与颞骨植入装置的使用策略。

关键词

　　中耳植入；听力障碍的手术治疗；部分聋的治疗

引 言

　　听觉植入手术的第一个里程碑是完全失聪的成人和儿童的人工耳蜗植入[1-3]。另一个里程碑是1997 年使用人工耳蜗治疗重度听力损伤，保留了非功能性的残余听力和中耳结构[4-5]。这是第一次利用人工耳蜗对负责编码和传输高频信号的神经末梢进行电刺激，通过患者自身尚存的低频部分进行听力补偿。

　　H. Skarżyński 教授分别为一例成人（2002）和一例儿童（2004）进行了首次部分感音神经性听力损失的人工耳蜗植入，笔者将其定义为电刺激补充的部分聋治疗（Partial Deafness Treatment–Electric Complementation，PDT-EC）[6-7]。笔者在 2014 年和 2015 年发表了有关儿童和成人部分聋人工耳蜗植入术的首个长期观察结果，这些患者在 1500Hz 以下频率拥有良好的听力[8-9]。这样就出现了一个新的目标群体，针对低频良好而中高频听力丧失的部分耳聋采用电自然刺激（Partial Deafness Treatment-Electro-Natural Stimulation，PDT-ENS）[10]。另一个同样重要的里程碑是由 Skarżyński 的团队在 1998 年发起的一项听觉脑干植入计划。当时，波兰是全球第四个实施这个项目的国家[11]。由于该计划的实施，2008 年一例患者在世界听力中心接受了手术——他是全球首个在脑干上植入两枚听觉装置的患者[12]。各种类型的部分聋和全聋的人工耳蜗项目进展促进了一个新概念的发展，2010 年 Skarżyński 提出了对不同的患者群体需要统一认证的外科策略[13]。Skarżyński 等（2013）提出了第一个对部分听力损失患者耳蜗植入术后的听力评估分类[14]。经过 27 年（1992—2019 年）由听觉生理与病理研究所赞助的人工耳蜗植入患者共 8500 余例，其中 4500 余例采用了部分听力损失的干预方法[15-20]。

上述人工耳蜗植入技术的发展为探寻新的机遇奠定了基础[21-24]。该项目导致一系列新技术的进步与实施，即中耳植入和骨锚定植入。这些技术与解决方案的发展使更多听障患者的康复成为可能，扩大了适合使用特定植入系统治疗的听障目标群体[25-26]。2003—2019 年间，超过 1200 例患者使用了各种中耳植入物，其源于世界上最大的耳外科治疗项目，每年包括 15 000 ～ 18 000 例外科手术，主要与听力补偿技术的应用有关。

中耳植入物和骨锚定植入物外科解决方案及听力障碍治疗新技术概述

颞骨骨传导 BAHA CLASSIC 和 BAHA ATTRACT 系统（BAHA 骨锚植入物） 1997 年，首次在听力生理和病理研究所（波兰）为患有先天性中耳畸形的儿童使用植入颞骨的骨锚式助听器。以后，该治疗又扩展到成人和儿童的单侧耳聋。目前的趋势是钛钉植入的创伤逐渐降低，效果越来越好[27]。2013 年 Skarżyński 完成了波兰首例由 CLASSIC BAHA 系统衍生的 ATTRCT BAHA 系统植入手术[27-28]。

根据以往的经验，笔者制定了 BAHA 系统植入的标准适应证：

• 先天性外耳和中耳畸形，内耳功能正常且不能使用传统助听器的患者。

• 后天性耳病，如弥漫性炎症，中耳根治性手术后，内耳功能保留，由于局部改变不能使用传统助听器的患者。

• 后天性耳病伴中耳弥漫性闭塞性病变，如鼓室硬化，鼓室成形术后效果不理想的患者（译者注：外耳道正常的传导聋患者更适宜传统助听器）。

• 对传统助听器的接收度低或不耐受的患者，术前模拟结果表明 BAHA 系统有可能提供与之相当或更好的效果。

• 先天性单侧听力损失儿童，术前模拟结果表明 BAHA 系统与传统的 CROS 助听器效果相似或更好。

• 成人单侧后天性听力丧失，如特发性聋，创伤后聋，第八脑神经瘤术后。

• 其他类型的听力损失——先天性或后天性以及不同年龄的，只要术前模拟试验的结果表明与其他方案相比，有机会获得类似或更好的植入效果。

术前纳入标准是实施 Baha 系统整体适应证的一部分：

• 年龄 ≥ 5 岁（适用于美国 FDA 适应证），欧洲没有年龄限制。

• 目标耳的骨导阈值在术前一段时间稳定。

• 单侧或双侧轻度 - 中度至重度感音神经性或混合性听力缺陷。

• 单侧听力损失，健康耳 500Hz，1kHz，3kHz 气导阈值应 ≤ 20dB HL。

• 刺激模式下的传统助听器自由声场测听证实了听觉补偿的获益。

• 颞骨的解剖结构允许植入。

• 没有中枢性听力损失。

• 患者方面的现实期望和强烈动机。

BAHA Classic 系统植入应按照以下的手术步骤进行。

我们推荐的手术步骤如下（图 1a ～ e）：

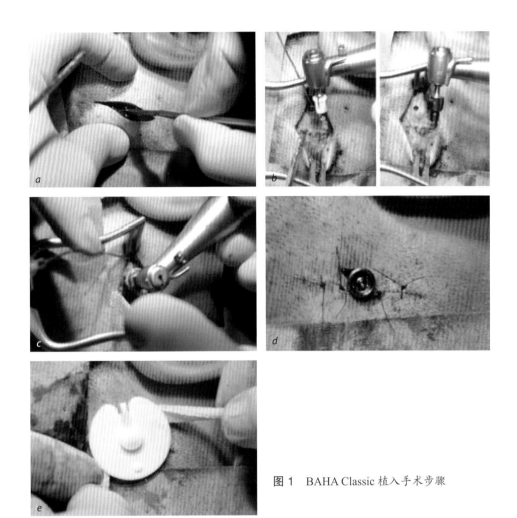

图 1 BAHA Classic 植入手术步骤

1. 选择钛锚的最佳植入位置，测量皮下组织厚度。

2. 手术区域注射利多卡因溶液。

3. 耳后做垂直切口，长 2 ～ 2.5cm，显露颞骨的表面。

4. 去除颞骨骨膜。

5. 在骨质上钻孔。

6. 将钛螺钉插入颞骨并拧紧固定。

7. 缝合切口。

8. 皮肤穿刺。

9. 从皮肤穿刺口上显露卡扣。

10. 放置固定环和敷料。

新的 BAHA Attract 系统受到患者欢迎，推荐手术植入步骤如下（图 2a~f）：

1. 在耳廓后方标记皮肤切口并确定植入部分的放置位置。

2. 如果早期或计划重建耳廓，建议切口弧形朝后。

3. 按标记切开皮肤。

4. 暴露骨面并标记固定系统可植入部分的位置。

5. 钛螺钉在骨内固定。

6. 正确放置和固定磁铁板上的钛螺钉。

7. 使用力矩扳手以适当的力矩拧紧螺钉。

8. 缝合皮肤。

小结 使用植入式 BAHA 和 BAHA Attract 骨传导系统可以为感音神经性或混合性听力损失的患者提供有效的听觉补偿。该方案在单侧听力损失的情况下也很有效，无论是儿童，还是成人都适用。

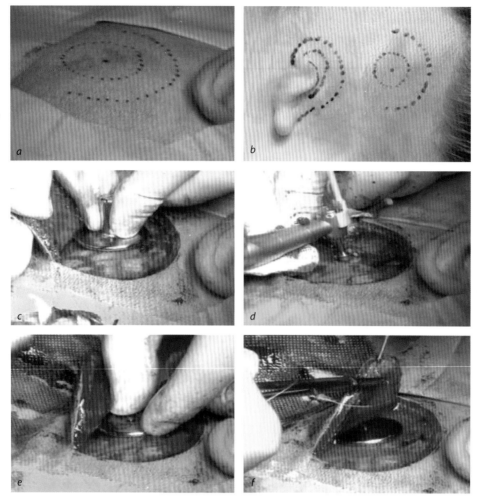

图2　BAHA Attract 系统体内植入部分的手术步骤

振动声桥（VIBRANT SOUNDBRIDGE） 2003年由 H. Skarżyński 首次使用[29]。振动声桥的 FMT 传感器以经典方式固定于砧骨长脚。此后，该系统应用于先天或后天的各种听力障碍儿童和成人。

FMT 传感器可以不同的方式固定，这取决于中耳和/或外耳的病理类型以及中耳的具体情况：

• 固定在中耳的活动部分——砧骨，锤骨或镫骨，这种通常是先天性耳畸形，外耳未做成形手术或中耳伴有不同程度的异常。

• 听骨链重建手术无效，可以固定在活动正常的锤骨或镫骨。

• 在晚期耳硬化症的病例中，固定在砧骨以加强镫骨开窗术的效果。

• 固定在浮动的镫骨底板。

• 直接刺激卵圆窗膜。

振动声桥植入要在每个患者发挥听力补偿，极其重要的是严格遵循程序与步骤[26]。目前的适应证包括：

• 先天性中耳畸形或外耳和中耳并存异常，无论是儿童还是成人。

• 后天性中耳异常，如晚期耳硬化症和鼓室硬化症，用以增强手术恢复中耳传导活动能力。

• 各种慢性耳部感染，不能通过手术有效重建。

• 曾接受过根治性耳部手术。

• 其他病因不明的听力障碍，尤其是感音神经性听力损失。对于高频或混合性听力损失，如创伤后耳聋，模拟测试表明有可能获得比传统助听器更好的效果或患者不能耐受佩戴传统助听器。

术前纳入标准是构成振动声桥系统的标准适应证的组成部分：

a）感音神经性或混合性听力损失：

- 年龄≥3年（欧洲CE认证）。

- 中度至重度感音神经性或混合性，单侧或双侧听力损失。

- 符合植入条件的患耳骨导阈值稳定。

- 无急性中耳感染。

- 中耳的解剖结构具备FMT传感器的安装位置。

- 刺激模式下的自由声场测试证实听觉补偿优于传统助听器。

- 无中枢性听力损失。

- 患者有合适的期望值以及植入的强烈动机。

b）感音神经性聋：

- 年龄≥3岁（欧洲CE认证）。

- 中度至重度感音神经性听力丧失。

- 患耳的气导阈值稳定，符合植入要求。

- 阻抗测试中耳功能正常。

- 刺激模式下的自由场测试证实听觉补偿优于传统助听器。

- 单音节测试的最舒适水平（MCL）反映的语言识别度大于或等于50%。

- 无中枢性听力损失。

- 患者有合适的期望值和植入的强烈动机。

感音神经性聋植入Med-El振动声桥的过程包括以下推荐步骤（图3a~e）：

1. 耳后切口，形成耳后皮瓣。

2. 在颞骨表面制备骨床，以便在皮瓣下安放植入体。

3. 部分切开乳突。

4. 切开后鼓室，以良好显露砧骨长突，同时保留骨屑以闭合骨性创面。

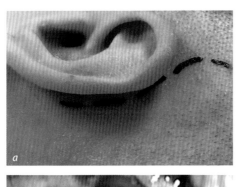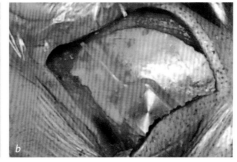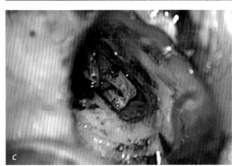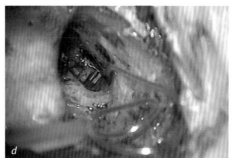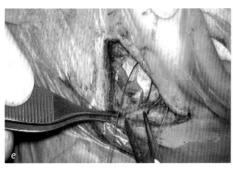

图3 振动声桥植入手术的基本步骤

5. 用探针验证 FMT 放置部位和将其固定到砧骨长突的可能性。

6. 将合适的 FMT 放入中耳。

7. 用钛夹将 FMT 固定在砧骨的长突上。

8. FMT 附加固定。

9. 用特制骨螺钉固定种植体。

10. 关闭术野，缝合皮下和皮肤。

随着耳外科领域的发展，振动声桥植入经历了一系列与先天和后天相关的中耳病理情况所做的调整。例如，先天性中耳畸形的病例，FMT 传感器从原来固定在单个听小骨演变为固定于融合的锤砧复合体（图4）。

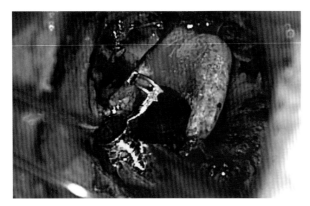

图4 先天性中耳畸形植入振动声桥，FMT 固定在融合的锤砧骨上

以后又允许将 FMT 传感器放置在活动的镫骨底板上。FMT 可直接或通过 KURZ 假体固定在镫骨基底部。另一个解决方案将 FMT 传感器放置在圆窗膜附近（图5）。这种技术提供了对圆窗膜的刺激，是根治性中耳手术后最常用的方案，由 Colletti（2005）首先提出，FMT 可置于筋膜覆盖的圆窗膜上（图 8.5a）[30]。Skarżyński（2006）发展了这一想法，并使圆窗膜的直接刺激成为可能（图 8.5 b）[31]。

已证明，直接刺激的长期效果是满意的，因为这种方式可避免因 FMT 与圆窗膜之间放置结缔组织的吸收带来的空隙。Skarżyński 手术过程

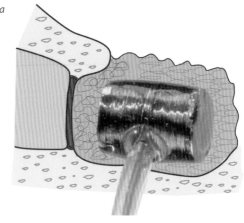

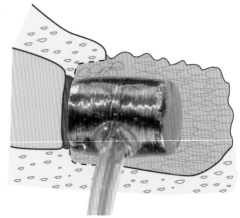

图5 显示 Skarżyńsk 间接刺激圆窗膜（a）和直接刺激圆窗膜（b）两种方法

的重要方面是给 FMT 做一个口袋，以防止换能器移位。

Skarżyński 的改良包括：

· 用金刚钻在圆窗龛周围轻微抛光，以确保 FMT 传感器的最佳位置，从而使其部分嵌入圆窗龛骨缘。

· FMT 基底要平整，以确保 FMT 沿长轴振动。

小结 振动声桥中耳植入体的使用效果良好。结果取决于选择固定 FMT 的最佳方法，以刺激正常或部分正常的听骨，或圆窗、卵圆窗的镫骨底板。

骨桥（BONEBRIDGE）中耳植入 波兰首例骨桥是 2012 年 Skarżyński 为一例先天性外耳道闭锁、中耳明显畸形的患者所施行。该植入装置的适应证逐渐扩大到其他群体，主要是成人和青少年。和其他植入装置一样，每个患者都须进行术

前模拟试验，确定潜在获益和风险评估。目前这一系统可用于补偿先天性和后天性听力障碍以及单侧听力障碍。

骨桥系统植入的纳入标准逐渐扩大，目前包括：

• 年龄 ≥ 5 岁（欧洲 CE 认证）。

• 术耳的骨导阈值稳定。

• 单侧或双侧感音神经性或混合性听力损失；单侧听力损失时，较好耳的 500Hz、1kHz、2kHz 和 3kHz 频率气导阈值应 ≤ 20dB HL。

• 颞骨的解剖结构应允许固定 BC-FMT 传感器。

• 无中枢性听力损失。

• 患者现实的期望和强烈的动机。

骨桥种植体目前的适应证包括：

• 成人先天性中耳畸形或并存的先天性外中耳畸形（自 2014 年起，扩大到 5 岁以上儿童）。

• 后天性耳畸形：例如创伤后、闭塞性（如鼓室硬化）不能使用传统的助听器。

• 鼓室成形术后听力改善不满意，传统助听器效果不佳。

• 先天性或后天性单侧耳聋，术前模拟试验表明与传统的 cros 相比效果更佳。

• 其他先天性或后天性听力损失的所有年龄的患者，术前模拟试验表明使用该装置优于传统方法。

目前骨桥植入的手术方法是根据以往的经验创建的，步骤如下（图 6a~e）。

骨桥植入系统手术步骤推荐：

1. 标记植入部位，做耳后切口，显露颞骨。

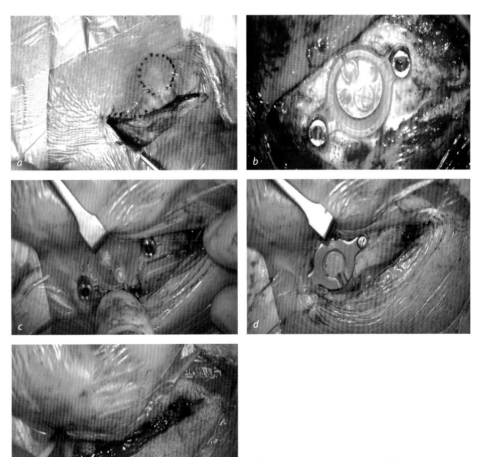

图 6 骨桥植入的基本手术步骤

2. 在颞骨制备骨床，放置植入物的体内部分，在耳后准备一个皮下囊袋以放置该设备的线圈部分。

3. 固定螺丝打孔。

4. 用专用骨螺钉将 BC-FMT 传感器固定在骨槽内。

5. 使用适当的力矩扳手拧紧螺丝。

6. 关闭手术野，缝合皮下和皮肤。

小结　如果局部条件不合适，患者也可能不适合这种治疗。例如，颞骨的厚度不允许植入体固定，因为有可能暴露脑膜或乙状窦而导致风险。在这些情况下，最好放置特殊的 BC-Lift 垫圈，避免植入体与脑膜和乙状窦直接接触。重要的是，植入前应进行颞骨计算机断层扫描，而且将骨桥植入部分的数模叠加在 CT 图像上，以评估使用 BC-Lift 垫圈的可能性，并评估潜在的术中困难（图 7）。

也有一些外科医生决定广泛暴露脑膜以固定内部部分，除了经典的乙状窦前植入，也可以将植入传感器放置在乙状窦窦后。

耳蜗 codac 中耳植入　在波兰由 H. Skarżyński（2012）首次植入，患者为晚期耳硬化症，有严重的混合性听力损失。这种特殊类型的植入物包括①植入体，由可固定在颞骨的机电换能器和连接于镫骨开窗的人工假体组成；②一个外部处理器。该系统可以直接对耳蜗内的液体进行机械刺激[32]。

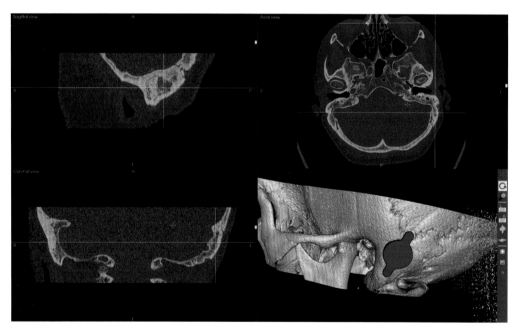

图 7　利用颞骨 CT 进行骨桥植入的术前评估

目前使用 CODACS 植入的建议还是基于经验：

• 患有严重内耳功能不全的晚期耳硬化症。

• 严重的鼓室硬化。

• 近期来看，上述基本适应证有可能将扩展到先天性、创伤后和炎症后各种损伤，而其他类型的植入装置不能提供足够的听觉补偿。

使用 CODACS 设备的纳入标准：

- 年龄 ≥ 18 岁（欧洲 CE 认证）。

- 重度到极重度单侧或双侧混合性听力损失。

- 符合植入条件的患耳骨传阈值稳定。

- 无急性或慢性中耳感染。

- 中耳的解剖结构允许正确固定传感器和被动运动的假体连接。

- 无论听力损伤的类型和程度如何，都要通过传统助听器的刺激模式下的自由场听力测试证实植入后预期的听觉效果。

- 无中枢听力障碍。

- 患者现实的期望和强烈的动机。

codac 系统在临床实践中的应用与以下手术步骤相关（图 8 a～f）。

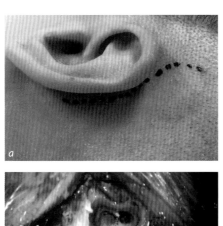

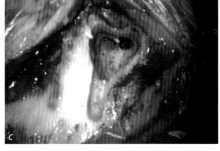

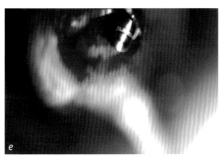

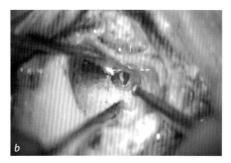

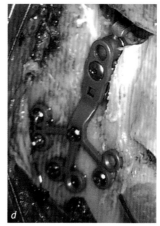

图 8 codac 系统相关的基本手术植入步骤

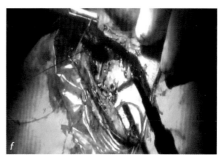

CODACS 植入系统推荐的手术步骤：

1. 耳廓后 S 形切口暴露颞骨表面。

2. 保守性鼓窦乳突切除和后鼓室开放，镫骨上部结构和基部清晰可见。去除镫骨上部结构并进行底板开窗。在某些情况下，这一步可以通过后鼓室切开完成。当卵圆窗区后方视野受阻时，也可以通过外耳道径路完成。

3. 在乳突骨制备合适的植入物骨床并用骨螺丝固定。

4. 用探针对传感器进行初始定位。

5. 植入物系统的传感器的最终定位。

6. 固定与人工砧骨连接的镫骨假体并用静脉血血栓密封活塞。

7. 术中使用激光振动仪检查系统的功能。

8. 用肌皮瓣覆盖移植部位，在其下方和上方缝合，用皮肤压迫敷料。

小结 CODACS 植入的首选适应证是晚期耳硬化症患者。多数人认为该系统是有效的，在挖掘耳蜗潜力和补偿感音神经性听力损失方面均有重要作用。它为晚期耳硬化症的治疗提供了新的选择。潜在的并发症很少见，就像以前的经典镫骨开窗术。需要强调的是，codac 植入物是通过直接刺激耳蜗，放大直接到达内耳液体的声音，实现对晚期耳硬化病理状态下耳蜗残余功能的利用。

该项目适应证可能会拓展，允许应用于其他耳病，如先天性畸形或严重的鼓室硬化。

MET 中耳植入系统 Skarżyński（2014）在波兰首次使用。MET 系统由植入体和外部处理器组成。后者接收声音并将信息经皮肤传输到体内部分。植入体的内部组件通过电磁换能器产生振动，然后传到中耳的组成部分：镫骨、锤骨、镫骨头、镫骨底板或圆窗膜。在听力生理病理研究所团队的经验中，有植入物刺激砧骨轴的案例。

目前 MET 植入的适应证涉及各种病因的先天性或后天性听力障碍，包括：

• 先天性或后天感音神经性、传导性或混合性听力损失，不能通过手术或传统助听器得到补偿。

• 中耳或外耳损伤：创伤后、炎症后或先前手术所致听力损失。

• 其他听力障碍，术前模拟测试证明该系统会带来最佳的听力改善。

MET 系统目前的纳入标准：

a）感音神经性聋：

- 年龄≥ 18 岁（欧洲 CE 认证）。

- 中度或重度感音神经性听力丧失。

- 患耳气导阈值稳定并符合植入条件。

- 阻抗测试中耳功能正常。

- 刺激模式下的自由场测听证实传统助听器对改善听觉的预期收益。

- 舒适听力水平（MCL）单音节单词测试显示言语辨别率≥ 50%。

- 无中枢性听力损失。

- 患者有现实的期望和强烈的动机。

b）混合性听力损失：

- 年龄≥ 18 岁（欧洲 CE 认证）。

- 中度至重度单侧或双侧听力损失。

- 符合植入条件的患耳骨导阈值稳定。

- 无急性或慢性中耳感染。

- 中耳解剖学允许传感器与选定的结构相耦合。

- 刺激模式下的自由场测听证实传统助听器改善听觉的预期收益。

- 无中枢性听力损失。

- 患者有现实的期望和强烈的动机。

以往的经验允许采用目前的手术方法，MET 系统植入手术步骤如下（图 9）。

MET 植入系统手术步骤推荐：

1. 行 C 形皮肤切口，暴露颞骨表面。

2. 做典型的保守的乳突切开术。

3. 正确显示砧骨短突和砧骨体（根据病理类型，可能需要进行后鼓室切开术并暴露镫骨、镫骨底板或圆窗膜）。

4. 准备颞骨表面，用骨螺钉固定植入部分。

5. 确定传感器和锚定元件在颞骨中的适当位置。

6. 检查直接刺激轴的换能器位置并最终锚定在镫骨或听骨链可活动的部分。

7. 客观验证合适的电磁换能器功能。

8. 定位并制备骨床，再放置植入物于皮下。分层缝合皮下和皮肤切口。

小结 早期 MET 中耳植入的临床应用是针对感音神经性听力损失。起初所有患者都是锚定于砧骨体。早期结果证实了这种中耳植入物的有效性和安全性。上述纳入标准显示该系统还有可能用于下一个潜在目标群体。

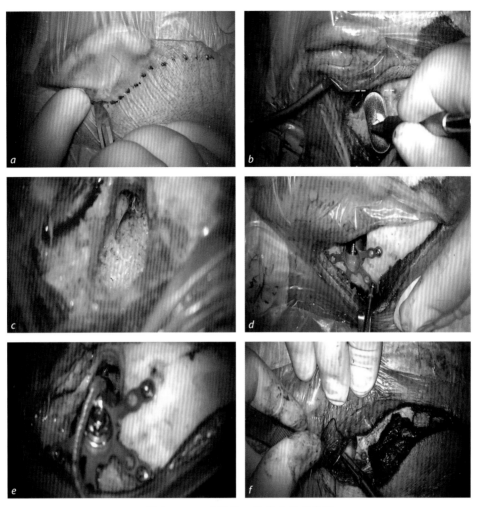

图 9 MET 系统植入的基本手术步骤

总 结

1. 介绍了各种中耳或颞骨植入系统的相关技术，为先天性和后天性听力损失的治疗提供了新的选项。

2. 进一步的观察可能拓展上述听力补偿系统的目标患者群体。

3. 伴随听力植入系统的实施，新的和原创的外科解决方案的发展将决定长期和有效利用这些系统。

4. 虽然某些中耳植入系统已经不再流行或被淘汰，但所获得的经验可能是中耳植入进一步发展的基础，成为助听器的重要辅助替代品。

（陈 阳 译）

参考文献

[1] Skarżyński H, et al. Wszczepy wewnątrzślimakowe-stan wiedzy, perspektywy, wskazania do stosowania [Intracochlear implants-state of knowledge, perspectives, indications for application]. Otolaryngol Pol, 1992, Suppl 14: 444–51.

[2] Skarżyński H et al. Wybrane problemy w zastosowaniu implantów ślimakowych [Selected problems of application of cochlear implants]. Otolaryngol Pol, 1992, Suppl 14: 564.

[3] Skarżyński H. Możliwości i ograniczenia w stosowaniu wszczepów wewnątrzślimakowych [Possibilities and limitation in the application of intracochlear implants]. Magazyn Medyczny, 1992, 3(12): 50–52.

[4] Skarżyński H. Residual acoustic hearing in the ear before and after cochlear implantation//Abstract book. 5th European Symposium on Paediatric Cochlear Implantation. Antwerp (Belgia), 4–7 June 2000.

[5] Lorens A, Geremek A, et al. Residual acoustic hearing

before and after cochlear implantation//Abstract book. 4th European Congress of Oto-Rhino-Laryngology Head and Neck Surgery Past-Present-Future". Berlin (Germany), 13–18 May 2000.

[6] Skarżyński H, Lorens A, et al. A new method of partial deafness treatment. Med Sci Monit, 2003, 9(4):20–24.

[7] Skarżyński H, Lorens A, et al. Partial deafness cochlear implantation in children. Int J Pediatr Otorhinolaryngol, 2007,71(9): 1407–13.

[8] Skarżyński H, Lorens A, et al. Electro-Natural Stimulation (ENS) in partial deafness treatment: a case study. J Hear Sci, 2014, 4(4): 67–71.

[9] Skarżyński H, Lorens A, et al. Expanding pediatric cochlear implant candidacy: a case study of electro-natural stimulation (ENS) in partial deafness treatment. Int J Pediatr Otorhinolaryngol, 2015,79(11):1896–900.

[10] Skarżyński H, Lorens A, et al. Electro-Natural Stimulation in Partial Deafness Treatment of Adult Cochlear Implant Users: Long-Term Hearing Preservation Results. ORL J Otorhinolaryngol Relat Spec,2019:1–10.

[11] Skarżyński H, Behr R, et al. Pierwszy w Polsce implant słuchowy wszczepiony do pnia mózgu [The first in Poland brainstem auditory implant]. Otolaryngol Pol, 1999.Suppl. 30, LIII: 113–16.

[12] Skarżyński H, Behr R, et al. Bilateral electric stimulation from auditory brainstem implants in a patient with neurofibromatosis type 2. Med Sci Monit, 2009,15(6): 100–04.

[13] Skarżyński H, Lorens A, et al. Hearing preservation in partial deafness treatment. Med Sci Monit, 2010, 16(11): 555–62.

[14] Skarżyński H, Van de Heyning P, et al. Towards a consensus on a hearing preservation classification system. Acta Otolaryngol, 2013,133 (Suppl 564): 3–13.

[15] Lorens A, Polak M, et al. Outcomes of treatment of partial deafness with cochlear implantation: a DUET study. Laryngoscope, 2008,118(2): 288–94.

[16] Skarżyński H, Lorens A, et al. Results of partial deafness cochlear implantation using various electrode designs. Audiol Neurootol, 2009,14: 39–45.

[17] Skarżyński H, Lorens A, et al. Atraumatic round window deep insertion of cochlear electrodes. Acta Otolaryngol, 2011,131(7): 740–49.

[18] Skarżyński H, Lorens A. Electric acoustic stimulation in children. Adv Otorhinolaryngol, 2010,67: 135–43.

[19] Skarżyński H, Podskarbi-Fayette R. A new cochlear implant electrode design for preservation of residual hearing: a temporal bone study. Acta Otolaryngol, 2010,130(8): 888–96.

[20] Skarżyński H, Matusiak M, et al. Surgical techniques in partial deafness treatment. J Hear Sci, 2012,2(3): 9–13.

[21] Brockmeier SJ, Peterreins M, et al. Music perception in electric acoustic stimulation users as assessed by the Mu.S.I.C. test. Adv Otorhinolaryngol, 2010,67: 70–80.

[22] Gifford RH, Dorman MF, et al. Hearing preservation surgery: psychophysical estimates of cochlear damage in recipients of a short electrode array. J Acoust Soc Am, 2008,124(4): 2164–73.

[23] Gifford RH, Dorman MF, et al. Cochlear implantation with hearing preservation yields significant benefit for speech recognition in complex listening environments. Ear Hear, 2013,34(4): 413–25.

[24] Lenarz T, Verhaert N, et al. A comparative study on speech in noise understanding with a direct acoustic cochlear implant in subjects with severe to profound mixed hearing loss. Audiol Neurootol, 2014,19(3): 164–74.

[25] Obrycka A, Lorens A, et al. Implant ucha środkowego. Możliwości eliminacji niektórych ograniczeń odbiorze dźwięku wprowadzanych przez aparaty słuchowe [Middle ear implant. The possibilities of eliminating some constrictions in the reception of sounds inherent in hearing aids]. Audiofonologia, 2004,26: 91–94

[26] Olszewski Ł. Urządzenia wszczepialne do ucha środko-wego–przegląd [Middle ear implants–an overview]. Now Audiofonol, 2013; 2(5): 15–22.

[27] Skarżyński PH, Osińska K, et al. Baha Attract bone conduction system-review of the patients and evaluation of the first results in Poland, 14th Symposium on Cochlear Implants in Children. Nashville (USA), 11–13 December 2014.

[28] Skarżyński H, Mrówka M, et al. Surgical experience with Baha Attract. 13th International Conference on Cochlear Implants and Other Implantable Auditory Technologies. Münich (Germany), 18–21.06.2014.

[29] Skarżyński H, Obrycka A, et al. Zastosowanie implantu ucha środkowego u pacjenta z odbiorczym, wysokocze-stotliwościowym ubytkiem słuchu–studium przypadku [Application of the middle ear implant in a patient with sensorineural high-frequency hearing impairment – a case study]. Otolaryngol Pol, 2008; 62(4): 606–12.

[30] Colletti V, Soli SD, et al. Treatment of mixed hearing losses via implantation of a vibratory transducer on the round window. Int J Audiol, 2006; 45(10): 600–08.

[31] Skarżyński H, Olszewski L, et al. Direct round window stimulation with the Med-El Vibrant Soundbridge:5 years of experience using a technique without interposed fascia. Eur Arch Otorhinolaryngol, 2014; 271(3): 477–82.

[32] Skarżyński H, Porowski M, et al. Surgical technique to implant the new Codacs system. Our observations during 5 implantations. 29th Politzer Society Meeting. Antalya (Turkey), 14–17 November 2013. J Int Adv Otol, 2013; 9(3), Suppl 1: 136.

2 个案报道及文献回顾：鼓室异物导致的后天性胆脂瘤

Tomasz Kręcicki, Hanna Temporale, Anna Roszkowska, Monika Morawska-Kochman

Department of Otolaryngology, Head and Neck Surgery, Wroclaw Medical University, Wroclaw, Poland

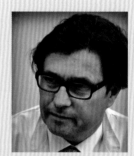

Tomasz Kręcicki

摘 要

目的 报道一例罕见的中耳异物病例。

案例与方法 患者男性，11 岁，由于慢性中耳炎伴胆脂瘤导致传导性聋，在弗罗茨瓦夫大学医院耳鼻喉头颈外科手术。目的是切除胆脂瘤，控制炎性病变和干耳。

结果 术中发现下鼓室异物（玻璃碎片）。

结论 本案为后天继发性胆脂瘤。这种情况与胆脂瘤形成的迁移理论有关。位于中耳的异物常引起诊断问题。如果在鼓室影像中出现非特异性的变化，则可以采用手术探查鼓室。

关键词

获得性胆脂瘤；异物；中耳；鼓室

引 言

位于鼓膜后的异物通常源于鼓膜破损，异物从耳道移位到的鼓室腔。症状包括耳流脓、传导性聋、耳胀、耳鸣甚至眩晕[1]。文献也曾描述过一例异物导致的面神经麻痹[2]。中耳异物可以引起外耳道的急性炎症，而急性中耳炎有时可以发生急性乳突炎，甚至引起颅内病变如脑膜炎和脑脓肿，或者导致慢性中耳炎。多数中耳异物位于中鼓室，也可在上鼓室或者咽鼓管口。查体通常会发现鼓膜穿孔。如果怀疑是异物，建议行颞骨CT扫描。确诊中耳异物需要进行手术探查。

案 例

2012 年 1 月一例 11 岁的男孩因右耳慢性中耳炎在弗罗茨瓦夫大学医院收入耳鼻咽喉头颈外科。患儿自 9 岁起，反复出现右耳流脓和渐进性听力下降。入院前患儿接受抗生素治疗有周期性改善。耳拭子培养呈阴性。无普通慢性疾病史。

方 法

右耳镜检查显示鼓膜明显内陷并粘连。左耳鼓膜也有内陷和反射减弱。右耳出现中重度传导性听力损失（图 1），颞骨影像学检查计算机断层扫描（CT）显示右侧鼓室一直径 3mm 的高密度影，密度对应于骨瘤（图 2）。

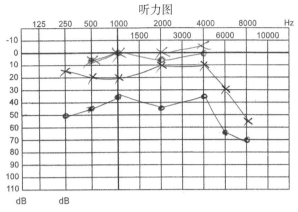

图 1　术前听力图。右耳：O，左耳：X

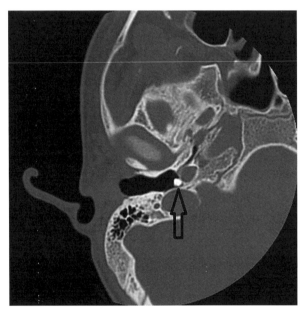

图 2　患耳的 CT 扫描显示鼓室的类似骨瘤的高密影，箭头所指。手术证实为异物

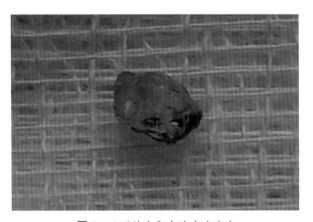

图 3　从下鼓室取出的玻璃碎片

为患者施行鼓室探查：全麻下移除粘连和胆脂瘤，并行鼓膜成形术。术中在下鼓室发现异物：一块玻璃碎片，将其取出（图 3）

结　果

术后鼓室病变组织标本病理学检查发现脱落多层角质鳞状上皮，提示胆脂瘤。手术后采访了患者家长，得知患儿 2 岁时曾经头撞到玻璃门。笔者认为这可能是鼓膜后异物的原因所在，且已存在多年，可能因此导致慢性中耳炎和胆脂瘤的形成。

经过 4 个月的随访，结果令人满意。右耳没有病理性分泌物，对照听力测试得到了改善（图 4）

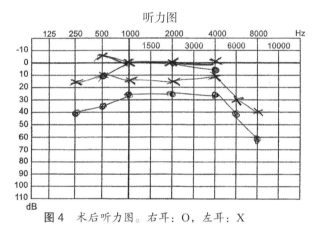

图 4　术后听力图。右耳：O，左耳：X

讨　论

中耳异物已有文献报道，其中大多数为医源性，例如听力师准备在外耳道配助听器耳模时发生。也有报道医源性异物是在从外耳道取出异物时不慎将其落入鼓室腔。此外，还有报道鼓膜通风管落入鼓室腔的，这种中耳通气引流并发症是少见的[3]。焊工发生鼓室腔的金属异物也有报道。

本案是中耳鼓室异物的一个例子，外伤造成异物穿透鼓膜。多数异物位于中鼓室，而本例中，玻璃片位于下鼓室。文献中仅有一例可能与异物有关，但报道的改变涉及中鼓室和外耳道[4]

中耳胆脂瘤形成的假说之一是外耳道的鳞状角化上皮迁移到鼓室。这一理论可以解释本文描述的胆脂瘤的发生机制。可能是由于由玻璃碎片引起耳道上皮细胞的损伤并移位到鼓室，从而导致胆脂瘤形成[5]。

胆脂瘤可分为先天性和后天性，原发性和继发性。先天性胆脂瘤非常罕见，它在出生后发展，鼓膜没有穿孔。后天性胆脂瘤是中耳慢性炎症并发的鼓膜破坏所致。胆脂瘤特征是病变细胞产生骨溶解酶作用对中耳骨结构产生破坏。该病的相关症状包括不同程度的传导性听力丧失、复发性耳脓液、头痛和眩晕（不常见）。

诊断胆脂瘤需要进行耳镜和听力学检查（视年龄而定：年龄较大的儿童可做听力图，年龄较小可选择 ABR 测试）和颞骨计算机断层扫描。胆脂瘤的影像表现通常为软组织肿块，可引起听小骨侵蚀[6]。鼓室探查可以获得直接发现，手术治疗是一种选择。手术主要目的是消除炎症变化，防止危险的颞骨和颅内并发症。另一个预期好处是鼓膜重建（鼓膜成形术）的可能与改善听力的机会[7]。术后标本应常规组织病理学检查，以做出明确诊断。

本文报道继发性获得性胆脂瘤一例。过去的头部创伤致使异物（玻璃）移位到鼓室，成为胆脂瘤和听力损失的直接原因。这可以作为与胆脂瘤形成有关的迁移学说的证据。手术去除胆脂瘤异物后听力改善，消除了耳部发炎的慢性症状。

结 论

1. 本案报道一例后天继发性胆脂瘤，与胆脂瘤形成相关的迁移理论可解释其起源。

2. 中耳异物的诊断并非易事。所以，慢性中耳炎伴脓性分泌物，除听力学检查和耳拭子外，颞骨 CT 是一个标准检查。如有非特定的影像变化，鼓室探查术是合理的。

3. 应该指出的是，如果怀疑耳内有异物，应由耳鼻喉科医生仔细检查患者并确认耳内是否有异物。由有经验的耳鼻喉科医生来清除异物。创伤造成的儿童鼓室异物，应该尽快安排全麻手术，减少与鼓膜穿孔相关的并发症的风险，消除在未来可能形成的胆脂瘤。

（陈 阳 译）

参考文献

[1] Eleftheriadou A, Chalastras T, Kyrmizakis D, et al. Metallic foreign body in middle ear: an unusual cause of hearing loss. Head Face Med, 2007, 3: 23.

[2] Panosian M, Dutcher J. Transtympanic facial nerve injury in welders. Occup Med, 1994,44: 99–101.

[3] Hajiioannou JK, Bathala S, Marnane CN. Case of perilymphatic fistula caused by medially displaced tympanostomy tube. J Laryngol Otol, 2009,123(8): 928–30.

[4] Panda NK, Verma RK, Jain A. Autotymapanomastoidectomy in a Case of Cholesteatoma with Foreign Body. Indian J Otolaryngol Head Neck Surg, 2011,63(Suppl 1): 68–70.

[5] Kuczkowski J. Znaczenie perlaka w patologii ucha środkowego w ocenie histopatologicznej oraz immuno-histochemicznej [The importance of cholesteatoma in the middle ear pathology in the histopathological and immunohistochemical evaluation]. Mag ORL, 2005, Suppl 8: 23–31.

[6] Harnsberger HR, Wiggins RH, Swartz JD, et al. 100 rozpoznań-kość skroniowa [100 diagnoses-temporal bone]. Warszawa: Medipage, 2006.

[7] Augustyn K, Łukasik S, Mazur W, et al. Perlak wrodzony [Congenital cholesteatoma]. Wiad Lek, 2006, LIX: 5–6.

3 中耳植入物 Codacs 在重度混合性聋中的应用

Henryk Skarżyński[1], Ewelina Miśko[1], Anna Ratuszniak[1], Zuzanna Dziewirz[1],
Piotr H. Skarżyński[1,2,3]

[1] World Hearing Center, Institute of Physiology and Pathology of Hearing, Warsaw/Kajetany, Poland

[2] Institute of Sensory Organs, Kajetany, Poland

[3] Heart Failure and Cardiac Rehabilitation Department, Second Faculty of Medicine, Medical University of Warsaw, Poland

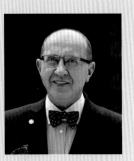

Henryk Skarżyński

摘 要

本章报道一例严重双侧听力损失的耳硬化症患者,植入 Codacs 中耳植入物,分析术后 3 个月的听力状况。

关键词

Codacs 植入体;混合性听力损失;晚期耳硬化症

引 言

中重度或重度混合性听力损失的患者只能选择有限的助听器来提供适当的听力补偿,而传统助听器依靠空气传导的听力补偿能力是有限的。在某些情况下,骨锚助听器可能会提供更好的帮助。然而,当感音神经性听力损失超过 60 ~ 65dB 时,这些类型的设备就不合适了。Codacs 种植体是一种新的治疗重度混合听力损失的设备,尤其适用于晚期耳硬化症,即施行镫骨手术后听力仍无明显改善的情况。

案例与方法

患者男性,51 岁,因混合性聋而入院(图1)。患者有双侧耳硬化症手术史,术后初期听力有改善,3 年来听力逐渐下降,耳鸣进行性加重。既往的手术旨在改善患者的听力,没有带来永久性的效果和气骨导间隙的闭合。重度混合性听力损失限制了气导助听器的效果。该患者被纳入 Codacs 临床试验以获得植入装置,2016 年按照手术指南接受了 Codacs 植入[1]。

植入前听阈检查及自由声场言语辨别测试并用听觉处理器最佳拟合,以评估植入效果。听阈检测倍频程范围 250 ~ 4000Hz。开机后 3 个月重复测试。分别在植入前和开机 3 个月后进行 60dB、70dB、80dB 声压级自由声场语音测听评价语音识别的效益。

Codacs 植入装置由外部处理器和可植入部件组成:接收线圈,电缆,定位和稳定系统,电磁输出传感器即所谓的人工砧骨(图2,图3)。输出换能器和听觉系统之间的适当耦合决定植入的最终效果。信号通过无线电从外部处理器传送到

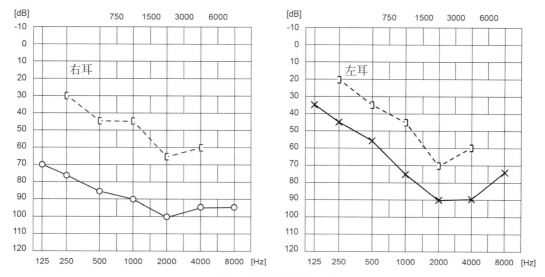

图1 术前的纯音测听

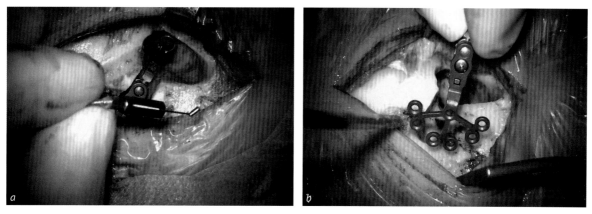

图2 Codacs系统植入手术照片

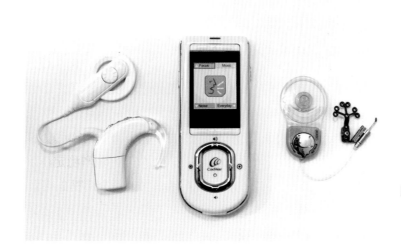

图3 Codacs系统的各个部件

体内部分，将电能转换成机械振动，经人工砧骨传导至可活动的镫骨底板。

结果与讨论

植入前后自由声场测听确认受试频率的听阈下降（图4）。所有测试信号强度的语音识别都有改善，3个月后自由声场言语测听获益达到90%（图5）。术后骨导和气导阈值与术前无差异，证实了该方法的安全性。患者主观评价疗效良好。

由于植入装置的适应证在逐步扩大，越来越多的患者可以受益于这项技术。文献也有报道患者植入 Codacs 装置后听力阈值显著降低，语音识别能力显著提高[2-3]。然而，该系统有一个重要的限制，即出现在高频范围的声反馈[4-5]。与其

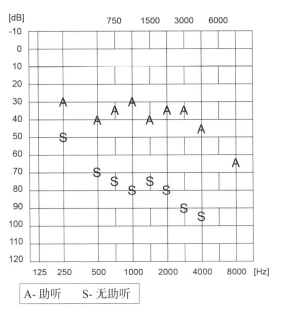

图4 植入前后的自由声场测听听阈

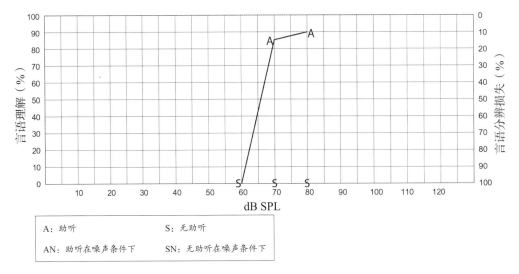

图5 植入前后的自由声场言语识别测听

他中耳植入物相比，Codacs 植入装置的优越性在于其适用于重度听力损失。Lenarz T. 等将 Codacs 系统与传统助听器进行了比较，在 65 dB 的语音识别测试中，语音辨别度达 85%，而传统助听器仅为 25%[5]。镫骨切开成功后植入 Codacs 装置的患者与使用传统助听器患者之间相比较的文献很少，本病例是证明 Codacs 系统真正优势的关键。Lenarz 等也证明了装置的安全性，15 例 Codacs 植入术后均保持了术前的骨导及气导。上述也佐

证了本案例获得的结果。文献还缺乏双侧植入 Codacs 装置后对听觉益处的长期评估。Codacs 系统的特点是相对大的信号放大，但其资格标准有很高的要求。分析其适应证，对于严重的耳硬化症或鼓室硬化，是镫骨手术后可以考虑的少数治疗选择之一。需要强调，Codacs 系统装置复杂，手术难度大，对输出换能器与听觉系统精确耦合的要求极高。因此，植入必须由经验丰富的手术医生完成。

结 论

Codacs 系统是一种可填补中耳植入与人工耳蜗植入之间的空白、用于重度混合性听力损失补偿的有效工具。自由声场测听发现 Codacs 可以降低听阈，提高言语辨别度。该装置耐受性好，便于患者使用。迄今，植入 Codacs 的患者仍较少，未来研究将有序优化相关参数，注重长期随访并监测假体的远期效果。

（陈 阳 译）

参考文献

[1] Lenarz T, Schwab B, et al. Direct acoustic cochlear stimulation for therapy of severe to profound mixed hearing loss: Codacs™ Direct Acoustic Cochlear Implant System. HNO, 2014, 62(7): 481–89.

[2] Grossöhmichen M, Salcher R, et al. The Codacs™ direct acoustic cochlear implant actuator: exploring alternative stimulation sites and their stimulation efficiency. PLoS One, 2015,10(3): e0119601.

[3] Lenarz T, Zwartenkot JW, et al. Multicenter study with a direct acoustic cochlear implant. Otol Neurotol, 2013, 34(7): 1215–25.

[4] Häusler R, Stieger C, et al. A novel implant able hearing system with direct acoustic cochlear stimulation. Audiol Neurootol, 2008,13: 247–56.

[5] Skarżyński H, Szkiełkowska A, et al. Program stosowania implantów ucha środkowego i implantów zakotwiczonych w kości skroniowej na przewodnictwo kostne w leczeniu zaburzeń słuchu [Application of middle ear implants and bone anchored implants in treatment of hearing impairments]. Now Audiofonol, 2015,4(1): 9–23.

4 中耳植入物 Cochlear MET 在混合性聋中的应用

Henryk Skarżyński[1], Ewelina Miśko[1], Anna Ratuszniak[1], Kamila Kordowska[1], Piotr H. Skarżyński[1,2,3]

[1] World Hearing Center, Institute of Physiology and Pathology of Hearing, Warsaw/Kajetany, Poland

[2] Institute of Sensory Organs, Kajetany, Poland

[3] Heart Failure and Cardiac Rehabilitation Department, Second Faculty of Medicine, Medical University of Warsaw, Poland

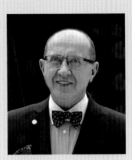

Henryk Skarżyński

摘 要

本文报道一例分泌性中耳炎导致的双侧混合性耳聋患者，之前曾行多次耳部手术，未能获得持久的听力改善。文中介绍该患者植入 MET 后随访 1 年的结果。

关键词

MET 植入体；混合性听力损失；中耳植入物

引 言

手术治疗是改善传导性和混合性耳聋患者听力的主要方法，其疗效取决于多种因素。通常情况结果令人满意，但也有不尽人意或只是短暂的改善。这种情况多见于慢性中耳炎和先天性中耳畸形[1]。术后未能获得满意的听力结果时，中耳听觉植入可能成为提高听力灵敏度和语言理解力的一种选择，例如 Cochlear MET 系统。

案 例

患者男性，60 岁，求治混合性听力损失（图1，图2）。主诉自童年发病，诊断为双侧分泌性中耳炎，逐渐失聪和耳鸣。曾多次手术治疗并获得预期的听力改善。反复发作的周期性耳积液限制了气导助听器的正常使用。因此，该患者经转诊纳入听觉植入临床试验。2014 年，患者被植入了 cochlear MET 中耳植入系统。

为评估拟用装置的有效性，常规进行听阈测试，在植入前给予自由场和最佳声音处理器语音识别。对该范围内的信号进行听觉阈值测试频率为 250 ～ 4000Hz，间隔为一个八度。设备开机后 1、3、12 个月后重复此试验。为评估与言语歧视相关的获益，在自由声场 50dB、60dB、70dB 声压级进行了言语测试。植入前及开机后 3 个月和 12 个月重复测试。为评估装置使用的有效性，在植入前和开机后 12 个月做 APHAB 问卷调查。

Cochlear MET 中耳植入系统由体内机和体外机组成。前者置于皮下的颞骨和顶骨边缘骨床。它由接收线圈、选定的电子和磁性元件和电磁振动换能器电线与之相连，加上颅骨固定系统。后者包括磁铁、传输线圈和音频处理器，配备麦克风，接收来自外部的声音信号，根据预设的算法处理后，通过无线电发送到体内机。以这种方式

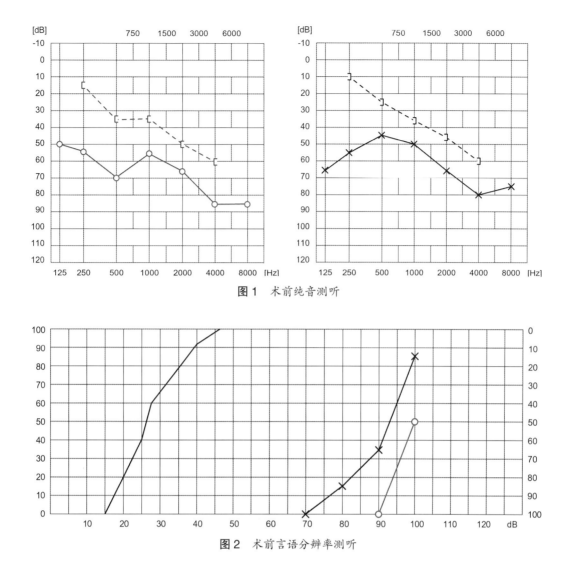

图1　术前纯音测听

图2　术前言语分辨率测听

提供的能量由其转换为与中耳结构耦合的换能器振动。处理器依靠内部和外部磁铁间的磁力吸附于皮肤。

该装置适用于感音神经性和混合性耳聋患者[2]。中耳植入最初是用来治疗那些不能使用传统助听器的感音神经性听力损失。自2006年以来，中耳植入物Vibrant Soundbridge和MET的适应证已经扩展到传导性和混合性听力损失[3-4]。中耳植入治疗听力损失的首例报道是Med-el公司振动声桥系统的圆窗植入[5]。

结　果

植入前后的自由声场阈值试验结果表明，所测频率范围内的听力均有改善，且随时间推移而稳定。语音理解能力的提高得到验证。自由声场语言听力的所有测试强度均有改善，3个月后为75%，12个月后为85%（图3）。问卷结果显示，四个项目中三项有所改善，分别为：沟通技巧，再振动和回声条件下的听力以及在干扰噪声条件下的听力。第二项效果最好。患者主观评价所用解决方案的结果非常好，并有意在对侧植入MET系统。

讨　论

随着中耳植入适应证的拓展，越来越多的患者有机会使用。对所选装置传感器与听骨链或中耳其他结构的连接的调制非常关键。Cochlear MET系统处理器的声音放大倍数较强，因此对中耳解剖学有较高要求。根据作者经验和对适应证

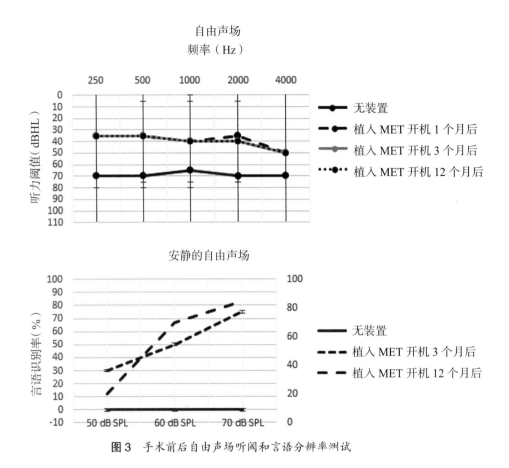

图 3 手术前后自由声场听阈和言语分辨率测试

的分析，Cochlear MET 系统对听力损失的补偿作用优于其他中耳植入装置[6]。一个重要的因素是耦合器触点须放置在精准的位置。即使传感器和中耳结构之间的接触稍有不当，可能对听力产生负面影响。这种问题在振动声桥的圆窗植入时尤其明显，因为 OW 耦合器要精准放置在圆窗外。由于需要获得良好的接触，MET 植入的时间明显更长。由于极高的解剖学要求，部分患者在进行诊断性成像（颞骨 CT 扫描）后，不能使用这种植入体。如有乙状窦暴露或植入体接触脑膜的风险，则不推荐这种类手术。Kontorinis 等分析了植入 MET 或 Carina 植入（其钛环放置与 MET 植入相似）时脑膜暴露的病例。10 个病例中有 9 例是在外耳道后壁和脑膜之间的距离小于 8mm[7]。因此，在距离小于 8mm 时，不建议植入该系统，每个备选患者在使用该植入系统前需要进行颞骨 CT 扫描。

结 论

该病例表明，Cochlear MET 系统是补偿混合性听力损失的有效工具。在较宽的频率范围内获得了稳定的听力改善，安静状态下对语音的理解也有显著提高，患者接受并愿意使用该装置。新型中耳植入物的应用和所获得的结果为听觉系统及外、中耳各种病变与损伤患者带来了新的希望。

（陈 阳 译）

参考文献

[1] Declau F, Cremers C, et al. Diagnosis and management strategies in congenital atresia of the external auditory canal Study Group on Otological Malformations and Hearing Impairment. Br J Audiol, 1999,33(5): 313–27.

[2] Skarżyński H, Szkiełkowska A, et al. Program stosowania implantów ucha środkowego i implantów zakotwiczonych

w kości skroniowej na przewodnictwo kostne w leczeniu zaburzeń słuchu [Application of middle ear implants and bone anchored implants in treatment of hearing impairments]. Nowa Audiofonologia, 2015,4(1): 9–23.

[3] Colletti V, Soli SD, et al. Treatment of mixed hearing losses via implantation of a vibratory transducer on the round window. Int J Audiol, 2006, 45(10): 600–08.

[4] Zwartenkot JW, Mulder JJS, et al. Active middle ear implantation: long-term medical and technical follow-up, implant survival, and complications. Otol Neurotol, 2016,37(5): 513–19.

[5] Skarżyński H, Olszewski L, et al. Direct round window stimulation with the Med-El Vibrant Soundbridge: 5 years of experience using a technique without interposed fascia. Eur Arch Otorhinolaryngol, 2014,271(3): 477–82.

[6] Kasic JF, Fredrickson JM. The Otologics MET ossicular stimulator. Otolaryngol Clin North Am, 2001,34(2): 501–13.

[7] Kontorinis G, Lenarz T, Schwab B. Anatomic limitations in implantation of middle ear transducer and carina middle ear implants. Laryngoscope, 2010, 120(11): 2289–93.

5 不明原因的砧骨长突萎缩

Henryk Skarżyński[1,2], Łukasz Plichta[1], Elżbieta Włodarczyk[2],
Piotr H. Skarżyński[2,3,4]

[1] Department of Oto-Rhino-Laryngosurgery, World Hearing Center, Institute
of Physiology and Pathology of Hearing, Warsaw/Kajetany,Poland

[2] World Hearing Center, Institute of Physiology and Pathology of Hearing,
Warsaw/Kajetany, Poland

[3] Heart Failure and Cardiac Rehabilitation Department, Second Faculty of
Medicine, Medical University of Warsaw, Poland

[4] Institute of Sensory Organs, Kajetany, Poland

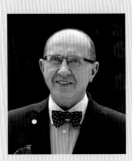

Henryk Skarżyński

概 述

简介 报道一例 27 岁男性，以右耳单侧稳定的听力损失约 10 年就诊。病史未提示炎症或创伤相关的听力损失病因。

案例与方法 纯音听力测试显示右耳 40dB 传导性听力损失，左耳听力正常。鼓室探查术显示砧骨长突远端 2/3 处萎缩，残余一结缔组织条索连接砧骨长突的末端和镫骨头。手术重建的核心技术是用骨水泥修复砧骨缺失的部分。

结果 砧骨萎缩部位被成功修复，保留了听骨链。术后 1 个月和 12 个月的纯音测听显示手术耳的听力改善和气 - 骨导差闭合。

结论 某些罕见的以听骨损伤为表现的病例并无中耳炎或头部外伤病史，其病因常无法确定。用同种异体骨水泥重建萎缩部位是一种有效的治疗方法，可以获得稳定的听力改善。

关键词

中耳重建手术；砧骨萎缩；同种异体材料

引 言

耳科专家经常遇到的一种情况是砧骨损伤。它通常由炎症过程引起，特别是在胆脂瘤或进行性中耳粘连的病例中，如鼓膜紧张部后上囊袋形成[1]。另一个并不常见的原因是颞骨外伤导致中耳传导结构的创伤。也有少数病例报道因全身性疾病（糖尿病）导致的听骨损伤[2-4]，但没有慢性中耳炎或耳外伤史的砧骨病变是罕见的。

案例与方法

患者男性，27 岁，因右耳单侧听力损失就诊。病史十余年且听力损失稳定。查体排除了炎症和中耳创伤后功能障碍。无耳鸣或眩晕症，家族成员无听力受损的病例。影像和显微耳镜检查显示双侧耳道正常，鼓膜无变化。纯音测听显示右耳全频有 40dB 的传导性听力损失，左耳听力正常（图 1）。两组鼓室测量均正常（A 型），右耳镫骨肌反射消失。患者已转诊拟行鼓室探查术，并有可能进行镫骨切开术或听骨成形术。

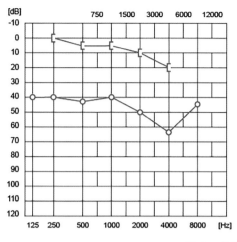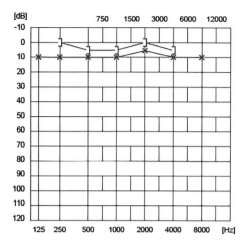

图1 术前的纯音测听

手术方法：行耳道内切口，掀起耳道鼓膜瓣进入鼓室腔。探查发现，砧骨长突的远端2/3萎缩，有一结缔组织条索连接在砧骨和镫骨头之间（图2a，图2b）。

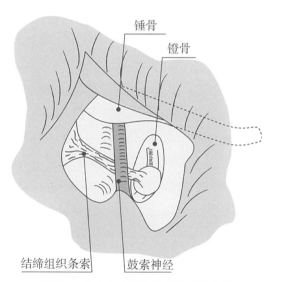

锤骨
镫骨
结缔组织条索
鼓索神经

图2a 重建前的砧骨长突萎缩示意图

以结缔组织条索为轴，围绕其用骨水泥修复砧骨缺失部分，以恢复镫骨头与砧骨长突之连接，如图3所示。待骨水泥硬化后，可见重建的听骨链活动性良好。

术毕将耳道皮肤鼓膜瓣复位，用生物胶固定于耳道壁。耳道用抗生素敷料填塞，7d后取出。术中和术后未出现并发症。

术后1个月、12个月和6年的纯音听力测试确定听力结果如图4所示，手术耳气导听力明显改善，气骨导间隙闭合。

讨 论

该病例应该注意两点：首先，损伤的病因尚不清楚。其次，值得讨论的是遇到类似情况时有哪些手术方案可供选择。

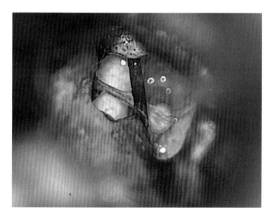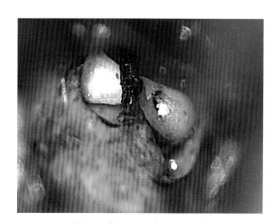

图2b 术中所见的重建前砧骨长突萎缩　　　　图3 骨水泥重建后的砧骨

有几种理论试图解释砧骨对不同病理过程的易感性。首先，需注意砧骨的动脉血供有限。这首次由 Alberti[5] 描述，他观察到砧骨有三组动脉供应，并有一些吻合支。鼓室内侧壁的血供源于茎突动脉、颞浅动脉、鼓室颈动脉、鼓室内动脉和上动脉。其分支经过镫骨供应到砧骨，这是砧骨主要的动脉起源。此外，镫骨还有沿镫骨肌腱的动脉（颞浅动脉的分支）供应。第三组的动脉沿砧骨长突向下供应。当血供因病变减少时，例如严重中耳炎引起的鼓膜粘连收缩，砧骨长突会先于其他听小骨开始萎缩。

另一种理论解释了上述情况，即衰老导致了砧骨骨重塑过程的紊乱[6]。骨组织中含有不断活跃的成骨细胞和破骨细胞，它们在砧骨体内的活动贯穿整个生命过程并保持平衡，这是一个漫长的过程。在砧骨中，破骨细胞随着年龄的增长而增多，使其变脆弱。其他作者则强调与系统性疾病相关如糖尿病，可能在破坏砧骨[2-4]。

本病例所提供的信息尚不能确定导致砧骨受损源于何种机制。

第二个要解决的问题是重建听骨链的可能性。迄今，有几种流行的手术方法重建砧镫关节。治疗的成功不仅取决于所使用的假体，还取决于中耳的情况和手术技术[1]。1957 年 Hall 和 Rytzner[7] 成功地用自体软骨片（取出残余砧骨）来重建传导装置。这种技术现在已被普遍使用，人体可耐受并产生良好的结果。然而，其也有一些限制，比如移植物坏死，移植物与周围组织之间形成粘连或脱位。而且，摘除残余砧骨时有可能会导致锤骨或镫骨意外脱位，甚至损伤暴露的面神经。

还有一系列的同种异体材料[聚乙烯，特氟龙，陶瓷假体，骨水泥，金属（如钢、金、钛）]，以听骨假体的形式，被用于恢复听骨链的连续性，即所谓的 PORP（部分听骨）或 TORP（完全听骨）[1]。这些假体的一个优点是它们已经制备成型，即可使用。但它们有些是人体所不能耐受的，有可能从中耳排出，特别是在慢性中耳炎或鼓室通气不足的情况下。在假体和鼓膜之间插入软骨片可以显著降低排斥的风险。此外，假体存在移位而导致听力恶化的风险。

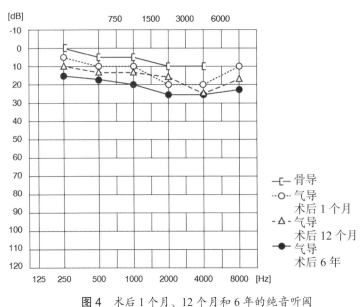

图 4　术后 1 个月、12 个月和 6 年的纯音听阈

骨水泥是一种较受欢迎的材料，用于重建听觉传导装置。骨水泥具有可塑性，而不会导致听小骨进一步脱位[8]。骨水泥的另一个优点是保留了听骨链的尚存部分。这种重建方法的干扰最小。此外，没有假体排斥或听骨移位的风险。

本章描述的病例中，用骨水泥重建砧骨缺失的效果非常好。

此外，本病例使用骨水泥时还利用了原有的结缔组织条索，连接砧骨体和镫骨头，重建中耳传导的核心部分。

结 论

无慢性中耳炎或头部外伤病史的砧骨长突萎缩，是很罕见的。在本病例中选择的手术方法是使用骨水泥重建听骨链连续性。这种异体重建的效果非常好，使听力得到持久的改善。随访 6 年，患者听力稳定。

（陈 阳 译）

参考文献

[1] 1. Tos M. Manual of Middle Ear Surgery, vol. 1. Stuttgart: Thieme,1993.

[2] Imauchi Y, Karino S, Yamasoba T. Acquired atrophy of the long process of the incus. Otoloaryngol Head Neck Surg, 2005,132(1): 156–58.

[3] Tüz M, Goğru H, Yasan H, et al. Incus and stapes necrosis associated with diabetes mellitus. J Laryngology Otol, 2006,120(7): E22.

[4] Choudhury N, Kumar G, Krishnan M, et al. Atypical incus necrosis: a case report and literature review. J Laryngol Otol, 2008,122(10): 1124–26.

[5] Alberti SW. The blood supply of the long process of the incus and the head and neck of stapes. J Laryngol Otol, 1965,79(11): 966–70.

[6] Lannigan FJ, O'Higgins P, Oxnard CE, et al. Age-related bone resorption in the normal incus: a case of maladaptive remodeling? J Anat, 1995,186: 651–55.

[7] Hall A, Rytzner C. Vitality of autotransplanted ossicles. Acta Otolaryngol Suppl, 1960,158: 335–40.

[8] Somers T, Van Rompaey V, Claes G,et al. Ossicular reconstruction: hydroxyapatite bone cement versus incus remodeling: how to manage incudostapedial discontinuity. Eur Arch Otorhinolaryngol, 2012,269(4): 1095–101.

6 多次耳硬化症手术后植入骨桥的听觉结果

Henryk Skarżyński[1], Beata Dziendziel[2], Weronika Świerniak[2], Anna Ratuszniak[3], Elżbieta Włodarczyk[2], Piotr H. Skarżyński[2,4,5]

[1] Department of Oto-Rhino-Laryngosurgery, World Hearing Center, Institute of Physiology and Pathology of Hearing, Warsaw/Kajetany,Poland

[2] Department of Teleaudiology and Screening, World Hearing Center, Institute of Physiology and Pathology of Hearing, Warsaw, Poland

[3] Audiology Research and Hearing Prosthetics Department, World Hearing Center, Institute of Physiology and Pathology of Hearing, Warsaw/Kajetany,Poland

[4] Heart Failure and Cardiac Rehabilitation Department, Second Faculty of Medicine, Medical University of Warsaw, Poland

[5] Institute of Sensory Organs, Kajetany, Poland

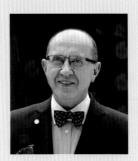

Henryk Skarżyński

摘 要

耳硬化症是中年人进行性听力障碍的最复杂原因之一。耳硬化症导致传导或混合听力损失，镫骨手术已经成为其主要治疗方法。大量文献报道了镫骨手术的有效性。然而，有时患者听力的提高是短暂的。如果患者在修正术后的听力仍无明显改善，就要考虑其他的听觉补偿方法，如应用骨传导植入物（BCI）。Med-El 公司的骨桥（Bonebridge）系统为主动骨导装置。本章报道的耳硬化患者已在另一个医疗中心经历了多次重建手术。考虑到患者的病史，放弃了再次修复手术而选择应用骨桥植入，患者取得了令人满意的听力改进。

关键词

耳硬化；听力损失；镫骨手术；修正手术；骨传导植入；骨桥系统

引 言

耳硬化症是中年人渐进性听力损失最复杂的原因之一。该病通常会导致双侧听力障碍。早期病变干扰了声音向内耳传导，表现为传导性听力损失[1]。随后也可能向耳蜗和迷路部分扩散，导致不同程度的感音神经性聋。镫骨手术是治疗耳硬化症致传导性或混合性听力损失的主要方法，多数患者的听力能得以改善，但也有效果短暂或改善不明显而需要修正手术。如果修正手术后的听觉仍无提高，则需要其他听觉补偿手段，即选择骨传导植入装置（BCI）。骨桥的目标是为传导性或混合听力损失以及单侧聋的患者佩戴传统助听器不满意时提供的另一种选择。

这个半植入式系统由两部分组成：主动的、可植入的部分以及体外部佩戴的音频处理器。适用骨桥植入的主要听力学标准包括：①传导性或混合性听力损失的患者；②单侧或双侧 500Hz、

1000Hz、2000Hz 及 3000Hz 骨传导阈值不高于 45dB[2]。植入部分完全在皮下，通过磁力线圈接收音频处理器的信号。（2012 年波兰生理学和病理学研究所该引入装置，迄今已植入 200 余例，包括成人和儿童。）

案例与方法

患者男性，39 岁。自 18 岁起双侧听力下降，诊断为耳硬化症。纯音测听为双侧混合性听力损失。就医记录表明，患者双耳在另一医院进行过多次镫骨手术及修正手术。患者描述，每次术后听力都是短暂改善，持续不超过数月。

2015 年患者为改善听力再次住院。患者左耳配有气导助听器，但主观感觉声音放大的效果并不满意。鉴于之前的病史和多次手术情况，患者接受双侧探查及植入式听觉装置。

患者于 2017 年 3 月进行手术。首先进行两耳探查术以确定中耳状况。探查发现严重的鼓室硬化，锤骨固定，砧骨脱位，假体脱出卵圆窗，双耳卵圆窗的病变广泛。根据上述发现和之前多次手术失败情况，决定放弃尝试修正术。

根据患者病史、听力和术中发现，决定植入骨传导装置。采用 Med-EL 骨桥系统进行左耳功能性听力植入。

植入前 CT 检查以确定颞骨面积，骨床钻孔的位置以适合放置 BC-FMT 传感器，其直径 15.8mm，深 8.9mm。手术在全麻下进行。植入物放置在窦脑膜角前方，中颅窝硬脑膜下方，外耳道后壁后方。切口愈合后安装体外处理器。

在植入前和术后 12 个月进行听力评估。术前听力评估包括在隔音室使用校准耳机进行纯音听力测试和自由声场 50dB 和 70dBSPL 进行言语听力测试。在后续研究中，使用 Pruszewicz 单音节单词测试来评估该设备对听觉的效果。评估听觉阈值频率范围为 500 ～ 4000Hz。对侧耳用插入式耳塞屏蔽。

结 果

术前手术耳和非手术耳的听力阈值为图 1 所示，气导和骨导阈值在植入骨桥后没有变化。手术前后自由声场听力阈值如图 2 所示。植入前和植入后的自由声场听力阈值证实在测试频率范围内有显著地改善。在测试强度的言语理解力有显著提高（图 3）。在安静环境下，单音节词的识别能力从 15% 提高到 70%。

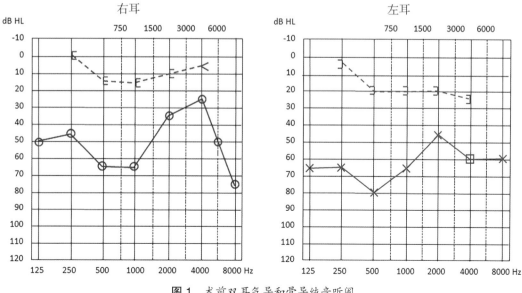

图1 术前双耳气导和骨导纯音听阈

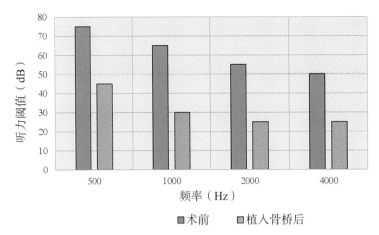

图2 术前后的自由声场下听阈比较（左侧为术前，右侧为植入骨桥后）

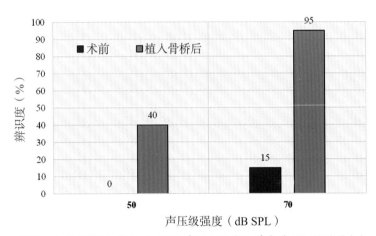

图3 安静环境下，50dB和70dB声压级强度的单音节词测试结果（左侧为术前，右侧为植入骨桥后）

讨　论

耳硬化症的病理过程导致听力进行性下降，双侧传导或混合性听力损失严重影响患者交流和生活质量。多数病例的镫骨手术可改善听力，然而，部分患者的听力并没有得到明显改善。当通过镫骨手术改善听力的努力用尽时，唯一有效的方法就是听觉植入。当然，非手术解决方案，比如助听器仍是优先推荐的。但由于各种原因不能受益于传统助听器时，应考虑植入装置。本病例之前多次手术后的病理改变使得有效闭合气骨导差的机会渺茫。在确认双侧中耳情况后，实施骨桥植入术。在这种情况下，给患者提供有效的听力补偿是非常重要的。

与最近的其他报道一致，本病例表明骨桥植入方法安全有效[2-3]。听力学结果显示听觉感知和语言理解有了改善。骨桥系统还有一个不容置疑的优点是可以保持皮肤的完整性。

有关骨桥系统无效或轻度不良反应报道非常少，例如 Sprinzl 等[4] 报道的一组117例患者的不良事件。他们的适应证扩大到包括单侧耳聋（SSD），轻微不良事件约5.12%，修正手术约0.85%。根据文献报道，对于传导性或混合性听力损失骨导阈值达到45dB HL 的患者，骨桥系统是一种极好的听力补偿方案。

骨桥系统中植入的BC-FMT磁铁只作为外部单元的耦合工具，其强度不影响系统疗效。较之经皮式锚定植入体，骨桥植入出现皮肤问题的概率极低[5-6]。

笔者应用骨桥超过 7 年的临床经验也证实了文献报道的听觉获益，主要是听觉感知和言语辨别力的显著提高，以及生活质量的改善。

结 论

在较宽频率范围内有稳定的听力改善和言语理解的显著提升。该装置对镫骨手术后听力不佳的耳硬化症患者是一个很好的替代方案。影响骨桥系统听觉效果的重要因素是严格把握植入的听力标准。

（陈 阳 译）

参考文献

[1] Dziendziel B, Skarżyński P, Rajchel J, et al. Prevalence and Severity of Tinnitus in Polish Otosclerosis Patients Qualified for Stapes Surgery. Eur Arch Otorhinolaryngol, 2019 (Epub ahead of print).

[2] Ratuszniak A, Skarżyński PH, Gos E, et al. The Bonebridge implant in older children and adolescents with mixed or conductive hearing loss: Audiological outcomes. Int J Pediatr Otorhinolaryngol, 2019, 118: 97–102.

[3] Weiss R, Leinung M, Baumann U, et al. Improvement of speech perception in quiet and in noise without decreasing localization abilities with the bone conduction device Bonebridge. Eur Arch Otorhinolaryngol, 2017,274(5): 2107–15.

[4] Sprinzl GM, Wolf-Magele A. The Bonebridge Bone Conduction Hearing Implant: indication criteria, surgery and a systematic review of the literature. Clin Otolaryngol, 2016, 41(2): 131–43.

[5] Barbara M, Perotti M, Gioia B, et al. Transcutaneous bone-conduction hearing device: audiological and surgical aspects in the first series of patients with mixed hearing loss. Acta Otolaryngol (Stockh), 2013,133(10): 1058–64.

[6] Rahne T, Seiwerth I, Götze G, et al. Functional results after Bonebridge implantation in adults and children with conductive and mixed hearing loss. Eur Arch Otorhinolaryngol, 2015, 272(11): 3263–69.

7 BAHA 系统用于 Paget 病

Maciej Mrówka[1], Piotr H. Skarżyński[2,3,4], Marek Porowski[1], Henryk Skarżyński[1]

[1] Department of Oto-Rhino-Laryngosurgery, World Hearing Center, Institute of Physiology and Pathology of Hearing, Warsaw/Kajetany, Poland

[2] Department of Teleaudiology and Screening, World Hearing Center, Institute of Physiology and Pathology of Hearing, Warsaw, Poland

[3] Heart Failure and Cardiac Rehabilitation Department, Second Faculty of Medicine, Medical University of Warsaw, Warsaw, Poland

[4] Institute of Sensory Organs, Kajetany, Poland

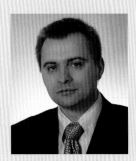

Maciej Mrówka

摘 要

　　Paget 病是一种慢性变形性骨炎，是由于自主神经系统失调导致患骨的血流量显著增加而引起。临床上可见到各种骨骼的畸形，包括颞骨。在颞骨损伤的患者中可以见到传导性听力损失，随时间推移发展为混合性听力损失。本章报道一例 38 岁女性 Paget 病患者植入 BAHA 系统的治疗。患者术后的骨融合稳定，听觉效果很好。

关键词

　　Paget 病；钛螺钉；骨融合

引 言

　　Paget 病或慢性变形性骨炎，是由于自主神经系统失调引起的流向受累骨的血流量增加，它导致骨骼循环系统的过度生长。反过来，供血过多导致骨组织的分解和合成增加。临床可以观察到各种骨骼的畸形，包括颞骨；在颞骨损伤的患者中可以发现听力损失，随时间推移渐变为混合性听力损失 [1-2]。本病由 Paget（1877）首先报道，将其描述为骨炎畸形。为纪念发现者，将该病称为 Paget 病 [3-4]。

案例与方法

　　一例 38 岁女性 Paget 病患者，因进行性混合听力损失就诊。在 7 岁时首次诊断为 Paget 病。此后患双侧慢性中耳炎伴脓性分泌物多年，童年就出现听力下降，并接受双侧中耳手术。随病情发展，外耳道完全阻塞。耳镜检查见双侧外耳道闭锁。CT 可见颅骨明显增厚伴颅骨和颅底骨畸形，大量纤维骨重塑与骨硬化，伴双侧外耳道阻塞。此外，患者还伴有骨科和神经系统疾病。

　　因为如此巨大的颅骨重塑和几乎完全的阻塞耳道，故放弃鼓室成形术，而使用基于骨传导的 BAHA 助听器。因为插管几乎不可能，手术在局麻下进行。使用了 4mm 钛螺钉，但是，由于骨组织异常（术中大量出血），决定不插入托槽（支架），进行分期种植。经过 6 个月的骨融合后，在局麻下放置支架（图 1，图 2）。

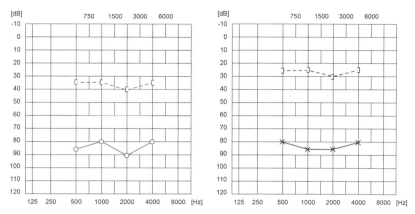

图 1 患者听力图显示双耳混合性聋

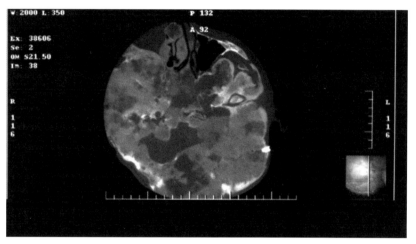

图 2 术后 CT 可见伴有骨硬化区的纤维骨重塑，颅骨增厚以及颅底骨变形，双侧外耳道阻塞，左侧可见植入的 BAHA 钛钉

结　果

通过使用 BAHA DIVINO 系统，本病例获得了良好的听觉效果。经过数年随访，骨附件和螺钉非常稳定。然而，笔者观察到螺钉和支架上有缓慢成骨，这可能需要在未来使用更长的支架。

结　论

Paget 病导致的听力障碍治疗中，可以使用 BAHA 骨传导系统提供良好的听觉补偿。但是，也可能遇到某些与代谢异常和骨生长有关的手术困难。

（陈　阳　译）

参考文献

[1] Kravets I. Paget's disease of bone: diagnosis and treatment. Am J Med, 2018,131 (11): 1298–303.

[2] Amilibia Cabeza E, Holgado Pérez S, Pérez Grau M, et al. Hearing in Paget's disease of bone. Acta Otorrinolaringol Esp, 2018, 70(2): 89–96.

[3] Paget J. On a from of chronic inflammation of bones(osteitis deformans). Trans Med-Chir Soc, 1877,60: 37–63.

[4] Singer F. Paget's disease of bone//Endotext, https://www.ncbi.nlm.nih.gov/books/NBK279033/ [Access: 9.04.2019].

8 儿童 Bezold 脓肿病例报道

Wiesław Konopka, Małgorzata Śmiechura, Małgorzata Strużycka
Department of Otolaryngology Polish Mother's Memorial Hospital Research
Institute, Łódź, Poland

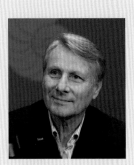

Wiesław Konopka

摘要

简介 抗生素的应用明显降低了化脓性中耳炎的并发症。Bezold 脓肿的报道是少见的，尤其是在婴幼儿，因为此时的乳突气化尚未完成。本文报道一例 11 岁儿童的 Bezold 脓肿。

案例与方法 患儿男，11 岁，因左耳流脓伴疼痛 7d 入院，诊断急性中耳炎，同时伴有左颈部包块和疼痛。

结果 给予乳突切开和鼓膜切开并置入通风管。对 Bezold 脓肿和耳后的多发脓肿进行切开引流。术后 8d 治疗出院，继续口服环丙沙星 500mg，每日 2 次。患者整体和局部情况良好。

结论 一旦确诊 Bezold 脓肿，必须尽早手术引流乳突气房和颈部脓肿。

关键词

Bezold 脓肿（Bezold's abscess）；儿童

引 言

Bezold 脓肿为急性中耳乳突炎的少见并发症之一，属于颈深部脓肿。1881 年，德国耳科医生弗里德里希·贝佐德首次描述了该病。Bezold 发现，化脓性乳突炎可发展形成耳后、颧骨、颈部 3 个区域的脓肿[1]。严格定义，只有当脓肿形成涉及颈部则称为 Bezold 脓肿。乳突鼓窦在儿童时期充气开始较晚，故该脓肿常见于乳突皮质较薄的成人。急性乳突炎可能继发于急性化脓性中耳炎，患者抵抗力减弱，如患有麻疹、斑疹热、营养不良或免疫系统损害等疾病。儿童最常见的致病菌是肺炎球菌[2]。

病例报道

患儿男，11 岁，因左耳流脓伴疼痛 7d 入院，诊断为急性中耳炎，同时伴有左颈部包块和疼痛。入院前 7d 开始出现耳痛。当时社区医生曾给予口服和局部抗生素治疗，但症状未改善。

查体见患儿头向左偏，颈部活动受限。胸骨锁乳肌（SCM）触诊有压痛及轻度肿胀。右耳正常。左耳鼓膜膨隆，未见穿孔。左耳廓后皮肤有两个瘘管。乳突尖以下 5cm 颈部皮肤可见化脓性瘘管（图 1）。

全血计数显示白细胞略增多，C 反应蛋白偏

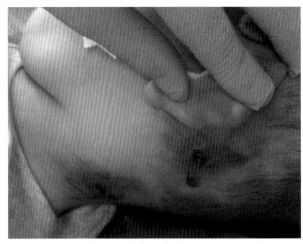

图1 耳后和颈部可见瘘管，并有脓性分泌物流出

高，其他常规检查正常。CT 显示左侧乳突无气，整个乳突具有破坏、侵蚀和骨组织缺损特点。

乳突尖骨皮层破坏，乳突和胸锁乳突肌有化脓性瘘管形成。

紧急送往手术室。紧急实施了乳突切除术和鼓膜切开术并插入通气管。术中见面神经和硬脑膜暴露，肉芽组织覆盖。给予颈部 Bezold 脓肿和耳廓后多个脓肿引流（图2），术后继续使用广谱静脉抗生素（头孢他啶）。因为第一次 CT 扫描怀疑有乙状窦血栓形成，加用肝素。后经对照 CT 及超声多普勒检查排除乙状窦血栓。术中分泌物培养为葡萄球菌。

患者在术后 8d 要求出院，并继续口服 500mg 环丙沙星，每日 2 次。患者全身及局部情况良好。左侧仍有传导性听力损失，气骨导差为 25dB。

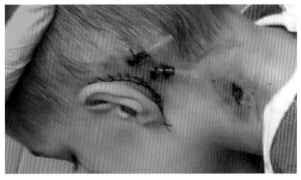

图2 术后第 3 天，可见耳后引流管。颈部 Bezold 脓肿引流后

讨 论

随着使用抗生素广泛使用，中耳炎和乳突炎导致 Bezold 脓肿越来越罕见。Nhat M. Doan 在 1967—2001 年的英语文献中使用关键词 "Bezold's" 和 "abscess" 搜索只发现了 27 例报道。在同时期（1967—2001），Marioni 报道了 35 例。笔者在 2001—2015 年文献用同样的关键词搜索发现 16 个病例报道[2-3]。

颈部脓肿的形成与区域解剖学有关。乳突各部的气化发生在不同的年龄，导致乳突骨壁变薄，其被认为是 Bezold 脓肿发生的重要原因。乳突尖的气化发生在年龄较大的儿童和成年人，气房发育越好则骨壁越薄[4]。

乳突外侧的骨壁比内侧的骨壁厚。此外，外侧是二腹肌、胸锁乳突肌、头夹肌和头最长肌的附着部。外侧乳突较厚并且颈部肌肉的附着部是防止脓液侵蚀的一个强有力的屏障。相反，乳突尖的下方和内侧是乳突中的脓液通过阻力最小的区域。因此，脓肿在颈部肌肉组织深处形成，并逃避早期发现。脓肿可沿筋膜平面发展，在同侧肩胛上、胸骨上、咽旁间隙甚至腋窝引起远处病变[2, 4]。

乳突炎的这种并发症并不总是伴有鼓膜穿孔，就像本病例一样。

根据文献所示，从脓肿中分离出来的生物体通常包括革兰氏阳性需氧菌（链球菌、葡萄球菌、肠球菌）、革兰氏阴性需氧菌（克雷伯氏菌、假单胞菌、变形杆菌）和厌氧菌。当怀疑诊断时，CT 成像提供了最好的可视化颞骨和乳突（图3，图4）。MRI 可以提供额外的信息，特别是如果有颅内并发症时。如果采用最佳的手术治疗和适当的抗生素治疗，预后是很好的。据报道 Bezold 脓肿伴有侧窦血栓形成，可能由颈内静脉受压或静脉血栓形成（或两者）引起[5-7]。

在本病例中，二次 CT 扫描和多普勒检查排除了怀疑的侧窦血栓。

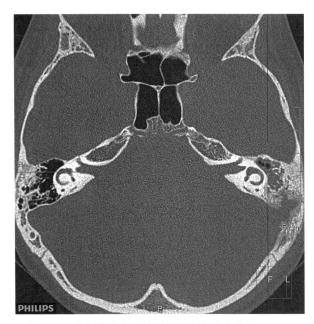

图 3 可见完整的左耳鼓膜，一个发炎的乳突

参考文献

[1] Bezold F. Ein neuer Weg fFCr die Ausbreitung eitriger EntzFCndung aus den RE4umen des Mittelohrs aus die Nachbarschaft. DMW, 1881,28: 381–84.

[2] Doan NM, Levy C, Deeb Z, et al. Case report Bezold's abscess. A complication of mastoiditis. Infections in Medicine, 2003,20: 502–06.

[3] Marioni G, de Filippis C, Tregnaghi A, et al. Bezold's abscess in children: case report and review of the literature. Int J Pediatr Otorhinolaryngol, 2001,61(2): 173–77.

[4] Lubianca Neto JF, Saffer M, Rotta FT, et al. Lateral sinus thrombosis and cervical abscess complicating cholesteatoma in children: case report and review. Int J Pediatr Otorhinolaryngol, 1998,42: 263–69.

[5] Lionello M, Manara R, Lora L, et al. Case report of cholesteatoma recurrence with Bezold's abscess presenting as a deep neck infection. B-ENT, 2013, 9(3): 255–58.

[6] McMullan B. Bezold's abscess: a serious complication of otitis media. J Paediatr Child Health, 2009,45(10): 616–18.

[7] Lahlou M, Lazrak A, Boulaich M,et al. Association of Bezold's abscess and sigmoid sinus thrombosis. A case report. Rev Laryngol Otol Rhinol (Bord), 2006, 127(3): 157–60.

[8] Steczko A, Przeklasa R, Składzień J, et al. Bezold's abscess: a rare complication of otitis media. Otolaryngol Pol, 2003,57(4): 581–86.

如果有 Bezold 脓肿，应采用广谱抗生素治疗和进行 CT 扫描检查以评估脓肿集合的位置和大小。早期手术（乳突切除术）是必须的，以建立乳突气房、鼓室和颈部脓肿的引流[8]。

（陈　阳　译）

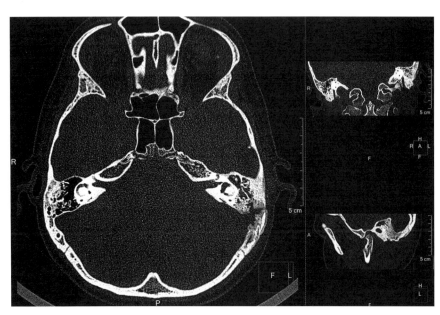

图 4　CT 扫描可见乳突骨质侵蚀

9 病例报道：BAHA 取出同期植入骨桥

Barbara Stanek, Johannes Schnabl, Bernhard Gradl, Philipp Schörg, Georg Sprinzl, Astrid Wolf-Magele
Department of Otorhinolaryngology, Karl Landsteiner University Hospital St. Pölten, Karl Landsteiner University, Austria

摘 要

简介 骨桥是一种新型经皮骨传导听觉植入物，用于混合性和传导性听力损失患者。该植入物的优势是植入后皮肤完好。本例旨在观察骨桥是否可用于因 BAHA 螺钉穿皮感染的患者。

案例与方法 患者女性，50 岁，因传导性听力损失植入 BAHA，术后螺钉周围的皮肤反复感染，因此将 BAHA 取出换成骨桥。观察比较手术过程和植入后两种装置的听力学效果，采用听力满意度量表评价患者的主观满意度。

结果 手术过程顺利，植入后未出现问题。使用这两种不同设备的听力结果几乎是一样的。但是患者对骨桥的主观满意度更好。

结论 骨桥作为经皮骨传导听觉植入物对于有局部皮肤反应的 BAHA 植入患者是一个很好的选择。

关键词

骨桥；经皮骨传导听力植入物；骨传导助听器；BAHA；感染

引 言

在过去的三十年里，植入式骨传导助听器 BAHA 已被广泛用于混合性或传导性听力损失患者康复的替代治疗方案，特别是在常规重建失败或传统助听器不能使用的情况下。多年来 BAHA 并不是治疗听力障碍的唯一选择，传统骨导助听器（BCHA）会引起不适，如皮肤的阻尼效应或头部的持续压力。20 世纪 70 年代一种可植入的骨锚定助听器（BAHA，Cochlear 公司，悉尼，澳大利亚）问世了。

BAHA 用于治疗中耳手术后的传导性听力损失、畸形或混合性听力损失，这些患者不能使用常规助听器。单侧耳聋患者也可以在聋耳侧使用 BAHA，通过对侧信号路由（CROS）将信号发送到对侧耳。

2012 年，一种新的经皮骨传导听力植入物骨桥（Med-El 公司，因斯布鲁克，奥地利）在欧洲市场推出。它用于 5 岁或以上的听力障碍患者。它由体外机（音频处理器、麦克风、数字信号处理器和电池）和植入的骨传导植入体（BCI）组成 [内部线圈、磁铁、音频处理器、解调器和骨传导浮式质量传感器（BC-FMT）]（图 1）。BC-FMT 直接植入乳突皮肤下方，位于窦脑膜角内，或乙状窦后，或跨颞骨，用皮质骨螺钉固定。与目前临床的其他骨传导系统相比，骨桥使皮肤保持了完整（图 2，图 3）。电驱动 FMT 和音频处理器声音信号从皮肤发送，经线圈连接到 BCI。信号由解调器转换，通过 FMT 的振动，并通过固定螺钉转移到乳突骨。

Sprinzl 等发表了第一个多中心临床研究的结果，证明了这种新的听力植入体的安全性和有效性[3]。

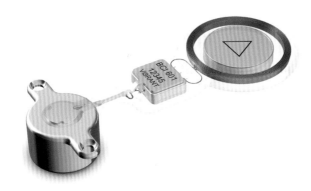

图1 骨桥，经皮骨传导植入体(Med-El公司)由内部线圈、磁体、解调器和骨传导悬浮质量传感器(BC-FMT)组成

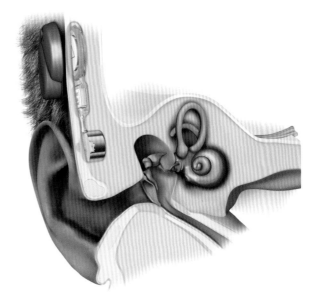

图3 骨桥（Med-El公司）的工作原理图

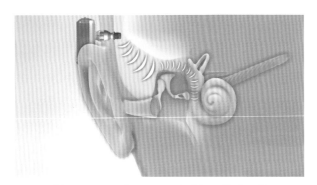

图2 BAHA（Cochlear公司）工作原理图

我们知道大多数BAHA并发症涉及穿皮固定区域的慢性皮肤感染，以往文献中未见有将BAHA与骨桥置换的病例。

案例与方法

患者女性，50岁，左侧外耳道闭锁，右侧在3岁时因胆脂瘤行乳突根治术。两侧均为传导性听力损失。右侧骨传导阈值在250Hz为10dB HL，在3000Hz为45dB HL，气骨导差从20dB到65dB。左侧骨传导阈值为10～20dB HL，气骨导差从30dB到50dB（图4）。使用Oldenburger句子测试，SRT在安静、无辅助条件下50%阈值为66.2dB。

患者47岁时，植入了双侧BAHA。手术后听觉的效果良好。气–骨导间隙几乎闭合，语音识别在Freiburger单音节测试在65dB时为90%，在80dB时为100%。听力测试结果如图5所示。

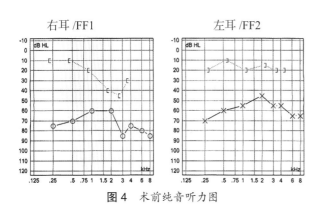

图4 术前纯音听力图

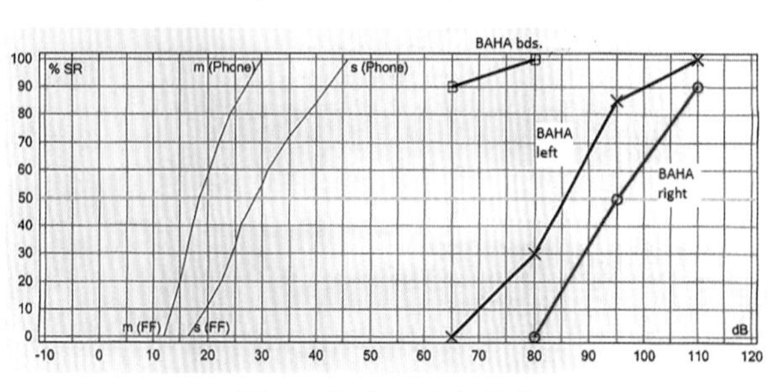

图5 术前言语分辨率

在 Oldenburger 的句子测试中，语音和噪声均来自前面（噪声固定为 65 dB，语音变量）50% 语音识别阈值的信噪比为 -3.2 dB（右侧 BAHA），-3.1 dB（左侧 BAHA）和 -2.9 dB（两侧 BAHA）。SRT 50% 阈值安静时为 34.2dB（双侧 BAHA）。

虽然患者对 BAHA 的听力改善很满意，但因为螺钉周围的皮肤有慢性感染不得不多次复诊。这使得患者非常痛苦，有时甚至不能佩戴（图 6）。此外，还需要反复使用抗生素治疗。

由于这些并发症，患者决定将她的两个 BAHA 换成新型骨桥，经皮植入。因为左侧局部皮肤反应较频繁，先予以更换。

一期手术完成取出左侧 BAHA 螺钉并植入骨桥。由于右耳为根治性术腔，且一直干耳，还是决定将 BC-FMT 置于乙状窦后区，以避免 BC-FMT 和根治性空洞之间的连接。两周愈合后，左侧骨桥第一次开机。

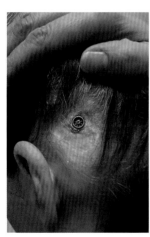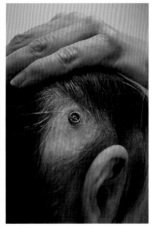

图 6 双侧 BAHA 螺钉周围的皮肤反应

结　果

骨桥植入术后，患者骨导阈值与术前骨传导阈值相似。在植入后 1 个月，功能增益曲线从 35 dB HL（250 Hz）到 0 dB HL（1.000 Hz），20 dB HL 在 2000 Hz 和 20 dB 在 4000 Hz（图 7）。双侧的单词识别得分没有变化。左侧的单词识别得分在 65dB 时为 80%，在 80 dB 时为 100%（图 8）。安静时使用 Oldenburger 句子的 SRT 50% 阈值，右侧为 BAHA，左侧为骨桥，测试结果为 33.6 dB。当语音和噪声均来自前面，BAHA 在右侧，骨桥在左侧的情况下，50% 语音识别阈值的信噪比分别为 -4.7 dB，-3.2 dB（BAHA 单独在右侧）和 -4dB（骨桥单独在左侧）。

综上所述，尽管使用骨桥与使用 BAHA 的纯音测听结果相似。但患者左耳的单词识别评分改善。SRT 50% 阈值也有轻微改善，使用 Oldenburger 句子测试对噪声环境下的语音感知也有进步。与主客观测听结果相反，患者描述了她使用骨桥对声音的主观印象比佩戴 BAHA 感觉更清晰准确。患者发现自己的声音特别容易辨别，音乐也更悦耳。

为了评估这一点，笔者使用 HDSS 测试（听力设备满意度量表，Med-El 公司）来测量主观听力和对该装置的满意度。患者总体满意度仍然很高，并且描述了先前发生的不愉快反馈以及使用骨桥听音乐和在噪声中语音识别的改善（表 1，表 2）。

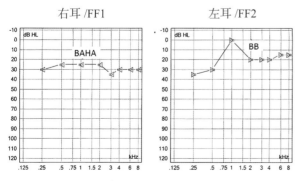

图 7 术后 1 个月的声场助听听阈，右耳 BAHA，左耳骨桥

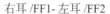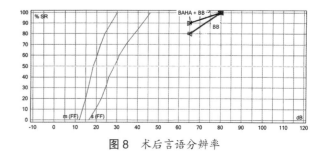

图 8 术后言语分辨率

表1 使用BAHA助听设备满意度调查（Med-El公司）

助听设备满意度调查表 (HDSS)					
	非常满意	满意	有点满意	不满意	很不满意	不能接受
总体佩戴舒适度			×			
自己发音音质		×				
噪声环境的言语识别力		×				
声音的清晰度		×				
是否有不舒适的声反馈		×				
总体听力改善	×					
生活质量改善		×				
聆听音乐		×				

表2 使用骨桥助听设备满意度调查（Med-El公司）

助听设备满意度调查表 (HDSS)					
	非常满意	满意	有点满意	不满意	很不满意	不能接受
总体佩戴舒适度	×					
自己发音音质	×					
噪声环境的言语识别力		×				
声音的清晰度	×					
是否有不舒适的声反馈	×					
总体听力改善	×					
生活质量改善	×					
聆听音乐	×					

讨 论

骨锚定助听器BAHA已经使用了30多年，如前所述，比传统的非植入装置仍有某些优势。

Hakansson等证明BAHA是安全的，并对其外观和音质设计以及舒适性和美学方面进行了改进[1]。

长期研究表明BAHA植入后很少出现严重并发症。最常见的问题是皮肤不良反应。严重的情况下需静脉注射抗生素，甚至可能需要取出。其他并发症包括术中出血、骨融合不良、植入物丢失、皮肤过度增生或术后疼痛[2,5]。

Badran等人和Bodnia等人也报道了BAHA植入后的并发症。最常见的是局部皮肤感染，其次是骨融合失败或皮肤过度增厚需要切除[5]。静脉注射抗生素，无法佩戴音频处理器甚至二次手术和失去植入物[6]。这也是报道病例所经历的。主要问题是螺钉周围的皮肤反复感染。对此，骨桥是一个很好的解决方案。因为骨桥是一个经皮系统，患者不再经历任何皮肤破损。

Huber等对骨桥进行了临床前评估，通过测量正常听力成人尸头鼓岬加速度以及模拟听力损失的人群纯音声场听阈，将其与穿皮BAHA进行了比较。结果表明骨桥在听力改善方面取得了与BAHA相似的效果[4]。与本研究中，也未发现BAHA和骨桥听力效果有明显的差异。

此外，Sprinzl等也证明骨桥是一种安全有效、可用于传导性和混合性听力损失的助听器替代物。听觉的效果与患者以前使用过的助听器可以媲美或比之更好，患者对助听器的主观满意度较高[3]。笔者也观察到类似的结果。听力水平保持不变或有所改善，患者对新的听力植入物感到满意。

与穿皮骨锚定助听器相比，骨桥的音频处理器和传感器用一个大螺钉连接到植入物上，骨桥直接植入乳突骨的皮肤下面。用磁铁将体外音频处理器固定在某个位置，这正是这种新型植入物的重要优势之一。因为伤口愈合，没有感染的风险，磁体和植入物之间的力量不会损坏皮肤。患者描述磁性附着是有益和实用的。

此外，笔者发现非常有趣的是，患者主观描述骨桥的声音更加清晰和准确。由于并不知道从螺丝到骨头到底是如何传输的，笔者目前还不能真正解释为什么患者使用骨桥时感觉更加舒适和清晰。有可能与两种语音处理器的质量差异有关。然而，患者决定去除 BAHA 并植入骨桥的主要原因是复发性皮肤感染。

未来我们有兴趣分析更多类似的案例，了解是否可以确认患者的主观听力改善。此外，还计划研究患者在另一侧植入第二个骨桥后的听力结果。

结　论

对 BAHA 植入后有局部皮肤反应的患者，骨桥经皮骨传导听力植入物是一个很好的选择。

尽管我们发现，两种不同设备的听觉效果几乎是一样的，但患者对骨桥的主观满意度更高。

作者认为，对于 BAHA 螺钉周围复发性皮肤感染的患者，建议取出 BAHA 螺钉随后即植入骨桥。本病例并未遇到任何手术中或植入后的问题。

（陈　阳　译）

参考文献

[1] Hakansson B, Tjellstrom A, Rosenhall U, et al. The bone-anchored hearing aid. Principal design and a psychoacoustical evaluation. Acta Otolaryngol, 1985,100: 229–39.

[2] Calvo BN, Foghsgaard S, Nue MM, et al. Long-term Results of 185 Consecutive Osseointegrated Hearing Device Implantations: A Comparison Among Children, Adults, and Elderly. Otol Neurotol, 2014,35: e301–06.

[3] Sprinzl G, Lenarz T, Ernst A, et al. First European multicenter results with a new transcutaneous bone conduction hearing implant system: short-term safety and efficacy. Otol Neurotol, 2013,34: 1076–83.

[4] Huber AM, Sim JH, Xie YZ, et al. The Bonebridge: preclinical evaluation of a new transcutaneously-activated bone anchored hearing device. Hear Res, 2013,301: 93–99.

[5] Badran K, Arya AK, Bunstone D, et al. Long-term complications of bone-anchored hearing aids: a 14-year experience. J Laryngol Otol, 2009, 123: 170–76.

[6] Reyes RA, Tjellstrom A, Granstrom G. Evaluation of implant losses and skin reactions around extraoral bone-anchored implants: a 0- to 8-year follow-up. Otolaryngol Head Neck Surg, 2000,122: 272–76

10 乳突尖的先天性胆脂瘤

Department of Otolaryngology, Head and Neck Surgery, Medical University of Lublin, Lublin, Ploand

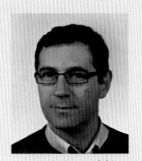

Marcin Szymański

摘 要

简介 本文报道一例无症状的成年女性乳突部先天性胆脂瘤，患者否认有中耳炎或头部外伤史。

案例与方法 患者有双侧耳鸣及轻度高频听力下降，偶有头痛，CT检查发现乳突的囊性病变压迫乙状窦，MRI影像符合典型胆脂瘤特征。

结果 经乳突入路手术切除胆脂瘤，病变与后颅窝脑膜及乙状窦粘连紧密。术后听力保持不变。

结论 乳突的先天性胆脂瘤有可能出现在无症状的成年人，依靠现代影像学检查得以诊断。

关键词

先天性胆脂瘤；乳突胆脂瘤；手术

引 言

先天性胆脂瘤（CC）是一种罕见的实体病变，可以发生在颞骨的不同部位。CC的病因学有几种学说，包括种植、上皮化生、内陷和胚胎上皮残留[1]。CC可以位于中耳腔、岩尖、外耳或乳突。位于外耳道的先天性胆脂瘤通常与外耳道闭锁相关。CC最常见发生位于中耳腔，由于出现症状早，在儿童期就可以诊断。岩骨胆脂瘤可能是由中耳胆脂瘤发展而成，也可能由岩尖或迷路上区的先天性上皮残留发展形成[1]。CC最罕见的位置是乳突，仅有个别病例报道。

案例与方法

患者女性，70岁，双侧耳鸣，对称性高频听力损失，偶尔头痛。否认有任何耳内分泌物或耳内炎症。耳镜检查结果正常。测听结果显示双耳对称高频听力损失，鼓室声导抗和镫骨肌反射正常。高分辨率CT显示右侧乳突有骨壁包围的囊性病变，与乙状窦及中后颅窝硬脑膜相连。乙状窦腔狭窄但仍存在，可见乳突皮质骨缺损。应用造影剂后病灶未见强化。其余乳突、中耳和听小骨正常（图1）。磁共振成像证实存在T1序列低信号和T2高信号肿块，注射钆后无增强（图2）。据此诊断为乳突胆脂瘤。患者接受了经乳突入路切除胆脂瘤，病变使中颅窝和后颅窝的硬脑膜暴露并与乙状窦粘连紧密（图3）。从受压乙状窦壁剥除基质时，有轻微撕裂出血，使用Surgicel压迫止血而不需要充填术腔。术后1.5年影像学随访无异常，剩余乳突气房正常，无复发征象（图4），听力和耳鸣程度保持不变。

讨 论

虽然先天性中耳胆脂瘤通常出现在有听力损失儿童，乳突的 CC 主要诊断在成人，这是由于长时间的无症状病变。

先天性乳突胆脂瘤可引起多种症状。多数情况下，即使当其长到很大时，症状也可能是非常隐匿或非特异性的，就像本例患者。在其他文献

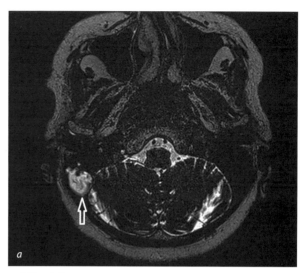

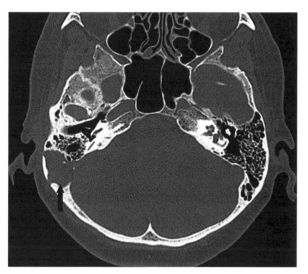

图1 计算机断层扫描（CT）显示乳突病变（箭头）在静脉注射造影剂后没有增强，压迫乙状窦，侵蚀乳突的皮质骨

图2 a. T2 磁共振成像显示乳突高信号肿块（箭头）。b.T1 磁共振成像显示乳突低信号肿块（箭头）

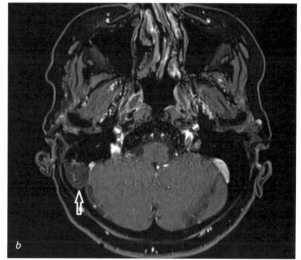

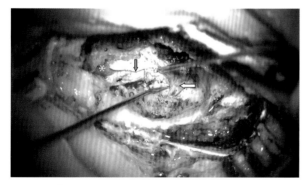

图3 术中照片显示胆脂瘤基质（蓝色箭头）从后硬脑窝（白色箭头）剥离，可见乙状窦（星形）

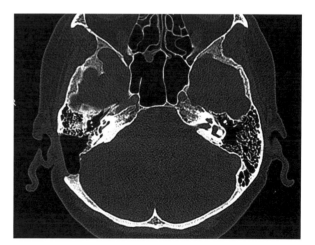

图4 术后随访 CT 扫描未见病变残留的迹象

中，乳突胆脂瘤的诊断常被认为是偶然的影像学发现[2-3]。症状包括耳后疼痛、肿胀、颈部疼痛、头晕、耳鸣[2-4]。Haidaka等[5]报道的一例乳突胆脂瘤表现为急性乳突炎，病变达到中耳、面神经、外耳或骨性迷路时可出现更具体的症状[4]。

如果CC病变同时累及乳突和中耳，其确切来源往往很难区分。仅用严苛的乳突位置为标准区分，文献报道的病例更少[3]。

CC诊断需要现代成像技术。磁共振的DWI序列目前用于区分颞部胆脂瘤与其他病变[6]。乳突胆脂瘤在T2加权像上呈高信号，在T1加权像呈等信号或低信号，加上DWI图像的高强度肿块可以证实诊断。高分辨率CT（HRCT）常用于显示骨边缘。乳突CC表现为乳突内不透明肿块，对比剂注入无强化。HRCT也能很好地显示面神经管、乙状窦、颈静脉球或中、后颅窝的骨质侵蚀。

乳突CC的治疗是手术。在大多数报道的病例中，经乳突切除术或完壁式乳突切除术都足以完全切除病变，然而也有用开放式手术的报道[7]。文献报道的多数病例，包括本病例，乙状窦和后颅窝硬脑窝暴露于胆脂瘤。Giannuzzi等[3]报道2例乙状窦需要填塞。本病例中，胆脂瘤基质与硬脑膜及乙状窦紧密附着。移除基质造成乙状窦壁小撕裂，需要使用Surgicel压迫止血，但是不需要完全闭塞乙状窦。Movio等[8]报道了类似的情况，胆脂瘤的扩张引起的乙状窦节段性不张，分离胆脂瘤基质与硬脑膜时也会出现困难。Giannuzzi等[3]认为在去除基质不彻底的可疑区域，双极凝固硬脑膜优于硬脑膜切除，硬脑膜切除可能有导致长期脑脊液漏和脑膜炎的高风险。

结　论

乳突先天性胆脂瘤可表现为无特殊症状，可根据影像技术确诊，需手术切除。

（陈　阳　译）

参考文献

[1] Sanna M, Pandya Y, Mancini F, et al. Petrous bone cholesteatoma: classification, managements and review of the literature. Audiol Neurotol, 2011,16: 124–36.

[2] Granato L, Silva CJ, Yoo HJ. Isolated congenital cholesteatoma of the mastoid process – case report. Braj J Otorhinolaryngol, 2012, 78(4): 133.

[3] Giannuzzi AL, Merkus P, Taibah A, et al. Congenital mastoid cholesteatoma: case series, definition, surgical key pionts and literature review. Annals of Otol Rhinol Laryngol, 2011,120(11): 700–06.

[4] Derlacki EL, Clemis JD. Congenital cholesteatoma of the middle ear and mastoid. Ann Otol Rhinol Laryngol, 1965,74: 706–27.

[5] Hidaka H, Ishida E, Katu K, et al. Congenital cholesteatoma of mastoid region manifesting as acute mastoiditis: case report and literature review. J Laryngol Otol, 2010, 124: 810–15.

[6] Szymański M, Trojanowska A, Szymańska A,et al. The use of MRI DWI-imaging in assessment of cholesteatoma recurrences after canal wall up technique (in Polish). Otolaryngol Pol, 2012, 66(4 Suppl): 45–48.

[7] Warren FM, Bennett ML, Wiggins RH 3rd,et al. Congenital cholesteatoma of the mastoid temporal bone. Laryngoscope, 2007, 117: 1389–94.

[8] Mevio E, Gorini E, Sbrocca M,et al. Congenital cholesteatoma of the mastoid reagion. Otolaryngol Head and Neck Surg, 2002, 127(4): 346–48.

11 偶然发现的乳突先天性胆脂瘤

Mario E. Zernotti[1], Mauro Zernotti[2], Noelia S. Palacios[1], Maximo Zernotti[1]

[1] Department of Otolaryngology, Sanatorio Allende, Córdoba, Argentina

[2] Capitalis, Centro Integral de Otorrinolaringología, Villa María, Córdoba, Argentina

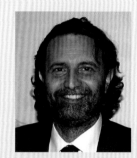

Mario E. Zernotti

摘 要

报道一例 40 岁诊断为先天性乳突胆脂瘤的临床病例。

关键词

胆脂瘤；先天性；乳突

引 言

先天性胆脂瘤（CC）是一种表皮样囊肿，根据普遍接受的理论，其是源于胚胎发育过程中鳞状上皮残余沉积于颞骨[1-5]。虽然它是一种良性病变，但是角蛋白的缓慢进行性累积会导致骨质破坏或侵蚀，并压迫周围的骨质结构。这些患者通常没有中耳病史、耳科手术史或颞部外伤史，耳镜检查鼓膜正常，没有内陷或穿孔[4, 6-7]。

CC 可发生于颞骨的五个部位：中耳、岩尖、桥小脑角、外耳道和乳突[1, 8]。发生于乳突的少见[6, 8-9]。先天性乳突胆脂瘤通常在成年时被诊断出来，胆脂瘤缓慢累积侵犯面神经、迷路、乙状窦和 / 或乳突尖以及相应肌肉，引发症状。更常见的症状是不平衡感、乳突区或上颈部疼痛以及肿胀[1, 6-8]。那些无症状期诊断的病例往往是通过颞骨影像学检查偶然发现[4, 9]。

本文报道一例完全偶然诊断的病例。

案 例

40 岁女性，因数年鼻漏和鼻塞就诊，并伴有右耳间歇性听力下降及胀满感。无听力障碍、外伤或耳科手术病史。耳鼻喉科检查显示重度鼻中隔右偏，听力和声导抗检查正常。随后要求对鼻部进行计算机断层扫描（CT），但误进行颞骨 CT。CT 扫描显示左侧乳突有溶骨表现（图 1）。随后进行核磁共振成像，可见占位性肿块 2.9cm×1.5cm×1.9cm，T1 呈低信号，T2 和 FLAIR 呈高信号，中等不均一，注射钆后可见外周增强。核磁共振成像还显示乳突内侧缘的侵蚀，与脑膜和上乙状窦的界限消失。乳突表面也显示一个 1.2cm 的溶解病灶，皮下组织没有受累。病变周围的乳突气房充气良好，鼓窦入口和鼓室未见异常（图 2）。

方 法

在耳后沟后 5cm 处行 6cm 长的直切口，行乙

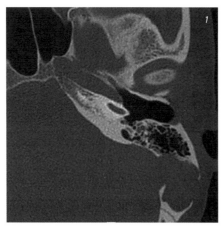

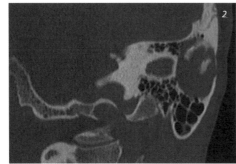
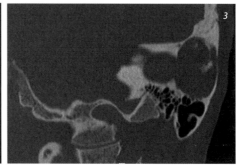

图1　CT显示囊性包块压迫后颅窝

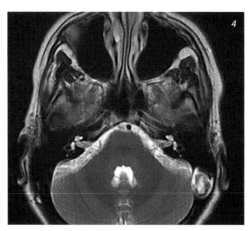

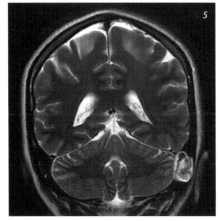
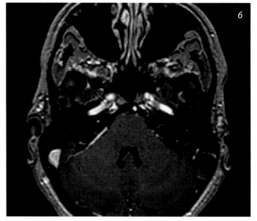

图2　MRI (FLAIR) 显示左侧乳突有不均匀的高信号肿物

状窦后径路。切除颞骨皮质，行完壁式乳突切除术，切除该区域病变。在乙状窦周围发现一个包裹良好的肿块，触及后颅窝脑膜。手术后病理证实为胆脂瘤。全部切除病灶。后颅窝显露硬脑膜和乙状窦，未见硬脑膜和乙状窦膨出，采用人工硬脑膜和明胶海绵覆盖，用带蒂的大颞肌瓣封闭术区。

术后随访 1 年，患者未出现任何与手术相关的并发症。

讨 论

先天性乳突胆脂瘤非常罕见，因为其进展缓慢，隐匿生长。

关于这一疾病的报道很少，而且大多数是病例报道或很小的病例系列。大多数患者有感音神经性听力损失，疼痛和耳后肿胀，颈部疼痛和 / 或头晕 [1, 5-6, 8-9]。本章报道的病例没有上述症状。

患者耳部不适，耳鼻喉科检查均正常，CT 检查偶然发现溶骨性影像。这让我们考虑极端的鉴别诊断，从快速发展的恶性肿瘤到慢性肉芽肿都有可能。通常在 CC 发生的这一特殊区域，还必须排除以下诊断：转移瘤、脑膜瘤、血管球瘤、内淋巴囊瘤、胆固醇肉芽肿和组织细胞增多症 [1, 5, 8]。

Warren 等 [4] 报道了 9 例类似的患者，其中 4 例是通过影像学检查偶然发现的，和我们报道的病例相似，有两例患者累及上鼓室。

最常见的并发症是后颅窝乙状窦和硬脑膜暴露，如图我们的术中发现 [1, 4-7, 9]。Mevio[1] 和 Gianuzzi[8] 建议使用自体腹部脂肪组织填塞术腔，但我们选择人工硬脑膜和明胶海绵，然后加用颞肌瓣覆盖。

结 论

早期诊断这种缓慢和隐匿进展的疾病并不容易，但这些病例提示我们对非特异性和慢性症状有必要保持警惕。我们认为颞骨 CT 和磁共振可以实现对软组织病变的识别，是诊断不可或缺的手段。

（陈 阳 译）

参考文献

[1] Mevio E, Gorini E, Sbrocca M, et al. Congenital cholesteatoma of the mastoid region. Otolaryngol Head Neck Sürg, 2002, 127(4): 346–48.

[2] Teed RW. Cholesteatoma verum tympani: its relationship to the first epibranchial placode. Arch Otolaryngol, 1936, 24: 455–74.

[3] Michaels L. Origin of congenital cholesteatoma from a normally occurring epidermoid rest in the developing middle ear. Int J Pediatr Otorhinolaryngol, 1988, 15(1): 51–65.

[4] Warren FM, Bennett ML, Wiggins RH,et al. Congenital cholesteatoma of the mastoid temporal bone. Laryngoscope, 2007, 117(8): 1389–94.

[5] Cvorovic L, Jovanovic MB, Milutinovic Z. Giant destructive congenital mastoid cholesteatoma with minimal clinical presentation. Otolaryngol Head Neck Surg, 2011, 144(5): 821–22.

[6] Cvorović L, Djerić D, Vlaski D, et al. Congenital cholesteatoma of mastoid origin--a multicenter case series. Vojnosanit Pregl, 2014,71(7): 619–22.

[7] Luntz M, Telischi F, Bowen B, et al. Imaging case study of the month. Congenital cholesteatoma isolated to the mastoid. Ann Otol Rhinol Laryngol, 1997, 106: 608–10.

[8] Giannuzzi AL, Merkus P, Taibah A,et al. Congenital mastoid cholesteatoma: case series, definition, surgical key points, and literature review. Ann Otol Rhinol Laryngol, 2011, 120(11): 700–06.

[9] Cüreoglu S, Osma U, Oktay MF,et al. Congenital cholesteatoma of the mastoid region. J Laryngol Otol, 2000, 114 (10): 779–80.

12 儿童中耳鳞状细胞癌

Jolanta Gawlik[1], Renata Gawlik[2], Jacek Składzień[1]

[1] Department of Otolaryngology, Jagiellonian University Collegium Medicum, Cracow, Poland

[2] Polish Mother's Memorial Hospital Research Institute, Lodz, Poland

摘 要

简介 本章报道一例婴儿中耳鳞状细胞癌，经治疗现已痊愈。

案例 该女婴的母亲在妊娠期患宫颈癌。出生后第 2 年，患儿出现慢性耳部感染症状，并很可能是肿瘤源性：外耳道出血及面神经麻痹。患儿后在克拉科夫大学儿童医院的肿瘤科和血液科接受包括右耳手术在内的一系列治疗。患儿现已 8 岁，右耳聋但已干耳，右侧面神经下颌缘支轻度麻痹。患儿目前仍在上述医院随访。

结论 儿童鳞状细胞癌非常罕见，应遵循与成人相似的标准诊断路径。该病例可能是子宫内的免疫环境导致细胞凋亡中断以及癌症的发生。

关键词

鳞状细胞癌；中耳；慢性中耳炎；面神经麻痹

引 言

中耳肿瘤在头颈部肿瘤并不常见。在波兰，每年新发数十例中耳鳞状细胞癌病例。男女发病率相当，儿童极其罕见。

中耳恶性肿瘤多发生于 50 ～ 60 岁[1-2]。通常以侵袭性进展为特征，预后不确定甚至不良。在头颈部肿瘤，耳癌只占 0.05%[3]。本病发病率 1∶1 000 000。波兰目前尚无儿童耳癌的病例报道。

慢性中耳炎和反复的外耳道炎被认为是中耳和 / 或外耳道癌的危险因素。另一方面，中耳和 / 或外耳道癌症状与慢性中耳炎的相似症状包括：耳痛、耳流脓、听力受损或丧失。通常，只有通过组织病理学检查才能明确诊断。耳道流血、面神经完全 / 不完全麻痹是中耳癌最典型的症状；应该密切观察具有这些症状的患者，以鉴别慢性炎症和癌症。

耳癌是一个异质性的群体，我们应该区分是耳廓肿瘤，还是外耳道或中耳的肿瘤[4]。外耳肿瘤最常见的组织学类型为：中分化鳞状细胞癌、基底细胞癌、黑色素瘤、横纹肌肉瘤、副神经节瘤。外耳鳞状细胞癌（占外耳癌的 55%）最常发生在 50 岁以后，12% ～ 18% 有腮腺和颈部淋巴结转移。预后取决于能否早期发现肿瘤，从而进行早期和根治性手术治疗。外耳道癌的诊断非常困难，因为肿瘤性疾病的症状常被误认为慢性中耳炎或复发性外耳道炎。外耳道非转移性肿瘤的预后良好（85%），外耳道以外有转移的，预后则降低至 40%[5]。

中耳最常见的是鳞状细胞癌（62%），其次是腺癌（18%）、其他癌（13%）和恶性非上皮癌（6%）。

大多数中耳癌是由外耳道肿瘤侵袭引起。

根据匹兹堡分类[6]，颞骨肿瘤的进展分为四个阶段：

· T1：肿瘤局限于外耳道，无骨质侵蚀或软组织侵犯。

· T2：肿瘤伴有限外耳道骨质侵蚀（非全层）或有限的（<0.5 cm）软组织受累。

· T3：肿瘤侵蚀骨性外耳道（全层），且有局限性（<0.5 cm）软组织受累，或肿瘤累及中耳和/或乳突，或面神经麻痹。

· T4：肿瘤侵蚀耳蜗、岩尖、中耳内壁、颈动脉管、颈静脉孔或硬脑膜；或广泛软组织受累（>0.5 cm）。

如果转移到颈部淋巴结或远处转移，预后明显恶化。

Niemczyk[4]统计晚期肿瘤 T3～T4 期的死亡率高达 50%。根据 Zhang[7] 的数据，T1 和 T2 期患者的 5 年生存率为 100%，T3 期为 69%，T4 期为 20%。其他作者如 Gillespie[8] 报道，T1 和 T2 期患者的 5 年生存率为 100%，T3 期为 25%，T4 期为 0%。

中耳肿瘤相关的症状与中耳局部结构的侵犯有关，并延伸到骨结构。邻近淋巴结转移者相对较多，远处转移罕见。

临床首诊症状以无色、脓性或血性耳漏为主，常有听力减退甚至耳聋、搏动性耳鸣、疼痛、眩晕、面神经损伤（眼睑下垂、无法眨眼、皱眉无力），这通常是疾病进展的迹象。中耳肿瘤的诊断是基于手术标本的病理学评估。计算机断层摄影（CT）和磁共振成像（MRI）可以确定癌症的阶段。虽然远处转移的风险低，但仍应常规进行胸部 X 线检查。

标准的手术治疗方法。在肿瘤的早期阶段，可以进行有限的、保守的切除。晚期肿瘤患者占大多数，应予广泛手术切除部分或整个颞骨（侧位或次全岩部切除术）[8-9]，并辅以放射治疗。如果在诊断检查中未发现转移，不提倡预防性颈淋巴结清扫或放疗。对于不能接受手术治疗的患者，可以考虑单纯放射治疗（通常仅为对症治疗）。目前还没有关于联合放疗或单独化疗对伴有远处转移的复发性病变患者的疗效报道。不建议通过早期组织学诊断项目检测此类肿瘤（二级预防），但是可以通过综合听力障碍、耳鸣或耳搏动感及耳流血，或耳道无色/化脓性分泌物等症状来早期预警，这至关重要。

案例研究

在本案例中，女孩的母亲在妊娠期患有子宫颈癌。因此，她于 2007 年 3 月 5 日，即孕 27 周，通过剖宫产终止妊娠以继续宫颈癌治疗。患儿出生时 Apgar 评分 7，体重 1150g。母亲在分娩后 7 个月去世。

在克拉科夫圣路易斯地区儿童医院住院治疗 患儿 11 月龄时因上呼吸道感染导致右侧周围性面神经麻痹而被转介到该院。神经内科会诊及脑部 MRI 检查均未见增生性病变。

在克拉科夫大学儿童医院耳鼻喉科住院治疗 患儿 6 周后乳突 CT 显示乳突气房、鼓窦、鼓室及听骨周围充溢大量炎性液体，听骨未见破坏。右侧乳突气房继发性硬化病变，局部骨壁破坏。右侧外耳道几乎完全被炎性肿物堵塞。

在克拉科夫雅格隆大学医学院耳鼻喉科第 1 次住院治疗 患儿于 2009 年 3 月 17 日到耳鼻喉科门诊就诊，症状为右耳慢性中耳炎，同侧面神经麻痹。患儿无法配合纯音测听检查，短声 ABR 右耳在 2～4kHz 的反应阈 60dB，潜伏期正常，左耳反应阈为 30dB，潜伏期正常。术前及术后 2 次行右耳道细菌涂片检查：72h 培养无菌。2009 年 3 月 20 日行右耳探查手术，切除外耳道息肉及肉芽状息肉样病变，鼓室，上鼓室和乳突受累。听骨被病变组织完全包裹，中颅窝及后颅窝未见骨缺损。术中病理发现肿瘤细胞特征，术后病理为非角化上皮癌 G2。

头颅 CT 示颞下窝、翼腭窝扩张，怀疑累及颞叶。胸部 CT 示多囊卵形间隙，需胸腔镜组织学检查。随后转往克拉科夫大学儿童医院血液肿瘤科继续治疗。

2009 年 4 月 3 日行颅脑 CT 检查，发现颅骨广泛受累，右侧颅底颞骨岩部区域大部分破坏。病理肿块浸润中后颅窝，多为轴外，但不能排除颞骨浸润。小脑右半球和小脑绒球也向左侧移位，可见第四脑室轻微受压。浸润性肿块穿过右侧桥小脑角，向内侧到达岩尖和海绵窦区域。向下浸润部分颞下窝和翼腭窝、腮腺周围和外耳区域的软组织。破坏的岩骨和乳突气房充满液体，颅中窝 – 蝶骨大翼在卵圆孔的后面和侧面部分破坏。肿瘤大小 61mm×50mm，与岩骨等高。

同时行胸部 CT 未见纵隔淋巴结肿大。肺窗可见混浊合并区，间质网状增强提示晚期间质性肺病，可见双侧周围肺区椭圆形的囊肿区域直径约 2～11mm。胸膜腔内无液体。CT 图像，特别是肺部病变提示组织细胞增多。

2009 年 4 月 21 日又进行了另一项手术：右侧枕下开颅，采用乙状窦后入路切除右侧桥小脑角后、中颅窝肿瘤。组织学结果为扁平上皮癌，有转移可能。由于小脑水肿和脑膜浸润和破坏，肿瘤只是部分切除。另外切除肿大的右枕骨后淋巴结，组织学检查发现扁平上皮癌（继发性可能）。2009 年 4 月 29 日的脑部 CT 图像显示类似的区域，后颅窝和中颅窝扩张，后颅窝结构水肿明显改善。

从 2009 年 4 月到 2010 年 6 月，患者在儿童肿瘤和血液科接受了 9 个完整的化疗周期（根据所提供的信息表计划），并进行了完整的肿瘤切除术。2009 年 6 月 9 日的头颅 CT 图像和 2009 年 8 月 14 日的头颅 MRI 图像证明岩骨部分破坏，无活动性发展迹象。胸部图像见散在囊性病变，与之前一致（病因不确定，可能与早产有关）。在 2010 年 3 月 15 日至 4 月 22 日期间，患儿接受外耳道区肿瘤放射治疗，辐射剂量 54Gy 分 30 次完成，肿瘤治疗于 2010 年 7 月 26 日结束。

在克拉科夫雅盖隆大学医学院耳鼻喉科第 2 次住院治疗 患儿在化疗及放射治疗成功 3 年后于 2012 年 3 月 5 日再次入院，因手术耳严重流脓而需再次手术。右耳涂片检查为无菌。手术于 2012 年 3 月 12 日在克拉科夫的雅盖隆大学医学院耳鼻喉科门诊进行。经乳突切除炎性肉芽肿。内耳间隙、上鼓室和乳突直至乳突尖见典型的放化疗后肉芽组织病灶，予以切除。然后用带蒂肌瓣重建该区域，这是唯一一个未被放疗损伤的颞肌。轮廓化面神经骨管。术后面肌功能未见恶化（仍为 House-Brackmann Ⅲ级）。

在克拉科夫雅格隆大学医学院耳鼻喉科第 3 次住院治疗 患儿最后一次于 2012 年 11 月 22 日入院，接受右耳探查和重建手术。手术于 2012 年 11 月 27 日进行，包括右中耳探查手术，耳后入路鼓室重建。开放乳突和上鼓室，探查确认咽鼓管通畅，面神经骨管完整。切除过度增生的乳突及鼓室黏膜，组织学证实为纤维性和肉芽组织 – 局部营养不良钙化的吸收性肉芽组织。在有明显搏动的颈内动脉区域行软骨重建，术腔均用软骨膜和颞肌筋膜覆盖。

2011 年 11 月 30 日随访颅脑 MRI 显示：周围性右侧小脑半球可见脑孔周围静止期胶质瘢痕形成。右侧颞骨乳突和岩骨以及中耳结构可见轻微退变（图 1）。

讨 论

我们报道了一例 2 岁女童右中耳和外耳道的广泛鳞状细胞癌，侵犯中后颅窝，这种情况非常罕见，尤其在儿童。这种肿瘤的诊断通常因非特异性症状而延迟，这个病例也是如此。11 个月时第一个症状是面神经麻痹，在治疗后有所消退，6 周后从同侧耳道流出带血的化脓性分泌物。这些症状支持慢性中耳炎的诊断，从而延误了正确的诊断。影像学及手术证实，枕骨淋巴结转移表现为广泛侵袭性，预后差。尽管患者年龄小，预后不良，但该儿童在克拉科夫儿童大学医院的儿科肿瘤和血液科接受了全面手术和肿瘤（化疗）治疗。治疗是成功的，患儿恢复良好，可以像正常同龄人一样进行日常活动。

需要解释的一个重要事实是母亲的妊娠与宫颈癌同时发生，一方面可能破坏细胞凋亡的过

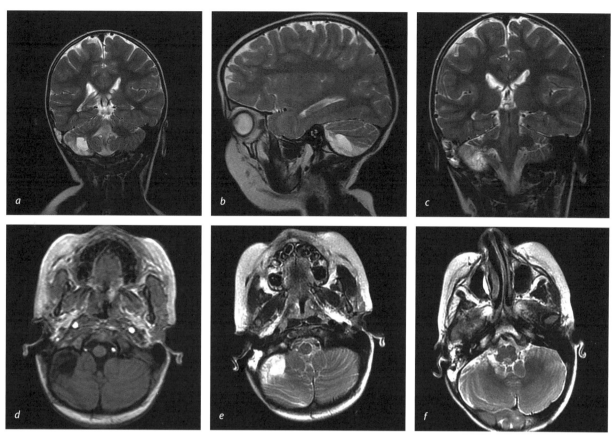

图 1 脑 MRI 图像 (2011 年 11 月 30 日) 可见脑孔区手术后的改变，周围环绕相应的胶质瘢痕。面部 – 听觉束增厚至 5 ～ 6mm，轮廓稍不规则。可见右侧乳突、颞骨岩尖和右侧中耳结构轻微的退化

程，有利于肿瘤发展；另一方面也可能会影响这种侵犯中后颅窝的中耳肿瘤的辐射敏感性。

最重要的事实是，孩子现在已经八九岁，发育正常。孩子正常上学，并且目前的检查显示没有疾病复发，仅存留右耳聋和右侧面神经下颌缘支麻痹（图 2）。

（陈 阳 译）

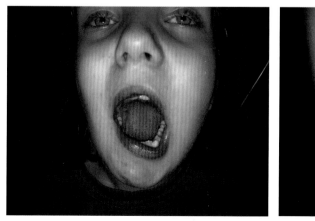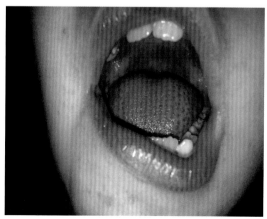

图 2 8 岁儿童仅右侧面神经下颌缘支麻痹症状

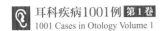
参考文献

[1] Martinez Subias J, Dominquez Upregui Garcia A, Sancho Serrano E, et al. Middle ear carcinoma. Acta Otorhinolaryngol Esp, 1998, 49: 234–46.

[2] Newhart H. Primary carcinoma of middle ear: report of a case. Laryngoscope, 1917, 27: 543–55.

[3] Wiatr M, Składzień J, Bielak T. Nowotwory złośliwe ucha środkowego i zewnętrznego u chorych powyżej 60 roku życia [Malignant tumors of the middle and outer ear in patients over 60 years of age]. Gerontologia Polska, 2006, 14(1): 130–34.

[4] Niemczyk K, Karchier E, Morawski K,et al. Raki ucha w materiale Kliniki Otolaryngologii Warszawskiego Uniwersytetu Medycznego w latach 2004–2008 [Ear tumors in the material of the ORL Clinic of the Warsaw Medical University in 2004–2008]. Otolaryngol Pol, 2010, 64 (7): 81–86.

[5] Kinney SE, Wood BG. Malignancies of the external ear canal and temporal bone: surgical techniques and results. Laryngoscope, 1987, 97(2): 158–64.

[6] Arriaga M, Curtin H, Takahashi H,et al. Staging proposal for external auditory meatus carcinoma based on preoperative clinical examination and computed tomography findings. Ann Otol Rhinol Laryngol, 1990, 99: 714–21.

[7] Zhang B, Tu G, Xu G, et al. Squamosus cell carcinoma of the temporal bone: reported on 33 patients. Head Neck Surg, 1999, 21: 461–66.

[8] Gillespie MB, Francis HW, Chee N, et al. Squamosus cell carcinoma of the temporal bone. A radiographicpatologic correlation. Arch Otolaryngol Head Neck Surg, 2001, 127(7): 803–07.

[9] Kuczkowski J, Tretiakow D, Szurowska E. Petrosektomia boczna jako metoda leczenia raka płaskonabłonkowego, rozwijającego się w przewlekłym zapaleniu ucha środkowego. Opis przypadku [Lateral petrosectomy as a method of treatment of the carcinoma planoepitheliale developing in the chronic otitis media. Case study]. Ann Acad Med Gdan, 2014, 44: 81–89.

13 疑似耳硬化症的面神经管裂

Bruno Sergi, Gaetano Paludetti
Clinic of Otorhinolaryngology, 'A. Gemelli' Hospital Catholic University of Rome, Italy

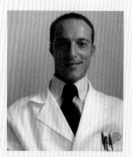

Bruno Sergi

摘 要

传导性听力下降有许多可能的原因。本章报道一例鼓膜完整、无耳病或外伤史，成年后因面神经管异常破裂而发展为传导性听力下降的患者。病史、检查完整（包括听力测试和必要的影像检查）。

关键词

传导性听力下降；面神经管裂；治疗

引 言

单侧传导性听力下降需考虑多种病因，此类疾病至少存在部分声反射，且无中耳疾病史。通常可以通过病史、体检、听力学评估和放射学检查来确定，必要时行中耳探查。

病 例

患者女性，51岁，主诉左侧听力下降。既往无中耳病史，亲属无听力下降。耳科检查提示鼓膜正常，纯音测听提示全频轻度传导性听力下降（图1）。声导抗正常，患侧和对侧声反射存在。

择期进行中耳探查手术，术中发现听骨链形态和活动正常，鼓室段面神经骨管完全开裂，神经脱出遮挡卵圆窗，影响镫骨上部结构（图2）。大部分卵圆窗被面神经遮挡，底板无法窥及。为了不损伤面神经，中止手术，行鼓膜瓣复位。

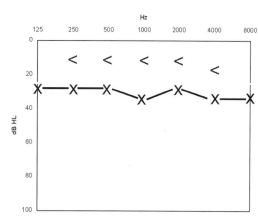

图1 测听显示左耳有轻度传导性听力下降

讨 论

对于传导性听力下降，鼓膜正常无面肌麻痹患者，通常怀疑中耳传导系统受损。可能的病因包括听骨畸形、听骨链固定、前庭水管扩大或上半规管裂等[1]。

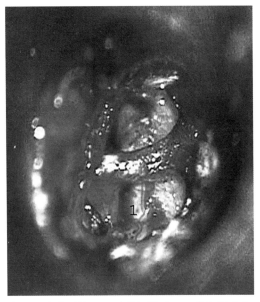

图2　术中图像显示面神经裂开，阻塞卵圆窗龛

面神经异常通常合并传导性、感音神经性或混合性听力下降。文献中描述许多异常，但伴随的听力下降通常出现在早期，并与听骨链畸形有关[2]

Ebert[1]等最近报道一例面神经管裂开影响镫骨上部结构，导致渐进性的传导性听力下降的病例。Park和Malis[3]也报道了一例伴有听觉过敏和耳鸣的传导性听力下降患者，是由于穿过砧骨豆状突下方的面神经鼓室段完全裂开所致。

在这种情况下，诊断较为困难：听力测试显示听力下降，但声反射可以被引出。另外，高分辨率CT和核磁共振可以显示正常[1]。最终诊断依靠手术探查。尽管面神经骨管鼓室段缺损并不是传导性听力下降的常见原因，但其存在的可能性必须引起外科医生的高度关注。如果缺乏上述预判，手术过程中位于卵圆窗上方或下方的面神经很容易受损伤。

术前和术中应保持高度警惕，以避免暴露的面神经受到医源性损伤。

（赵　辉　译）

参考文献

[1] Ebert CS Jr, Zanation AM, Buchman CA. Another cause for conductive hearing loss with present acous-tic reflexes. Laryngoscope, 2008, 118(11): 2059–61.

[2] Al-Mazrou KA, Alorainy IA, Al-Dousary SH,et al. Facial nerve anomalics in association with congenital hearing loss. Int J Pediatr Otorhinolaryngol, 2003, 67(12): 1347–53.

[3] Park GC, Malis DJ. Dehiscence of the tympanic segment of the facial nerve. Otolaryngol Head Neck Surg, 2000, 123(4): 522

14 听骨链与内耳直接损伤

Rutger Hofman, Rolien H. Free
Department of Otorhinolaryngology-Head and Neck Surgery, University
Medical Center Groningen, University of Groningen, Netherlands

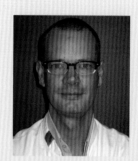

Rutger Hofman

摘 要

听骨链的损伤会导致传导性听力下降。外淋巴瘘最常见于气压伤后或中耳手术后。耳外伤后诊断外淋巴瘘较罕见，但也不应忽略。鼓室探查是诊断的主要途径，用以排除可能的外淋巴瘘，并在发现时将其封闭。

关键词

淋巴瘘；外伤；内耳

引 言

听骨链的损伤可能有多种原因。常见的有听骨链损伤、断裂或脱位，会导致传导性听力下降。

然而当中耳窗损伤时，可能会发生感音神经性听力下降和眩晕。

压力性创伤，例如飞行或潜水后，可观察到外淋巴液渗漏。头部外伤、中耳手术或胆脂瘤病例中也可以观察到这种现象[1]。听骨链直接损伤导致镫骨底板骨折，引起外淋巴瘘非常罕见[2]，通常很难诊断。

我们报道一例自身造成的听骨链和内耳直接损伤。

病 例

患者女性，49 岁，在使用木质挖耳勺清洁耳朵时刺穿了右侧鼓膜，伤后立即出现眩晕和右耳听力下降。2d 后到耳鼻喉科就诊，眩晕、耳鸣、听力下降和恶心的症状仍然存在，耳镜检查发现鼓膜后上方有破裂，纯音测听提示感音神经性听力下降，右耳平均听力水平为 60dB（图 1）。最终诊断为右侧鼓膜外伤性穿孔，伴有听骨链脱位和反应性迷路刺激。根据当时的病史和症状，未考虑外淋巴瘘。8 周后，患者因持续性眩晕、右耳听力下降和耳鸣转至我科。耳镜检查见右侧鼓膜已愈合，纯音测听提示混合性听力下降，平均听力为 55dB，气骨导差为 15dB。眼震电图未记录到自发性眼球震颤。温度试验提示右侧半规管功能减退。

诊疗过程：鼓室探查，排除外淋巴瘘可能，如有瘘管则将其封闭。在耳轮脚和耳屏间行耳内切口，以获得完整鼓膜和良好视野，后行 Rosen 切口，分离纤维鼓环，避免损伤鼓索，向前翻起鼓膜瓣，探查鼓室显示砧镫关节脱位，砧骨豆状突位于镫骨头前方，镫骨后足弓骨折。进一步探

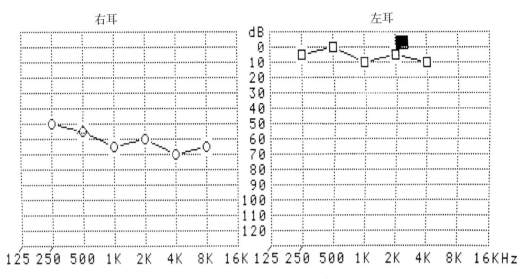

图1 右耳鼓膜穿透伤2天后纯音测听

查发现镫骨底板横向骨折，后方有脱位，未观察到外淋巴液漏。取出镫骨底板后部和镫骨上部，保留镫骨底板前部，在卵圆窗开窗处放置一个直径0.6mm、长度3.25mm特氟龙piston，固定在砧骨长脚，取自颞肌筋膜放置piston周围，以封闭卵圆窗。

结 果

术后3个月，纯音测听提示右耳为感音神经性听力下降，低频听阈10dB，高频听阈80dB（图2）。患者仍有持续性耳鸣，但无眩晕。

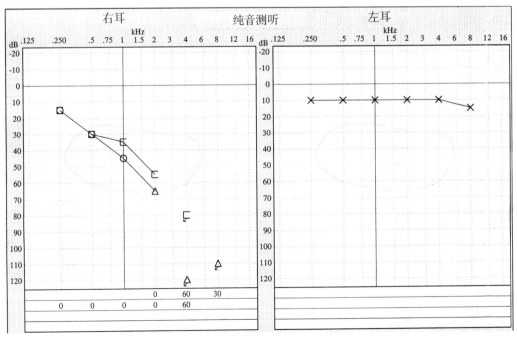

图2 右耳鼓室探查术后3个月纯音测听

讨 论

外伤性鼓膜穿孔可以保守治疗；通常穿孔会在数周内自愈。然而在这个病例中，最重要的问题是缺乏对可能的外淋巴瘘的认识。当存在感音神经性听力下降、眩晕、耳鸣和（气压）创伤的病史和症状时，应考虑该诊断。韦伯试验可以为听力下降的起源提供线索。创伤后眩晕和朝向健侧的眼震除了是鼓膜穿孔的指征外，也提示外淋巴瘘可能。但外淋巴瘘也可能没有眩晕和眼球震颤。当怀疑外淋巴瘘时，需要通过鼓室探查并进行快速干预以封闭瘘口[3-5]。内耳损伤的漏诊会导致严重感音神经性听力下降。

Hatano 等[6]描述了一个类似的病例，患者用挖耳勺洁耳后，出现严重的混合性听力下降、眩晕和剧烈疼痛。术前薄层螺旋 CT 影像显示有迷路和镫骨内陷进入前庭的迹象，中耳手术探查证实了上述发现。由于镫骨位于前庭，外科医生担心手术可能导致内耳结构进一步受损，遂决定不去除镫骨，只是封闭卵圆窗。卵圆窗和鼓膜之间用软骨支撑。

薄层螺旋 CT 扫描是术前评估听骨链（和内耳）的非常有用的工具[6-7]。在本病例中，我们怀疑患者有外淋巴瘘，但未考虑患者发生镫骨或镫骨底板骨折，故术前没有进行 CT 扫描。

在发现底板后部错位后放置 piston 的主要原因是有可能恢复全频听力。另一方面，考虑到创伤和手术之间间隔时间较长。若手术在创伤后不久进行，应避免任何类型的镫骨和听骨手术。若必须进行听骨手术，最好在第二阶段。在东亚，人们习惯用挖耳勺去除耳垢，这可能是为何多数

有关听骨链或内耳直接损伤的报道和患者群体都来自东亚的原因[5-8]。传统的耳勺末端有一个 2～5mm 米的勺形刮匙，通常由竹子制成。

结 论

我们报道了一例在清洁耳道时刺穿鼓膜后出现感音神经性听力下降、眩晕和耳鸣的患者，其中耳和内耳的直接损伤在初诊时被忽视。当怀疑有外淋巴瘘时，应立即进行鼓室探查。

（赵 辉 译）

参考文献

[1] Toynton SC. Otitic barotraumas and otitic decompression illness. //Gleeson M. Scott-Brown's Otorhinolaryngology, Head and Neck Surgery.7th edition. London: Hodder Arnold,2009.
[2] Arragg FG, Paparella MM. Traumatic fracture of the stapes. Laryngoscope, 1964, 74: 1329–32.
[3] Emmett JR, Shea JJ. Traumatic perilymph fistula. Laryngoscope, 1980, 90: 1513–19.
[4] Griffin WL. A retrospective study of traumatic tympanic membrane perforations in a clinical practice. Laryngoscope, 1979, 89: 261–82.
[5] Suzuki M, Ghigemi H, Mogi G. The leaking labyrinthine lesion resulting from direct force through the auditory canal: report of five cases. Auris Nasus Larynx, 1999, 26: 29–32.
[6] Hatano A, Rikitake M, Komori M, et al. Traumatic perilymphatic fistula with the luxation of the stapes into the vestibule. Auris Nasus Larynx, 2009, 36: 474–78.
[7] Yamasoba T, Amagai N, Karino S. Traumatic luxation of the stapes into the vestibule. Otolaryngol Head Neck Surg, 2003, 129: 287–90.
[8] Vanderstock L, Vermeersch H, De Vel E. Traumatic luxation of the stapes. J Laryngol Otol, 1983, 97: 533 –37

15 Von Hippel-Lindau 病相关内淋巴囊肿瘤

Laura E. García, Julián A. Ramírez, José A. Rivas

Clínica Rivas, Departamento de Investigación, Bogotá, D.C., Colombia

摘 要

病史 本文报道一例 26 岁女性患者，其内淋巴囊腺癌与 Von Hippel-Lindau 病相关。本文描述了术前检查、影像学研究、外科治疗、临床过程和肿瘤复发等结果。

案例与方法 临床病例介绍、治疗方法和术后结果以及文献回顾。

简介 颞骨可以存在多种原发性和继发性病变，所以颞骨肿瘤需要进行广泛的鉴别诊断。内淋巴囊肿瘤 (ELST) 极为罕见，Von Hippel-Lindau 病 (VHL) 是 ELST 的重要病种之一。本文报道一例典型的 VHL 相关 ELST 病例，包括手术结果、病理发现和治疗过程。

讨论 VHL 相关 ELST 的发病率和侵袭性均比非 VHL 相关的 ELST 低，手术是一线治疗。对于小肿瘤，有学者建议观察、手术或立体定向手术。

结论 VHL 相关的 ELST 可能具有局部侵袭性和复发性，需要进行额外治疗。

关键词

内淋巴囊肿瘤；内淋巴囊腺癌；眩晕；听力下降；Von Hippel-Lindau 病；外科手术；放射治疗

引 言

颞骨可能发生多种原发性和继发性病变，故颞骨肿瘤需要广泛的鉴别诊断。内淋巴囊肿瘤（ELST）极为罕见，我们认为 Von Hippel-Lindau（VHL）病是 ELST 的一个重要病因学疾病。我们报道了一例典型的 VHL 相关 ELST 病例及其诊疗过程。

病 史

患者女性，26 岁，右耳进行性听力下降 6 年，伴有持续耳鸣，无眩晕。病史包括患侧"迷路炎"两次；经基因检测诊断为 VHL 病。起初怀疑该病的原因是由于其姐姐（已故）患有小脑血管母细胞瘤。检查显示患者右耳严重听力下降，言语识别丧失。计算机轴向断层扫描（图 1）显示内淋巴囊和前庭导水管区域内乙状窦前和耳囊后的腐蚀性病变，延伸至岩尖后部并侵蚀内听道后壁。

磁共振 T1 和 T2 增强显示 20mm × 25mm × 15mm 肿块，从内淋巴囊区延伸到内耳道、前庭和耳蜗。病变已侵犯桥 – 小脑池，但未侵犯脑干（图 2）。

外科治疗：经乳突入路切除肿瘤。切除迷路到达内耳道后，发现肿瘤延伸到前庭、后鼓室、下鼓室、面后气房和内淋巴囊区域。未发现肿瘤累及后颅窝或硬膜；因此，整个肿瘤位于硬膜外（图 3）。

术后入 ICU 观察 8 天，出院后居家恢复。术后中度眩晕，3 周内痊愈。

组织病理学：肿瘤由带有囊状细胞核和轻度异型性的细胞以及少量的嗜酸性粒细胞组成，沿

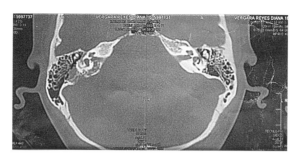

图1　CT扫描轴位图：内淋巴囊破坏性病变延伸至岩尖和大脑内动脉

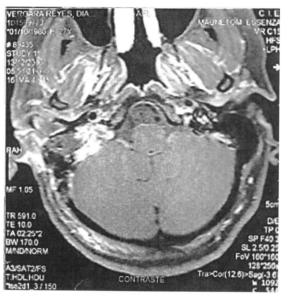

图2　T1加权轴向对比MRI。病变涉及岩尖、颈内动脉、前庭和内淋巴囊

血管化纤维茎排列，形成乳头状结构。病理诊断为侵袭性内淋巴囊乳头状瘤（腺癌）。免疫组化显示突触素S100、烯醇化酶、上皮细胞膜抗原和细胞角蛋白阳性。胶质纤维酸性蛋白酶CD10、Ki76为阴性，Ki67增殖指数低于1%。

结　果

术后恢复良好，疾病的后续研究仍在继续。脊椎磁共振成像显示脊柱背面有一个小的膨胀性病变，与等待治疗的血管母细胞瘤一致。手术后11个月行脑部对比磁共振成像（图4），显示内

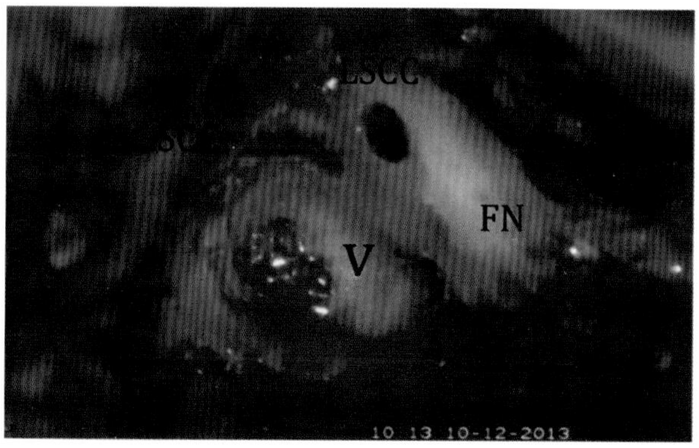

图3　高度血管化肿瘤病变侵犯前庭。V：前庭，FN：面神经，SCC：上半规管，LSCC：外侧半规管

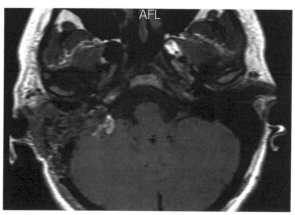

图4　轴位对比核磁共振显示术后11个月肿瘤复发

淋巴囊区肿瘤复发，侵犯乙状窦、迷路后岩尖、颅内动脉瘤和内耳，其影像学表现与前面描述的相似。患者目前等待再次外科介入。

讨 论

内淋巴囊肿瘤罕见，多数情况下可能偶尔出现，或与VHL病有关。VHL是一种高外显率常染色体显性疾病，由染色体3p25.5上的肿瘤抑制基因突变引起，该突变较多影响女性[1]。内淋巴囊肿瘤的最初症状通常是影响听觉前庭（听力下降和耳鸣），其次是头痛、面瘫以及晚期脑干和小脑受压症状，多在30岁左右发病并诊断，但也有青少年和儿童病例[1-3]。

本例患者的临床过程与文献中描述相似，早期无面瘫或压迫症状[1-2, 4]。其主要治疗方式是显微外科切除[1-7]，手术方式根据听力状况决定。栓塞可用于特定的具有广泛肿瘤和丰富血供患者，因此建议术前使用血管造影术[3]。肿瘤复发率高达50%[6-8]，对于预期复发率高或有多种并发症的患者，可考虑立体定向放射治疗（SRT）。

在VHL病相关肿瘤中，有一些增长缓慢，可以考虑影像学观察随访[2-4, 6, 8]。与VHL相关的内淋巴囊肿瘤通常比散发的非VHL相关肿瘤的侵袭性低[2-3]。在我们的病例中，患者有组织学上的早期局部复发，从良性病变（囊性乳头状腺瘤）到异型性（腺癌）不等，如本病例[3, 5, 7]。

现已提出的分级可用于治疗方案的选择，包括评估观察、手术或放疗。Megerian[7]描述的分级包括如下：

一级：肿瘤局限于颞骨、乳突、中耳和外耳道。

二级：肿瘤延伸至后颅窝。

三级：肿瘤延伸至后颅窝和中颅窝。

四级：肿瘤延伸至斜坡或蝶骨翼。

根据该分类，本病例初发时为一级，复发时为二级。

结 论

与非VHL相关病例相比，VHL相关的内淋巴囊肿瘤通常侵袭性较低，但本例存在局部侵犯。尽管有学者建议观察，但显微手术切除仍是首选。我们不推荐观察，因为无法确定组织学分类，且病变解剖位置不适合活检。

（赵 辉 译）

参考文献

[1] Carlson ML, Thom JJ, Driscoll CL, et al. Management of primary and recurrent endolymphatic sac tu-mors. Otol Neurotol, 2013, 34(5): 939-43.

[2] Timmer FC, Neeskens LJ, van den Hoogen FJ, et al. Endolymphatic sac tumors: clinical outcome and management in a series of 9 cases. Otol Neurotol, 2011, 32(4): 680-85.

[3] Nevoux J, Nowak C, Vellin JF, et al. Management of endolymphatic sac tumors: sporadic cases and von Hippel-Lindau disease. Otol Neurotol, 2014, 35(5): 899-904.

[4] Husseini ST, Piccirillo E, Taibah A, et al. The Gruppo Otologico experience of endolymphatic sac tumor. Auris Nasus Larynx, 2013, 40(1): 25-31.

[5] Codreanu CM, Duet M, Hautefort C, et al. Endolymphatic sac tumors in von Hippel-Lindau disease: report of three cases. Otol Neurotol, 2010,31(4): 660-64.

[6] Peyre M, Gaillard S, van Effenterre R, et al. Conservative management of endolymphatic sac tumors in von Hippel-Lindau disease: case report. Acta Neurochir (Wien) 2011, 153(1): 42-47, dis-cussion 47.

[7] Megerian CA, McKenna MJ, Nuss RC, et al. Endolymphatic sac tumors: histopathologic confirmation, clinical characterization, and implication in von Hippel-Lindau disease. Laryngoscope, 1995, 105: 801-08.

[8] Kim HJ, Butman JA, Brewer C, et al. Tumors of the endolymphatic sac in patients with von Hip-pel-Lindau disease: implications for their natural history, diagnosis, and treatment. J Neurosurg, 2005, 102(3): 503-12.

16 颞骨骨折后面神经麻痹

Department of Otolaryngology, University of Massachusetts Medical School, Worcester, USA

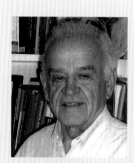

Richard Gacek

摘 要

颞骨横向骨折很可能发生面神经横断，当患者情况允许时，应该进行外科修复，在神经营养因子的作用下，通过游离神经移植可以使面神经轴突再生直至面肌运动终板。

关键词

面瘫；外伤

引 言

颞骨（TB）骨折通常分为纵向和横向[1]。这些术语描述了受力的方向是平行于还是垂直于岩锥的长轴。纵向骨折是对颅骨鳞部或顶骨表面的打击造成，导致出血和传导性听力丧失。面神经通常在膝状神经节处受损，该处颞骨岩部邻接颅中窝底部[2]。面神经损伤通常是挫伤，非手术治疗时类固醇药物有效。

颞骨岩部横向骨折常发生在迷路，因为它是岩部最薄弱的部分。这是严重外力作用于枕骨引起，通常合并严重的颅内损伤。因为面神经牢固地固定在骨管中，所以这种骨折会导致神经断裂。

因此，当患者的情况允许时，即刻发生的完全性面瘫需要通过手术修复。

案例与方法

患者男性，16 岁，骑自行车时被汽车撞倒，头部受伤，他未戴头盔。右侧颞骨岩部横向骨折，导致右侧面神经麻痹和听力完全丧失（图 1）。在闭合性头部损伤康复后随访 6 个月，面瘫没有任何改善。

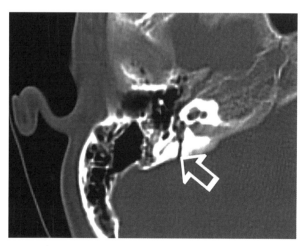

图 1 穿过卵圆窗迷路的横向骨折（箭头）的计算机断层扫描

计算机断层扫描显示骨折线通过卵圆窗，因此经乳突入路进行面神经的外科修复。暴露面神经膝状神经节至乳突段，确定损伤区域[2]。使用尖刀切除狭窄的神经损伤区段，留下近端和远端神经干的锐利横断端。取游离耳大神经进行移植修复（图2）。两根细线穿过远端神经的膜鞘和游离神经一端。将移植神经的剩余部分放置在缺损处，使其切割的近端与近端面神经段紧密接触。虽然游离移植物在没有额外支撑情况下可以保持原位，仍需将游离脂肪组织置于修复节段周围，以减少纤维组织浸润。术后6个月尚未发现明显的面神经再生迹象；术后1年，面神经功能恢复良好（图3）。

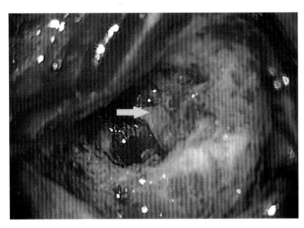

图2 用电缆式神经移植物进行外科修复。黄色箭头指向神经移植物，蓝色箭头表示远端面神经

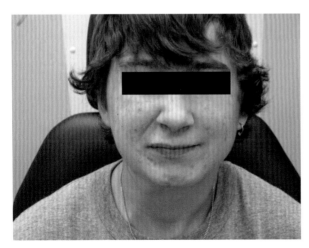

图3 患者手术修复面神经12个月后

讨 论

该病例显示了处理颞骨岩部骨折引起的面神经损伤时很重要的几个方面。面神经横断通常与颞骨岩部的横向骨折有关[3]。产生此类骨折的作用力通常传递到枕骨，并指向岩部的最薄弱点。临床很容易识别，因为自发性眼球震颤反映了迷路功能的丧失。此外，此类患者通常合并重度颅内损伤，通常需要优先处理，待颅脑损伤恢复后再给予面神经修复。少数患者可以不同程度地恢复面神经功能，因此可以等待6～12个月以观察面神经能否自然恢复。

即使在损伤后6～12个月进行手术，面神经运动神经元也可能通过移植的游离神经再生。手术成功的要点：①去除横断的神经组织中的所有瘢痕组织，留下切断的神经近端和远端；②插入合适尺寸的游离神经，移植神经应稍长于面神经缺损；③用软组织（脂肪）包裹移植神经，确保移植神经不因外力移位。

结 论

创伤性面神经损伤的手术修复即使在面瘫后较长时间也可以成功。

（赵 辉 译）

参考文献

[1] Gacek R. Temporal Bone Fracture-Histopathology// Silverstein H, Norrell H. Neurological Surgery of the Temporal Bone. Birmingham: Aesculapius Pub,1980: 152–57.

[2] Gacek R. A Surgical Landmark for the Facial Nerve in the Epitympanum. Ann Otol Rhinol Laryngol, 1980, 89: 249–50.

[3] Gacek R. Discussion//Brodsky L, Eviatar A, Daniller A. Post-traumatic facial nerve paralysis: three cases of delayed temporal bone exploration with recovery. Laryngoscope, 1983, 93: 1565.

17 面神经假性肿瘤

Department of Otolaryngology, University of Massachusetts Medical School, Worcester, USA

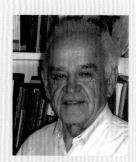

Richard Gacek

摘 要

面神经假瘤是一种罕见的面神经鞘病变，通常发生于反复慢性中耳炎 / 乳突手术后。该病与其他良性神经肿瘤（神经鞘瘤、血管瘤）的主要鉴别点是面部肌肉运动正常。当乳突修复手术遇到时，应将肿瘤与面神经鞘一并切除。

关键词

面神经；肿瘤

引 言

面神经良性肿瘤较少见，相对常见的是神经鞘瘤和血管瘤。此类病变在临床上常表现为面神经运动功能的逐渐丧失。面神经假瘤是指与面神经相邻的炎性肿块，而患者的面神经功能正常（图 1）。更准确地说，这是面神经颞内段的面神经鞘膜损伤。这种现象很少被注意到，但在复发性慢性中耳和乳突疾病且接受乳突手术的患者中应予以考虑。

案例报告

患者女性，20 岁。18 岁时因胆脂瘤型中耳炎接受了开放式乳突切除，近 6 个月再次出现耳漏。由于患者局部清创和全身应用抗生素无效，被安排再次乳突根治术和鼓室成形术。患者面部功能正常，术前稍有耳痛。

手术过程中，发现大量软组织牢固地附着在面神经骨管乳突段区域。电刺激肿块未诱发面部肌肉反应。在茎乳孔附近暴露面神经乳突段远端，将软组织从面神经嵴上分层剥离。用 11 号手术刀片切开暴露的面神经鞘，并与面神经剥离（图 1）。向近端方向重复进行切开和剥离鞘外部分的操作，直到附着有纤维组织块的鞘管从面神经骨管鼓室段暴露的面神经上完全移除（图 2）。患者术后面神经功能正常。切除的肿块提示慢性炎症，伴有附着在鞘管上的致密纤维组织。术后乳突腔上皮化正常。

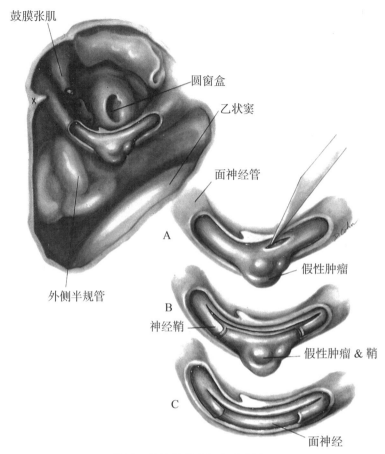

鼓膜张肌

圆窗盒

乙状窦

面神经管

A

假性肿瘤

B

神经鞘

假性肿瘤 & 鞘

C

面神经

外侧半规管

图 1　假性肿瘤及切除示意图

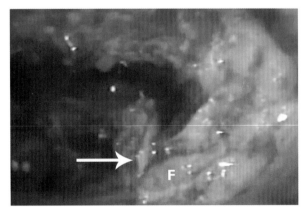

图 2　面神经损伤安全切除照片。箭头指向移除鞘管后暴露的面神经（F）

讨　论

无限制增生的炎症细胞和成纤维细胞可能来自慢性化脓的中耳或乳突的面神经鞘，在以前做过手术的患耳尤其突出。该处的面神经鞘已经暴露。重要的临床鉴别点是面神经功能正常，因此病理局限于神经鞘膜而不是神经本身。这种病变虽较罕见，但已有报道[1]。

在保留神经的同时切除鞘膜的操作也可用于切除面神经功能正常时附着于面神经鞘膜的恶性肿瘤。

结　论

假性肿瘤起源于颞骨面神经鞘膜，是一种罕见的慢性炎症过程。这种病变可以在充分解剖暴露的情况下从神经表面安全去除。

（赵　辉　译）

参考文献

[1] Gacek R. Dissection of the facial nerve in chronic otitis media surgery. "How I do it". Laryngoscope, 1982,92: 108–09.

18 颞骨和颞下窝巨细胞瘤

Marcin Szymański[1], Iwona Paśnik[2], Anna Szkatuła[1]

[1] Department of Otolaryngology Head and Neck Surgery, Medical University of Lublin, Lublin, Poland

[2] Department of Clinical Pathomorphology, Medical University of Lublin, Lublin, Poland

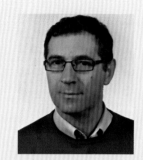

Marcin Szymański

摘 要

简介 本章介绍了一例 27 岁男性巨细胞瘤（GCT）。

案例与方法 患者表现为耳前区逐渐肿大。CT 显示颞下窝有溶骨性肿块，侵犯咽鼓管，颅中窝硬脑膜上移，累及颞颌关节。注射造影剂后肿瘤明显增强，内有散在钙化。核磁共振成像显示溶解性肿瘤侵犯翼状肌，但不累及硬脑膜或脑组织。

结果 通过 B 型颞下入路切除肿瘤，包括颞骨岩部次全切除术、颞颌关节切除，分离肿瘤与翼外肌。手术顺利，除了因耳道填塞导致传导性听力损失外，未发生面神经或其他并发症。

结论 巨细胞瘤是一种罕见的肿瘤，需要彻底的手术才能完全切除。

关键词

巨细胞瘤；颞下入路；颅底外科

引 言

巨细胞瘤（GCT）是一种良性病变，通常位于软骨内骨化形成的长骨中。头颈部 GCT 的只占 2%，位于颞骨或颞下窝的巨细胞瘤极为罕见[1]。本文报道了一例颞下窝入路手术治疗的颞骨和颞下窝骨巨细胞瘤。

案例与方法

患者男性，27 岁，右侧耳前区肿块渐进性增大 3 月。从 3 年前开始，患者发现面部的轻微不对称和肿胀，在颌面外科门诊治疗咬合不正，随后出现右侧传导性听力下降。耳镜检查提示中耳积液。随着病变发展，患者自觉该区域有轻微疼痛后，经 CT 检查并确诊。CT 显示颞骨肿物位于颈动脉垂直和水平段外侧，累及颞颌关节窝，包绕下颌骨并扩展到颞下窝，到达卵圆孔，并侵犯翼状肌。注射造影剂肿瘤明显增强，含有散在的钙化灶（图 1）。磁共振成像显示肿块将颅中窝硬脑膜上抬，但未明显侵及大脑（图 2）。穿刺活检提示病变具有恶性特征，但无法确诊。影像学提示为良性肿瘤，我们进行了活检，结果仍旧未能确定。

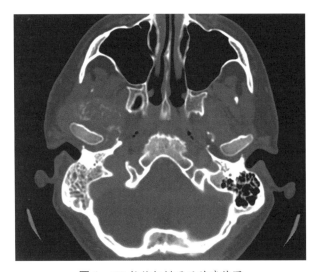

图 1　CT 轴位扫描显示肿瘤范围

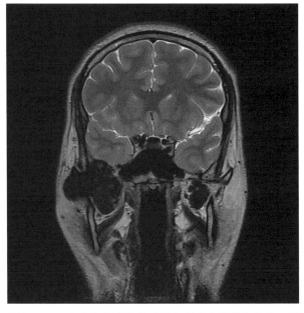

图 2　MRI 显示骨肿瘤抬高了颅中窝硬脑膜并包绕了下颌髁突

结　果

患者接受 B 型颞下入路手术[2]。外耳道双层封闭。在腮腺中找到面神经主干，额支沿颧弓延伸。对乙状窦、后颅窝、中颅窝、硬脑膜和面神经进行次全切除术。肿瘤累及上鼓室和听骨。肿瘤标本术中病理检查。切断颧弓，上移颞肌并向下旋转以暴露颞下区。肿瘤沿着颅中窝硬脑膜进入卵圆孔。将肿瘤从翼状肌上分离。术中肿瘤大量出血。下颌骨髁状突未见侵犯（图 3）。手术完整切除肿瘤，术腔用颞肌和腹部脂肪填塞。

术后患者恢复良好，未出现面瘫。因岩部次全切除所致的传导性听力下降持续存在。术中病理结果不明确，术后病理检查确诊为巨细胞瘤。

讨　论

巨细胞瘤病是一种组织病理学呈良性，但具有高复发率和侵袭性行为以及可能转化为恶性肉瘤的病变。组织病理学显示巨细胞瘤有三种类型的细胞，肿瘤的增殖成分是类似基质细胞的梭形成纤维细胞，其他类型的细胞是圆形单核细胞——类细胞和多核巨细胞（图 4）。

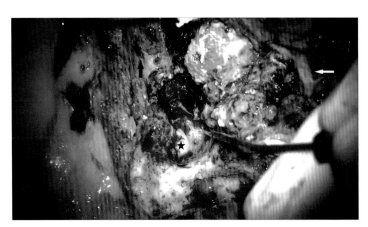

图 3　肿瘤切除后的术中照片。白星：下颌髁状突；黑星：耳蜗；白箭头：面神经主干和额支；黑箭头：骨骼化的颅中窝硬脑膜

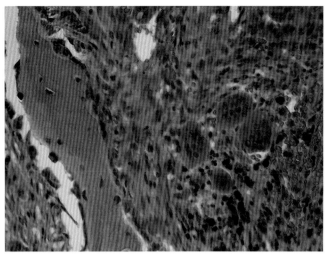

图 4 病理学图片显示梭形成纤维细胞样基质细胞、圆形单核细胞样细胞和多核巨细胞

颞骨区域疾病的鉴别诊断包括多种良性和恶性肿瘤，如修复性巨细胞肉芽肿、软骨肉瘤、成骨细胞瘤、溶骨性转移瘤、甲状旁腺功能亢进的褐色肿瘤、骨化纤维瘤、动脉瘤样骨囊肿、纤维异常增殖症或软骨母细胞瘤。

治疗方式首选手术切除。在不可能完全切除肿瘤的情况下，需要进行次全切除和放疗[3]。单纯放疗仍有争议，被认为与恶性肿瘤高复发率有关。有报道称使用伽玛刀放射疗法可以很好地控制肿瘤。Kim 等人[4]报道了一例在手术和放疗后用伽玛刀疗法成功治疗的复发性巨细胞瘤的案例。

各种手术方法被用于治疗颞骨巨细胞瘤。根据肿瘤位置，采用颅中窝入路乳突切除、岩部次全切除术或 A/B 型颞下入路切除病变[1, 5]。本病例肿瘤涉及咽鼓管、颞下颌关节、颞下窝和颅底，故选用 B 型颞下入路。

最近报道显示用 denosumab——一种靶向结合 RANKL（核因子 κB 配体的受体激活剂）的单克隆抗体——进行药物治疗[6]；还有一项用降钙素长期治疗肿瘤的报道。

结 论

巨细胞瘤是一种罕见病，需要彻底的手术才能完全切除病变。B 型颞下入路可以广泛和安全

的暴露病灶，包括颅底、卵圆孔和/或岩尖。在颞骨病变的鉴别诊断中，必须考虑巨细胞瘤。

（赵 辉 译）

参考文献

[1] Gibbons K, Singh A, Kuriakose MA, et al. Giant cell tumor of the infratemporal fossa. Skull Base Surg, 2000, 10(3): 155–57.

[2] Fisch U, Mattox D. Microsurgery of the skull base. Stutgart, New York: Thieme Medical Publishers, 1988.

[3] Isaacson B, Berryhill W, Arts A. Giant-Cell Tumors of the temporal bone: management strategies. Skull Base, 2009, 19: 291–302.

[4] Kim IY, et al. Gamma knife radiosurgery for giant cell tumor of the petrous bone. Clin Neurol Neurosurg, 2012, 114: 185–89.

[5] Mohamed A, Ishikawa K, Omi E, et al. Giant cell tumor of the temporal bone invading into the pterygoid muscle through the temporomandibular joint. J Neurol Surg Rep, 2014, 75: e136–40.

[6] Xu SF, Adams B, Yu XC,et al. Denosumab and giant cell tumour of bone–a review and future management consideration. Curr Oncol, 2013, 20(5): e442–47.

19 中耳胶质迷离瘤

Santiago Luis Arauz(Senior)

Arauz Foundation

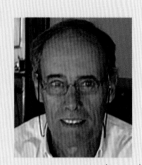

Santiago Luis Arauz (Senior)

摘 要

异位脑组织通常涉及头颈部中线结构，如鼻部、鼻咽和口腔。发生在非中线结构（如中耳）较罕见。我们报道了一例27岁的女性，中耳及乳突存在异位神经胶质组织和胆脂瘤。患者表现为进行性听力下降和慢性耳漏。CT显示肿块样病变，软组织密度影占据中耳腔和乳突腔。术中发现颅骨缺损。中耳胶质迷离瘤可通过保守的外科手术切除。

关键词

迷离瘤；胶质迷离瘤；中耳肿瘤

引 言

迷离瘤是一种良性肿瘤，由生长在非原发部位的组织组成。神经胶质迷离瘤是一种异位的脑组织，通常侵犯头颈部中线的其他颅结构，如鼻部、鼻咽和口腔。在非中线结构（如中耳）出现者罕见。本文报道一例右耳神经胶质和胆脂瘤，右耳曾行乳突切除术。

临床病例

患者，女性，27岁，进行性听力下降和右耳持续性耳漏，有右耳乳突切除术史。耳内镜检查证实耳漏是先前乳突胆脂瘤所致。

纯音测听：提示骨导值在 10 ～ 15dB 之间，气导值在 50 ～ 60dB 之间，骨气导差55dB（图1）。

术前右耳纯音测听

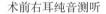
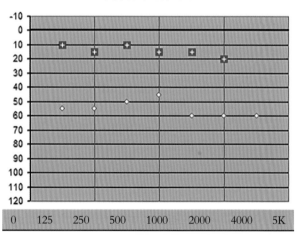

图1 术前右耳纯音测听

计算机断层扫描（CT）

CT 图像显示中耳软组织密度肿块。鼓室天盖不完整，外侧壁和颅中窝底部缺失（图2，箭头）。术前诊断怀疑胆脂瘤，但在手术中发现了迷离瘤和伴随的胆脂瘤。

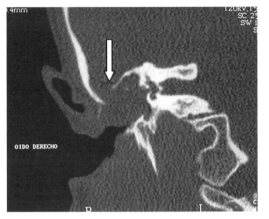

图2　CT 影像（右耳），冠状切面可见占位性肿块及鼓室盖的改变

手术过程

耳后切开，暴露乳突，预做颞肌筋膜瓣。在原乳突切除术腔可见胆脂瘤样物，正如所报道的，与迷离瘤和脑膨出有关。乙状窦壁不连续，完全暴露于乳突腔后壁。可见硬膜疝出，与迷离瘤一起导致天盖向鼓室突出（图3）。

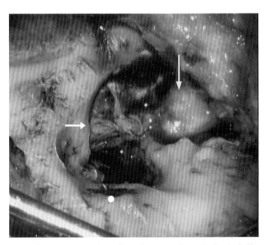

图3　术中显示颞疝（白箭头）、胶质迷离瘤（黄箭头）和未完成的乳突切除腔（白圆圈）

磨除乳突壁并向前扩大切除，磨低面神经嵴。取出突出的组织并切除胆脂瘤。检查镫骨底板是否活动。术中收集骨粉备用。在砧骨短突上钻孔，取一矩形软骨，用18号套管钻孔，将砧骨的长突放入其中。移植听骨放置在镫骨底板上，将较宽的软骨与鼓岬接触，起支撑作用。颞肌筋膜被放置在夹层上，随后用膜覆盖。用骨粉和颞肌筋膜封闭瘘管。将海绵放入乳突腔内并行耳道扩大成形术。缝合术区，放置扩张器防止耳道闭锁。

结　果

术后 3 个月再次行听力测定（图 4）提示听力明显恢复，但13个月后患者自觉听力再次下降，检查提示出现 40 dB 气 – 骨导差。

术后右耳纯音测听

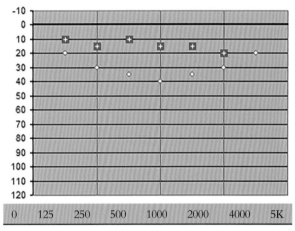

图4　手术后纯音测听（右耳）

讨　论

胶质迷离瘤由包裹的黏膜下的聚集物组成，其中界限清楚的胶质纤维与不同数量的单核和多核星形胶质细胞交织在一起，呈椭圆形和星形，胞浆中等嗜酸性。神经节细胞可以很多。未见细胞发育不良或组织坏死证据。具有星形胶质细胞分化的胶质组织对胶质纤维酸性蛋白（GFAP）、S-100 蛋白以及波形蛋白均具有免疫反应性。一般来说，GFAP 阳性细胞的数量与分化程度成正

比，而在胶质迷离瘤中，没有足够成熟的细胞提供强反应性。神经胶质细胞瘤应通过保守的外科手术切除，目前暂无复发或恶变的文献报道。

（赵 辉 译）

参考文献

[1] McGregor DH, Cherian R, Kepes JJ,et al. Case reports: hetero-topic brain tissue of middle ear associated with cholesteatoma. Am J Med Sci, 1994, 308: 180–83.

[2] Buckmiller LM, Brodie HA, Doyle KJ,et al. Choristoma of the middle ear: a component of a new syndrome? Otol Neurotol, 2001, 22: 363–68.

[3] Gyure KA, Thompson LD, Morrison AL. A clinico-pathological study of 15 patients with neuroglial heterotopias and encephaloceles of the middle ear and mastoid region. Laryngoscope, 2000, 110: 1731–35.

[4] Gulya AJ, Glasscock ME 3rd, Pensak ML. Neural choristoma of the middle ear. Otolaryngol Head Neck Surg, 1987, 97: 52–56.

20 内陷袋的起源和发展是一个活跃的过程吗？

Jerzy Kuczkowski[1], Dmitry Tretiakow[1], Monika Sakowicz-Burkiewicz[2],
Cecylia Tukaj[3]

[1] Department of Otolaryngology, Medical University of Gdansk,
Gdansk, Poland

[2] Department of Molecular Medicine, Medical University of Gdansk,
Gdansk, Poland

[3] Department of Electron Microscopy, Medical University of
Gdansk, Gdansk, Poland

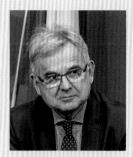

Jerzy Kuczkowski

摘 要

简介 内陷袋 (RP) 可导致外耳道壁、听小骨损伤、胆脂瘤发生和听力下降，上述被归为"胆脂瘤前状态"，造成骨溶解的原因仍不清楚。

案例与方法 术中收集慢性中耳炎患者的病变鼓膜，用透射电镜 JEM Ⅻ进行分析和拍照。选择表达基因 [肿瘤坏死因子 -α(TNF-α)、NF-κB 受体激活蛋白配体（RANKL）、基质金属蛋白酶 -9(MMP-9)] 在基因水平上基于多重逆转录聚合酶链反应（RT-PCR），使用荧光标记的特异性探针 Hyb 探针进行测定。这项研究的对照取自一名猝死者的正常鼓膜。

结果 内陷袋的形成表明胶原纤维的进一步破坏，促进鼓膜纤维层的缺失。表层上皮细胞的增殖和迁移以及向鼓膜纤维层的渗透是内陷袋的主要特征。内陷袋内可观察到淋巴细胞浸润，TNF-α 基因和 RANKL 显著增加，编码基质金属蛋白酶 -9 的基因在内陷袋中的表达略有增加。

结论 在所研究的标本中，我们观察到细胞水平和纤维水平都有形态学退化特征。伴有骨破坏的慢性中耳炎患者的促炎性细胞因子和 RANKL 因子活性增加，这表明慢性中耳炎的发展是一个活跃的过程。

关键词

PCR-RT；TNF-α；MMP-9；RANKL；基因表达；透射电镜；鼓膜

引 言

鼓膜不张是慢性中耳炎的一种非活跃形式。它是鼓膜部分或完全变形，部分上皮层通过纤维层突出到鼓室中时形成疝袋。该过程包括鼓膜向鼓室回缩，并黏附到听小骨和鼓岬上 [1-2]。当内陷只涉及鼓膜的一部分时，它被称为内陷袋（RP）。内陷袋的形成与中耳通气异常有关。内陷袋主要位于松弛部（Schrapnell 膜）或鼓膜后外侧上象限。内陷袋可导致外耳道壁、听小骨的损伤、胆脂瘤形成和听力下降 [3-4]，被归类为"胆脂瘤形成前的状态"。造成骨溶解的原因目前仍然不清楚。

案例与方法

患者 43 岁，因多年的渐进性听力下降而就诊于耳鼻喉科。耳镜检查提示慢性中耳炎，鼓膜（Sade Ⅳ期）后象限内陷袋（图1），并附着于鼓岬上。

主诉无耳鸣、耳漏和头晕。纯音测听提示左耳中度传导性听力下降（平均45 dB）（图2）[5]。

患者具备鼓室成形术指征。术中切除病变部分鼓膜，颞肌筋膜修复。通过组织学（图3）和超微结构 [透射电子显微镜（图4，图5）] 分析病变鼓膜。使用实时聚合酶链反应（逆转录聚合酶链反应）来确定内陷袋组织中肿瘤坏死因子 - α

（TNF-α）、NF-κB受体激活蛋白配体（RANKL）和基质金属蛋白酶 -9（MMP-9）的基因表达水平。

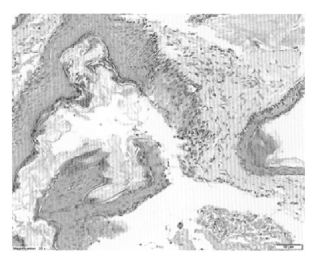

图3　内陷袋（HE×40）

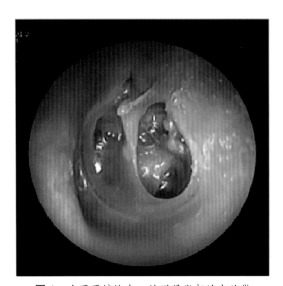

图1　左耳耳镜检查：鼓膜紧张部的内陷袋

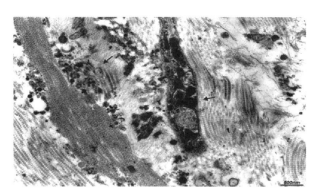

图4　降解的胶原纤维，纤维细胞分解的元素(箭头)显示黏膜下层慢性炎症的证据（透射电子显微镜）

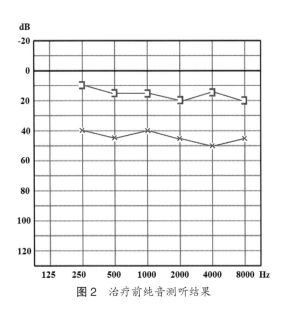

图2　治疗前纯音测听结果

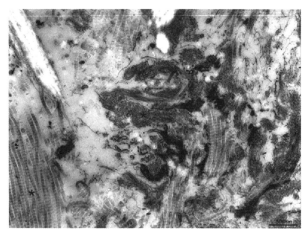

图5　胶原纤维降解(溶解)的特征和不同形状和厚度的纤维的随机空间排列，星号显示具有特征性条带的胶原纤维（透射电子显微镜）

该研究获得格但斯克医科大学科学研究独立生物伦理委员会的批准（编号：NKBBN/87/2013）。

本研究目的旨在评估来自慢性中耳炎和听力下降患者鼓膜内陷袋中的亚细胞物质，分析观察到的变化；检测内陷袋组织中编码促炎细胞因子 TNF-α、RANKL 和 MMP-9 的基因表达水平。

术中收集病理组织碎片，常规固定和处理。超薄切片，柠檬酸铅和乙酸铀酰复染，使用透射电镜 JEM Ⅻ 进行分析和拍照[6]。

所选基因（TNF-α、RANKL 和 MMP-9）的表达水平基于基因水平上多重逆转录聚合酶链反应，使用荧光标记的特异性探针 Hyb 探针测定。本研究对照样品取自一名猝死者的鼓膜和盾板的骨碎片。

患者接受了鼓室成形术，通过鼓室腔内途径重建鼓膜和听小骨——砧骨的长脚用玻璃离子水门汀连接到镫骨底部。去除鼓室粘连、肉芽组织、和具有炎症特征的部分盾板。术后鼓膜穿孔愈合，听力改善，骨气导差减少约 20 dB。

结　果

主要的形态学特征为细胞水平和纤维成分均出现退行性改变，观察到随机空间分布的降解胶原纤维和纤维细胞解体的成分。内陷袋显示胶原纤维的进一步破坏，促使鼓膜纤维层的缺失。

表层上皮细胞的增殖和迁移以及它们对鼓膜纤维层的渗透是内陷袋的主要特征。内陷袋还观察到淋巴细胞浸润。分子学研究（RT-PCR）显示，与对照组相比慢性中耳炎患者内陷袋中 TNF-α、RANKL 和 MMP-9 的基因表达发生变化。内陷袋中 TNF-α 基因和 RANKL 蛋白基因显著增加，而编码 MMP-9 基因略有增加。

结　论

鼓室成形术可以成功地改善有内陷袋患者的听力。去除鼓室的炎性病变是手术成功的先决条件。在所研究的标本中，我们观察到以退化为主的形态学特征，包括细胞水平和纤维成分水平的退化。慢性中耳炎内陷袋中，骨破坏伴随着促炎细胞因子和 RANKL 因子活性的增加，这可能表明内陷袋的形成是一个活跃的过程。可以通过电子显微镜图像与听力下降程度间的关系、内陷袋的严重程度以及细胞因子活性，对有内陷袋的慢性中耳炎患者的诊断、监测和手术指征进行修订。

促炎细胞因子水平升高和外耳道骨炎的特点表明内陷袋是一种活跃的鼓膜炎性改变。因此，需要彻底清除外耳道的粘连 / 发炎的肉芽和骨组织，以避免中耳炎症复发。

（赵　辉　译）

参考文献

[1] Sadé J, Berco E. Atelectasis and secretory otitis media. Ann Otol Rhinol Laryngol, 1976, 85: 66–72.

[2] Sadé J, Avraham S, Brown M. Atelectasis, retraction pockets and cholesteatoma. Acta Otolaryngol, 1981, 92: 501–12.

[3] Knutsson J, Bagger-Sjöbäck D, von Unge M. Structural tympanic membrane changes in secretory otitis media and cholesteatoma. Otol Neurotol, 2011, 32: 596–601.

[4] Lee JH, Hong SM, Kim CW, et al. Attic cholesteatoma with tiny retraction of pars flaccida. Auris Nasus Larynx, 2015, 42(2): 107–12.

[5] Janczewski G. Otolaryngologia praktyczna. Gdańsk: Via Medica, 2007.

[6] Tukaj C, Kuczkowski J, Sakowicz-Burkiewicz M, et al. Morphological alterations in the tympanic membrane affected by tympanosclerosis: ultrastructural study. Ultrastruct Pathol, 2014, 38: 69–73.

21 Goltz-Gorlin 综合征患儿应用振动音桥中耳植入的纵向结果

Marek Porowski, Henryk Skarżyński, Maciej Mrówka
Department of Oto-Rhino-Laryngosurgery, World Hearing Center, Institute
of Physiology and Pathology of Hearing, Warsaw/Kajetany, Poland

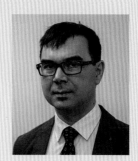

Marek Porowski

摘　要

　　本研究的目的是在纵向观察的基础上评估振动音桥中耳植入术在一例先天性缺陷儿童中的应用。作者提出了在这种综合征中遇到的解剖差异和与之相关的术中困难。形态异常主要表现在小乳突和固定在鼓室上隐窝的听小骨缺损，术后未发现早期和晚期的副作用。这个结果强调了在这种先天性缺陷患者中使用植入物的安全性，以及在改善语音识别（尤其是噪声环境）和改善听觉方向性的益处。

关键词

　　中耳植入物；Goltz-Gorlin 综合征；中耳先天性畸形

引　言

　　Goltz-Gorlin 综合征是一种罕见的与常染色体显性遗传相关的先天性畸形，其特征是皮肤病变、眼部、骨关节系统和内分泌系统异常[1-2]。Goltz-Gorlin 综合征者通常有传导性听力下降，主要与外耳道狭窄、中耳积液和听骨链缺损有关。耳道的缩窄或闭锁导致这些患者使用传统助听器的效果不佳，因此先天性缺陷患者是听觉植入的目标群体，包括振动声桥（VSB）中耳植入[3]。

　　本研究目的旨在对患有 Goltz-Gorlin 综合征儿童的长期观察来评估 VSB 的效果，包括听觉效果和使用该装置的安全性。

案例与方法

　　该 8 岁儿童因双侧听力下降就诊，被诊断为 Goltz-Gorlin 综合征。体检发现右侧外耳道闭锁（EAC）；左侧外耳道及鼓膜正常，鼓室可见中度积液。听力测试显示双侧听力下降——右耳混合性，左耳传导性（图 1）。

　　颞骨 CT 显示右耳听小骨发育不全，听骨链存在但锤骨和砧骨融合，且与上鼓室的顶壁相连。乳突腔较左侧小。

　　由于无法使用传统助听器，使用眼镜式骨传导装置效果不佳，因此考虑对患者进行中耳植入，患儿 8 岁时手术。术中观察到气化乳突小。在鼓室上隐窝可以看到完整听骨链，但锤骨黏附在鼓室上隐窝的骨壁上。为避免造成听力损伤，使用

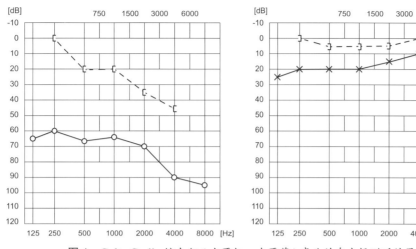

图 1　Goltz-Gorlin 综合征（右耳红，左耳蓝）患儿的自由场测听结果

小号低速钻头离断融合的听骨，恢复活动性。图 2 显示植入前畸形听小骨，可见锤骨和砧骨融合。

　　当暴露听骨链并松解后，在颞骨表面准备植入体的安放位置。然后将 FMT 换能器固定在与镫骨头相连的畸形砧骨的长突上。使用少量的玻璃离子水门汀来加强植入物和 FMT 传感器之间的连接。图 3 显示植入后状态。

结果与讨论

　　振动声桥是一种常用的中耳植入体。该方法可以显著改善后天性和先天性外耳道阻塞引起的

听力下降[3-4]。这种情况下使用 VSB 结果良好，但是由于先天性畸形和解剖异常，只有少数中心使用这种方法[3-7]。作者提供了植入后 1 年多的随访结果[5]。患者术后测听结果显示，植入物显著改善其言语识别和听觉方向性（图 4），尤其在嘈杂环境中。

　　作者未见植入后近期或远期副作用。应该强调的是，先天性缺陷的听觉植入是最困难的耳外科手术之一。在先天性缺陷的情况下，不仅要关注面神经异常走行的风险，还需要考虑上鼓室中听骨链的固定，如该病例。

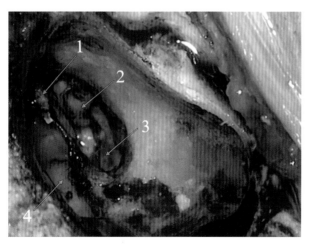

图 2　1. 乳突开放后状态砧骨；2. 与砧骨形成骨块的畸形锤骨；3. 镫骨连接到骨块；4. 外半规管

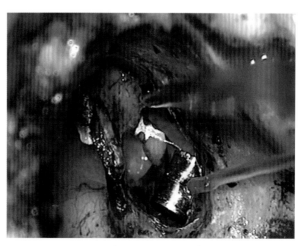

图 3　VSB 植入后状态，可见 FMT 传感器借助生物胶（玻璃离子水门汀）固定在畸形砧骨的长突上

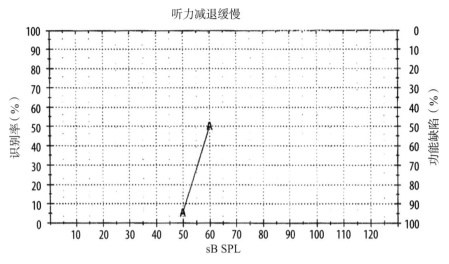

图4　术后自由声场言语测听

结　论

对 Goltz-Gorlin 综合征患者行中耳植入后的早期和远期结果评估表明，VSB 植入可以安全地用于这类患者，包括儿童。

（赵　辉　译）

参考文献

[1] Goltz RW, Peterson WC, et al. Focal dermal hypoplasia. Arch Dermatol, 1962, 86: 708–17.

[2] Gorlin RJ, Meskin LH, et al. Focal dermal hypoplasia syndrome. Acta Derm Venereol, 1963, 43: 421–40.

[3] Frenzel H, Hanke F, et al. Application of the Vibrant Soundbridge to unilateral osseous atresia cases. Laryngoscope, 2009, 119(1): 67–74.

[4] Roman S, Nicollas R, et al. Middle ear implant for mixed hearing loss with a malformation in a 9-year-old child. Eur Ann Otorhinolaryngol Head Neck Dis, 2010, 127(1): 11–14.

[5] Skarżyński H, Porowski M. Zastosowanie implantu ucha środkowego Vibrant Sundbridge u dziec-ka z zespołem Goltza-Gorlina z jednostronną atrezją przewodu słuchowego zewnętrznego i nied-osłuchem typu mieszanego [Application of the middle ear implant Vibrant Soundbridge in a child with Goltz-Gorlin syndrome with unilateral congenital atresia and mixed hearing loss]. Now Audiofo-nol, 2012, 1(3): 44–48.

[6] Skarżyński H, Podskarbi-Fayette R. Treatment of otorhinolaryngological manifestations of three rare genetic syndromes: Branchio-Oculo-Facial (BOF), Ectrodactyly Ectodermal dysplasia Clefting (EEC) and focal dermal hypoplasia (Goltz syndrome). Int J Pediatr Otorhinolaryngol, 2009, 73(1): 143–51.

[7] Skarżyński H, Porowski M, et al. Application of middle ear implant Vibrant Soundbridge in congenital ear deformations in children. The 10th International Congress of the European Society of Pediatric Otorhinolaryngology, Pamplona, Spain, 5–8 June 2010.

22 病例报道：锤骨－前庭桥接术用于镫骨修正手术

Joseph D. Wasson, Robert J.S. Briggs

Department of Otolaryngology, University of Melbourne, Australia

摘 要

简介 在耳硬化症患者，先前的砧骨镫骨切除术失败会对二次手术修正提出挑战，特别是砧骨长脚侵蚀或者锤骨固定的病例。

案例与方法 患者，男性，46 岁，2 年前因耳硬化症行镫骨切除术，现再次出现左侧传导性听力下降。鼓室探查见现有砧镫骨切除术后植入体的卷曲部位发现了砧骨长脚的侵蚀。随后我们进行了修正性的锤骨－前庭桥接术。

结果 术后进行为期 1 年的随访，4 个频率（0.5 kHz、1 kHz、2 kHz 和 3 kHz）的平均气骨导差成功缩小至 10 dB 以内。

结论 对于砧骨镫骨切除术失败后有明显砧骨长脚侵蚀或锤骨固定的耳硬化症患者，锤骨－前庭桥接术是一种有效的修正术。

关键词

耳硬化症；镫骨手术；镫骨切除术；镫骨切除术；修正手术

引 言

镫骨手术治疗耳硬化症失败有多种原因。常见的有植入体移位或功能障碍、砧骨侵蚀或半脱位以及卵圆窗病变[1]。修正手术并不简单。耳科医生必须根据失败的原因决定是否再次重建砧骨的声传导，或者考虑用锤骨替代[2]。本病例描述了一种镫骨修正手术：锤骨－前庭桥接术。

病例报告

患者，男性，46 岁，左耳听力下降 2 周，无相关的耳鸣或眩晕。患者 2 年前因左侧耳硬化症接受左侧砧镫骨切除术，手术成功，至此次复发前听力有改善。鼓膜检查并无异常，但是音叉测试在左侧林纳试验阴性，韦伯试验偏左，与左侧传导性听力下降一致。纯音测示左侧中度至重度传导性听力下降（表 1），双侧声导抗正常（A 型）。

表1 术前纯音听力图（待绘制）

		频率									
		125	250	500	750	1000	1500	2000	3000	4000	6000	8000
AC 无掩蔽	右耳		15	20		20		10	35	25		20
	左耳	35	40			30		40				
AC 无掩蔽	右耳											
	左耳								65	70	65	65
BC 无掩蔽	右耳			10		10		20	25			
	左耳											
BC 无掩蔽	右耳								20			
	左耳		10	15		20		50	35	15		

耳内入路，在局部麻醉和静脉镇静下行左侧镫骨修正切除术。抬高鼓膜瓣以检查锤骨、砧骨、镫骨以及开窗处的完整性和活动性。术中见植入体卷曲处的砧骨长脚（LPI）已被侵蚀，导致假体移位（图1）。锤骨和砧骨残体的其他位置可活动。

将旧的假体连同远端被侵蚀的LPI一起小心去除。由于砧骨长脚残留过少，选择一个连接锤骨至前庭的假体重建听骨链。从锤骨的侧突和锤骨柄将鼓膜解剖并剥离，保留脐部的连接。测得锤骨柄内缘到卵圆窗的距离为6 mm，将6.5 mm×0.5 mm的锤骨镍钛诺氟塑料"智能"活塞放入现有的镫骨切口中，回置鼓膜钩于锤骨柄上使其位于外侧突下方。使用绿色染料激光器激活假体卷曲部与锤骨的连接（图2）。

将鼓膜回置，并术中给予自由场耳语听力测试，以确保术后主观听力改善。然后于患者肘窝抽取静脉血用于填充中耳，这样可以在卵圆窗镫骨切除术腔周围形成血液密封。回置鼓膜瓣，用环丙沙星浸泡的明胶海绵填塞外耳道。

术后，鼓膜完全愈合，无并发症，检查可见锤骨上的假体线环（图3）。

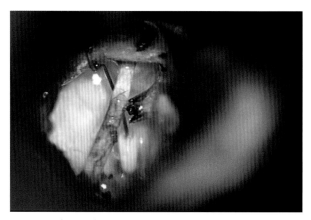

图2 锤骨活塞卷曲到位。被侵蚀的LPI已被移除，鼓索神经得以保留

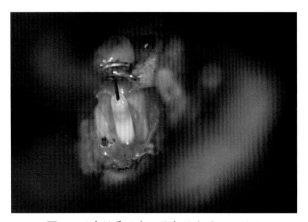

图1 现有镫骨活塞压接部位左耳LPI侵蚀

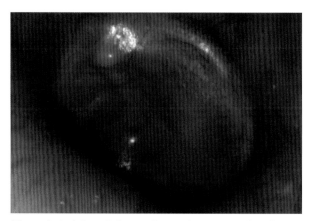

图3 左鼓膜术后检查显示完全恢复，可见锤骨活塞假体钢丝环

术后 1 年复查纯音测听，显示 0.5 kHz、1 kHz、2 kHz 和 3 kHz 频率的平均气 – 骨导差在 10 dB 以内；声导抗 A 型（表 2）[3]。

表 2 　锤骨 – 前庭桥接术后 1 年的纯音测听（绘图）

		频率										
		125	250	500	750	1000	1500	2000	3000	4000	6000	8000
AC 无掩蔽	右耳	25	20			20		15	25	25	20	30
	左耳	30	30			25		40	40	40	45	35
AC 掩蔽	右耳											
	左耳											
BC 无掩蔽	右耳			10		10		15		10		
	左耳											
BC 掩蔽	右耳											
	左耳		10	15		20		35	20	10		

讨 论

先前的砧骨镫骨切除术可能因各种原因失败，导致同侧传导性听力下降复发[1-2]。Fisch 等人[1]详细分析了 82 例镫骨手术失败的病例，通过术中观察之前手术的失败原因，发现这些因素可能单独或共同作用。导致手术失败的主要因素有：假体损坏或移位（86.2%）；砧骨侵蚀、半脱位或固定（80%）；卵圆窗异常（80%）。值得说明的是，48.6% 的病例中发现锤骨异常。听小骨异常中最常见的原因是假体卷曲部位的 LPI 糜烂和由于锤骨前方钙化导致的部分锤骨固定，这两种情况发生在 37.5% 的病例中[1]。因此，在修正手术时鼓室探查必须充分暴露砧锤关节、锤骨前突和韧带、砧骨长脚、砧镫骨活塞和卵圆窗，以确定手术失败的病因。

当平均骨气导差超过 15 dB 且预期结果有利于患者的整体听功能时，可考虑对患者进行修正手术。应根据鼓室探查的情况决定在砧骨还是锤骨层面重建听力。如果 LPI 完整，砧骨和锤骨活动正常，可以放置一个替代砧骨至镫骨的活塞[1-2, 4]。如果 LPI 只有部分被侵蚀，残存部分足够且砧骨锤骨活动正常，那么可以尝试砧骨重建。我们需要将假体固定在砧骨上以防止移位。这可以通过将骨水泥使用在 LPI 的远端或使用形状记忆假体来实现，该假体在不需要骨水泥的情况下可以牢固地夹紧砧骨[2]。如果 LPI 侵蚀严重或有锤骨 / 砧骨的固定，那么建议用压接到锤骨的活塞重建锤骨[1-2, 4]。在锤骨或砧骨全部或部分固定的情况下，有必要在连接锤骨假体之前切除锤骨头以及锤骨前突和韧带，以活动锤骨柄[1-2]。

几项研究报道了使用锤骨假体的有利结果，18% ～ 60% 的假体修正在术后 1 年的随访中实现 4 个频率（0.5 kHz、1 kHz、2 kHz 和 3 kHz）平均提高 10 dB 分贝，而砧骨假体修正为 0% ～ 51%[1-2, 4]。此外，锤骨假体修正 1 年后的失败率明显低于存在 LPI 侵蚀的砧骨假体修正。据报道，锤骨假体修正后能维持的中位时间为 75 个月，而伴有 LPI 侵蚀的砧骨假体修正为 30 个月[2]。

传统上，锤骨至前庭假体是通过将活塞压接到锤骨柄[1-2, 4]实现的，如本病例报道中所描述（图 2，图 3）。然而，由于锤骨柄的卵圆形和成角度的横截面形状，一些人报道了这种技术的假体卷曲位移的问题[1, 5]。挤压是锤骨柄附着的另一个问题，因为假体卷曲靠近鼓膜[6-7]。通过镍钛诺自卷曲丝环实现的紧密连接，可以避免这些问题，并且可以在锤骨柄的侧表面上钻一个小凹口，以促进丝环的安全连接。

如果锤骨没有完全固定，那么锤骨－前庭桥接术的另一个附着部位是锤骨颈部[6-7]。从技术上来说，将假体压接至锤骨颈部比压至锤骨柄更简单，创伤更小，因为只需最小限度地抬高松弛部即可打开 Prussak's 空间并暴露颈部[6]。颈部的鞍形形状比柄的横截面直径更小，为卷曲提供了更好的（朝向脐？）的稳定性[5-7]。锤骨颈－前庭桥接术的听力结果优于锤骨柄切除术。Park 等人[7]证明，在术后 1 年（n=15）时，80% 的锤骨颈切除术的气骨导差在 20 dB 以内（0.5 kHz、1 kHz、2 kHz 和 3 kHz 的平均阈值），相比之下，55% 的锤骨柄切除术气骨导差在 20 dB 以内（n=20），不过在术后 1 年时两组的平均气骨导差比较差异没有统计学意义。

关于修正锤骨－前庭桥接术对内耳听力改善的潜在风险，文献中存在相互矛盾的观点。没有病例描述术后听力完全丧失，但是曼汉姆[2]报道称，与修正砧骨假体（2%）相比，修正锤骨假体（9%）骨导阈值高于 10 dB 的高频听力下降风险增加了 5 倍。相反，Park 等人[7]在 35 例接受锤骨－前庭桥接术的患者中发现术后骨导阈值没有显著降低。

镍钛诺自卷曲假体的使用有助于将活塞牢固地连接到锤骨柄上。使用激光激活闭合锤骨周围的钢丝环，显著减少了手动卷曲所需的暴露和操作难度。

结 论

锤骨－前庭桥接术是矫正先前砧骨切除术失败的耳硬化症患者传导性听力障碍的有效方法，这些患者有明显的 LPI 侵蚀或锤骨固定。该术式技术上更具挑战性，可能会增加内耳损伤的风险。但是与镫骨切除术相比，其术后维持更久，1 年以上随访很少出现失败。

（赵　辉　译）

参考文献

[1] Fisch U, Acar GO, Huber AM. Malleostapedotomy in revision surgery for otosclerosis. Otol Neurotol, 2001, 22: 776–85.

[2] Mangham CA. Long term impact of incus necrosis on revision stapes surgery: incus versus malleus reconstruction. Otol Neurotol, 2009, 30: 1145–51.

[3] Committee on Hearing and Equilibrium. Committee on Hearing and Equilibrium guidelines for evaluation of results of treatment of conductive hearing loss. Otolaryngol Head Neck Surg, 1995, 113: 186–87.

[4] Kohan D, Sorin A. Revision stapes surgery: the malleus to oval window wire-piston technique. Laryn-goscope, 2003, 113: 1520–24.

[5] Kwok P , Fisch U, Nussbaumer M, et al. Morphology of the malleus handle and the comparison of different prostheses for malleostapedotomy. Otol Neurotol, 2009, 30: 1175–85.

[6] Chang MY, Jang JH, Song JJ, et al. Malleus neck-anchoring malleostapedotomy: preliminary results. Otol Neurotol, 2012, 33: 1477–81.

[7] Park M, Song J, Chang MY, et al. Malleostapedotomy revisited: the advantages of malleus neck-anchoring malleostapedotomy. Otol Neurotol, 2014, 35: 1504–08.

23 中耳腺瘤

Thomas E. Linder[1], Eduardo M.R. Monteiro[2]

[1] Department of Otorhinolaryngology-Head & Neck Surgery, Kantonsspital Luzern, Luzern, Switzerland

[2] Department of Otorhinolaryngology-Head & Neck Surgery, Hospital Evangélico, Belo Horizonte, Brasil

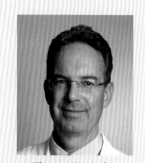

Thomas E. Linder

摘 要

简介 中耳腺瘤是一种罕见的中耳肿瘤,且临床上诊断极少。患者通常表现为听力下降、耳胀满感或耳鸣。诊断是通过显微镜检查确定。根据免疫组化阳性和罕见的转移,可将肿瘤归为中耳腺瘤 (同义词:中耳类癌或中耳神经内分泌腺瘤)。中耳腺瘤的治疗方式是行根治性手术,通常需要切除部分听骨链。由于有复发或转移的可能,需要进行随访。

案例与方法 58 岁的男性患者,在完整的鼓膜后面可见一个红色的肿块。耳镜检查、听力学检查和 CT 扫描确定中耳肿块包绕听骨链。切除肿瘤,完整保留听骨链。术中发现肿块表面类似于脂肪瘤,但组织学检查明确为神经内分泌腺瘤。

结果 组织学诊断为中耳神经内分泌腺瘤。由于采用的是保留听骨链保守手术方法,肿瘤复发的机会更高。必须进行随访,随访内容包括 CT 或 MRI,身体检查以及听力学检查。

总结 腺瘤是罕见的低度恶性肿瘤,具有复发和转移的可能,可以通过积极的手术切除治愈。尽管如此,后续随访仍然是必须的,尤其是在保留听骨链完整的情况下。化疗和放疗不是首选的治疗方法。

关键词

腺瘤;类癌;神经内分泌腺瘤;中耳

引 言

中耳腺性肿瘤不常见,最早由 Hyams 在 1976 年报道,Murphy 于 1980 年描述。由于该病与其他罕见的病变在病因、分类和预后方面具有相似性,因此其诊断仍然是病理学家和耳鼻喉科医生面临的挑战[1]。患者一般表现为听力下降、耳胀满感或耳鸣。依据免疫组化明确诊断,大多数肿瘤具有良性特征[2]。治疗包括外科手术及随访,随访内容应有影像学检查,特别是那些手术切除较为保守,保留完整听骨链的病例[3]。不建议辅助放疗或化疗[4]。需要与先天性胆脂瘤、中耳脂肪瘤、囊肿、脑膜瘤、神经瘤和副神经节瘤等鉴别。

案例与方法

患者,男,58 岁,因右耳胀满感,听力下降,鼓膜完整但后上部隆起转诊至我院。该患者身体其他部位进行过多次脂肪瘤切除术。听力图显示右侧传导性听力损失，平均气骨导差为 20 dB（图1）。CT 扫描显示中耳肿块，主要占据中鼓室，颞骨无明显侵犯。听小骨侵犯不明显（图2）。耳镜检查鼓膜后上象限有一个灰白色突起的肿块（图3）。全身检查未发现其他改变。鉴别诊断包括中耳腺瘤、脂肪瘤、囊肿、脑膜瘤、神经瘤、副神经节瘤和先天性胆脂瘤。

建议患者进行手术切除治疗，以便能够获得组织病理学诊断。详细讨论了外科手术的风险，特别是可能需要切除听小骨行听骨链重建术，鼓索神经也可能损伤。患者同意接受手术，该手术于 2014 年 9 月进行。

手术在全身麻醉下进行，采用耳后入路，做乳突筋膜瓣，外耳道皮瓣，门型瓣。充分暴露中

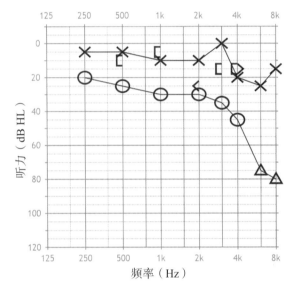

图 1　患者听力图

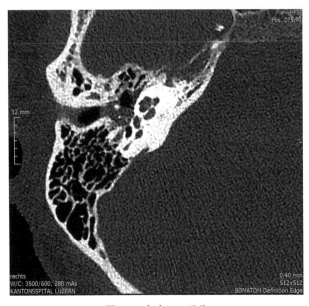

图 2a　患者 CT 图像

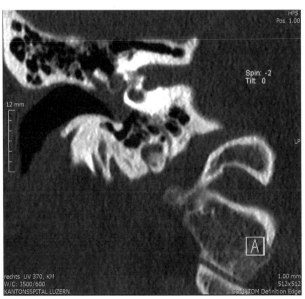

图 2b　患者 CT 图像

耳腔，见鼓膜后上有红色的隆起，但不像鼓室球体瘤那样的暗红色。进入中耳后，见一个淡黄色脂肪瘤样表面光滑肿块，表面附着细小血管，肿块位于鼓膜黏膜层后面（图4）。使用电钻和刮匙切除外耳道后上壁部分骨质，暴露肿瘤。从上鼓室部分开始切除肿瘤。仔细将听骨链从肿块中分离出来，听骨链保持完整，活动良好（图5a，图5b）。解剖鼓索神经，发现其穿过肿块，因此在肿块切除过程中神经断裂。在砧骨上方尝试予鼓索神经断端吻合。鼓膜后上象限似乎是肿瘤的起源，予以切除，使用颞肌筋膜内植法修补鼓膜。耳道皮肤边缘使用 Gelfoam® 和 Ivalon® 覆盖，分三层缝合切口。

最终的组织学诊断为腺瘤（神经内分泌腺瘤）。因此术后 1 年需要影像学复查。

讨 论

中耳肿瘤是一种罕见的疾病。中耳腺瘤占所有耳肿瘤的比例不到 2%[1]。最早 Hyams 和 Michaels[5] 在 1976 年描述了这些肿瘤。它们被称为中耳腺瘤，其可能的起源是中耳的黏膜上皮。1980 年，Murphy[6] 描述了一个相似的肿瘤，但感觉其特点更像是类癌，因为它有神经内分泌分化的超微结构证据。直到现在，文献中仍存在很多关于这些肿瘤真正性质的争论。目前的共识认为这是同一种肿瘤，只是腺化和神经内分泌化的程度不同[2]。由于中耳腺瘤（MEA）在大多数情况下是良性的，因此相对于类癌，称之为中耳腺瘤更加贴切。

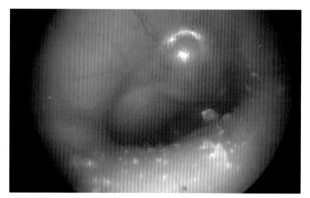
图 3　患者耳镜检查

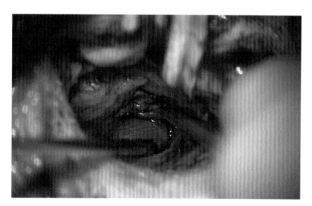
图 4　中耳肿瘤

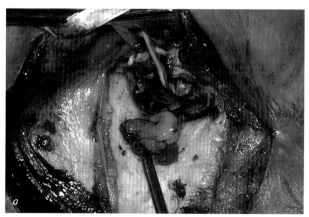

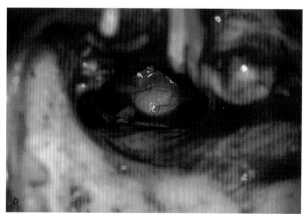
图 5　a. 中耳肿瘤切除；b. 肿瘤切除后听骨链完整

MEA 的平均就诊年龄为 45 岁左右，没有性别差异。单侧发病，左右耳发病率相等。由于这些肿瘤生长缓慢且罕见，诊断往往滞后 [7]。

MEA 最常见的症状是听力下降，可能有耳胀满感、耳鸣和耳痛或者无其他症状。在报道的大多数病例中，鼓膜完整，因鼓膜后肿块的挤压向外侧移位，外观可为红色、灰色或黄色。肿瘤血管丰富，界限清楚，无包囊。肿瘤往往包绕听小骨，但没有骨侵蚀。面瘫不常见。面神经麻痹通常在肿瘤切除后缓解，这提示肿瘤会压迫鼓室部分的面神经引起症状，但不会直接侵犯神经 [8]。曾经有过副肿瘤综合征的报道 [4]。转移罕见且存在争议。文献描述的转移灶都是区域性的，发生于晚期和极晚期，并且常常在多次复发后发生 [9]。与这些肿瘤相关的系统性改变和记录到的转移较少可能更多源于其相对较小的尺寸和较差的血供，而不是因为缺乏生物学潜能 [2]。

影像学检查是非特异性的。CT 图像显示局限于颞骨内的均匀、低密度病变，这些病变能够延伸到整个鼓室和乳突。听小骨通常被包绕在肿块内，没有明显的侵蚀。良恶性中耳腺瘤之间没有特征性差异。MRI 并不能提供比 CT 更多的术前信息。肿瘤在 T1 加权像上是等信号的，在 T2 加权像上近似于灰质的信号强度。

由于临床体征、体格检查和影像学检查均为非特异性，因此最终确诊依靠组织学检查和免疫组化。中耳腺瘤由外分泌和神经内分泌类型细胞组成，有时还具有神经内分泌标记物，例如特异性烯醇化酶、嗜铬粒蛋白、突触素、5- 羟色胺和胰腺多肽。其主要结构为立方形到柱状，大小均匀，伴有嗜酸性和细颗粒细胞。细胞核为圆形至椭圆形，与精细分散的染色质一起常呈现"胡椒盐"征，这与神经内分泌起源是一致的

2009 年，Saliba 和 Evrard[3] 根据免疫组化结果和转移提出中耳腺瘤的分类。当两者均为阴性时，肿瘤描述为中耳腺瘤。当免疫组织化阳性且

无转移时，描述为最常见的中耳神经内分泌腺瘤。最罕见的类型是既有免疫组化阳性又有转移或类癌综合征的肿瘤，描述为中耳类癌（表 1）。这是当前最常用的中耳腺肿瘤分类。

表 1　中耳腺瘤的 Saliba 分类

类型	免疫组织化学	转移	百分比
中耳神经内分泌腺瘤	+	-	76%
中耳腺瘤	-	-	20%
中耳类癌	+	+	4%

改编自 Saliba 等 [3]

治疗首选完全性手术切除。当听骨链被肿瘤包裹时，切除听小骨的患者，其远期效果较未切除听小骨的患者更好，后者存在 18% ～ 22% 的复发率。尽管尚无足够证据表明一种手术优于另一种手术，但经耳道进路（14%）的复发率高于根治性乳突切除术（9%）。多次减瘤切除方式也是保留听骨链的一种选择，但这种方式依赖于长期随访和患者的依从性。当需要修补鼓膜时，应选择筋膜修补术而不是软骨修补术，这样便于术后中耳检查。我们总共面诊 4 例患者，最近报道了其中 3 例 [10]。

化疗和放疗已经用于肺和胃肠道类癌肿瘤，但是尚无用于治疗中耳类癌的数据。此外，有辐射暴露引起的继发性恶变报道 [2]。

据报道局部复发率高达 18%，复发者需要再次接受手术治疗。所有复发病例都是在首次手术中未切除听骨链者。如果存在区域转移，则需要进行腮腺切除术或者颈淋巴清扫术。

报道的无瘤间隔的时长从 53 到 158 个月不等。建议进行长期的耳镜和听力学检查随访。对于未切除听骨链的病例应给予特别注意。在这些病例中，应进行定期的 CT 或 MRI 检查，以便及早发现复发。

结 论

中耳腺瘤是一种罕见的中耳肿瘤。恶性行为，如类癌综合征和转移，很少见。最终诊断取决于显微镜下的发现。该病的发生机制和分类仍然存在很多争论。Saliba 分类是目前最完整、最可取的分类。治疗方法首选积极的外科手术，术中切除听骨链。后续的体检和放射检查是必须的，特别是对于第一次手术比较保守、没有切除被肿瘤包绕的听小骨的患者。不推荐化疗和放疗。

（丁 娟 韩 朝 译）

参考文献

[1] Almuhanna K. Neuroendocrine adenoma of the middle ear with the history of otitis media and carcinoma of the cheek: a case report. BMC Research Notes, 2014, 7: 532.

[2] Torske KR, Thompson LDR. Adenoma versus carcinoid tumor of the middle ear: a study of 48 cases and review of the literature. Modern Pathol, 2002, 15(n5): 543–55.

[3] Saliba I, Evrard AS. Middle ear glandular neoplasms: adenoma, carcinoma or adenoma with neuroendocrine differentiation: a case series. Cases J, 2009, 2: article 6508.

[4] Isenring D, Pezier TF, Vrugt B, et al. Middle ear adenoma: case report and discussion. Case Rep Otolaryngol, 2014, article 342125.

[5] Hyams VJ, Michales L. Benign adenomatous neoplasm of the middle ear. Clin Otolaryngol Allied Sci, 1976, 1(1): 17–26.

[6] Murphy GF, Pilch BY, Disckersin GR, et al. Carcinoid tumor of the middle ear. Am J Clin Pathol, 1980, 73(6): 816–23.

[7] Amble FR, Harner SG, Weiland LH, et al. Middle ear adenoma and adenocarcinoma. Otolaringol Head Neck Surg, 1993, 109: 871–76.

[8] Ramsey MJ, Nadol JB, Pulch BY, et al. Carcinoid Tumor of Middle Ear: clinical features, recur- rences and metastases. Laryngoscope, 2005, 115(9): 1660–66.

[9] Verhage-Damen GW, van Engen-van Grunsven IA, van der Schans EJ, et al. A white mass behind the tympanic membrane: adenoma of the middle ear with neuroendocrine differentiation. Otol Neurotol, 2011, 32(5): 38–39.

[10] Gut SM, Wagner B, Kessler M, et al. Neuroendocrine adenoma of the middle ear. HNO, 2014, 62:180–85.

24 中耳神经内分泌腺瘤

Henryk Skarżyński[1], Małgorzata Buksińska[1], Roman Barylyak[1],

Piotr H. Skarżyński[2,3,4]

[1] Department of Oto-Rhino-Laryngosurgery, World Hearing Center,

Institute of Physiology and Pathology of Hearing, Warsaw/Kajetany, Poland

[2] Department of Teleaudiology and Screening, World Hearing Center,

Institute of Physiology and Pathology of Hearing, Warsaw, Poland

[3] Institute of Sensory Organs, Kajetany, Poland

[4] Heart Failure and Cardiac Rehabilitation Department, Second Faculty

of Medicine, Medical University of Warsaw, Poland

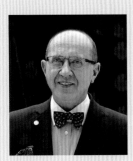

Henryk Skarżyński

摘 要

中耳神经内分泌腺瘤（NAME）是一种罕见的疾病，到目前为止大约报道了 100 例左右，在波兰只报道了 2 例。最常见症状是单侧听力下降。诊断主要基于颞骨影像学和最终的病理结果。手术切除是比较有效的治疗方式。本章节基于现有文献回顾性分析了 NAME 的诊断和治疗，并报道 3 例 NAME 病例。

关键词

神经内分泌腺瘤；中耳

引 言

中耳神经内分泌腺瘤是一种良性的肿瘤，表现为上皮性和神经内分泌性的分化特征。神经内分泌肿瘤来源于神经内分泌系统。尽管这类细胞分布于各种器官，但是大部分神经内分泌肿瘤发生在胃肠道和肺部，很少出现在头颈部。头颈部神经内分泌肿瘤常常发生于喉部，有时也可见于唾液腺，极少发生在中耳。迄今英文文献中仅报道 100 多例 NAME，波兰只有 2 例报道。

病例报道

病例 1

23 岁患者，因右侧听力下降伴有右侧耳鸣，2 年前到听觉生理病理研究所（IFPS）就诊。

在此之前患者没有任何耳鼻喉科的相关症状和用药史，依据世界听力中心完成的头部增强磁共振结果诊断。MRI 检查是由另外一家机构开具的，因为该患者在儿童时期曾因邻近枕骨大孔的血管母细胞瘤接受过治疗。影像检查未见肿瘤复发，但发现右侧鼓室有病变。病变填充鼓室的大部分并向鼓窦延伸，其特征是在 T2 加权像中出现中等信号，并有强化。乳突气房显示模糊。出具检查结果后，患者开始关注自己的疾病，主要是明确 MRI 的异常结果是否是严重的疾病。

耳内镜检查显示鼓膜完整，肿块位于中鼓室，鼓膜后方未见积液，无面瘫表现。纯音听阈显示右侧轻度传导性听力下降，在 0.5 kHz，1 kHz，2 kHz 和 4 kHz 四个频率平均有 10 dB 的听力损失。

颞骨 CT 显示软组织病变填满整个鼓室、鼓窦入口、鼓窦和乳突腔前部。组织块包绕听小骨，但未造成破坏。乳突腔和乳突气房模糊，极有可能是液体（图 1）。病史、临床表现和辅助检查表明右侧中耳存在肿瘤性病变。最后决定鼓室探查去除病变，送病理明确病变性质。术中发现鼓室内有一个红色纤维化的实体肿瘤。组织肿块充满中鼓室。切除病变组织过程中出血不多，切除组织送组织病理学检查。病理学显示切除组织形态上符合腺瘤。免疫组化染色 CD56 和 CK7 阳性，S100 阴性。最终诊断为中耳神经内分泌腺瘤。决定进行二次根治性切除手术。术中通过外耳道将鼓室内肿瘤逐步切除。由于病变位于锤骨柄下方，不得已将鼓膜与锤骨柄分开。肿瘤充满中鼓室和上鼓室。术中见听小骨未破坏。由于病变位置缘故，切除上鼓室、鼓窦及乳突（图 2）。切除上鼓室的肿瘤组织、清理锥隆起和面隐窝。在清除中耳病变后进行鼓膜成型，加固变薄的鼓膜。切除的肿瘤组织送病理学检查，确定之前的中耳神经内分泌腺瘤的诊断。术后 1 周去除外耳道填塞物，恢复良好。患者的听力有所改善，耳闷胀感减轻。纯音测试显示听力改善，随访 1 年无复发。

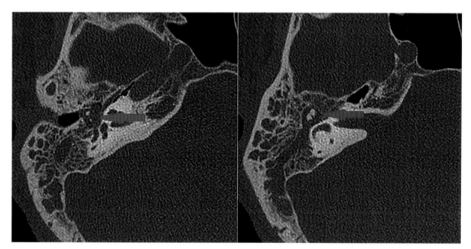

图 1 颞骨 CT 表现。左图：中耳充满软组织影，包绕听小骨并且穿出到外耳道。右图：软组织在上鼓室

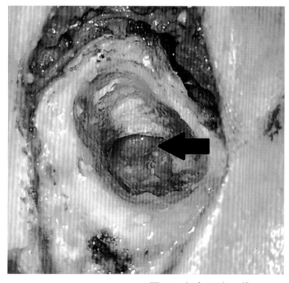
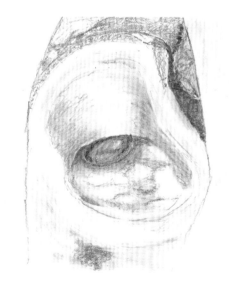

图 2 术中图片。箭头显示肿瘤组织进入中耳腔

病例 2

一例 38 岁的患者主诉耳鸣 5 年就诊于听觉病理生理研究所（IFPS）。数月前耳鸣加重并且出现左耳听力下降，患者自觉听力下降渐重。耳镜检查提示左侧鼓膜完整，鼓膜后上象限后方可见红色肿物。纯音听阈测试显示左侧传导性耳聋，在 0.5 kHz，1 kHz，2 kHz 和 4 kHz 的平均气骨导差达到 15 dB。颞骨 CT 显示肿块填充了整个中鼓室和大部分上鼓室（图 3）。上鼓室上部及乳突腔积液。听小骨被软组织紧密包裹，但是听骨和鼓室壁未破坏。增强磁共振显示中鼓室和上鼓室内有肿块。上鼓室上部、乳突腔和乳突气房也有液体（图 4）。面神经和前庭耳蜗神经未受累。

根据临床表现及辅助检查初步诊断为左侧中耳副神经节瘤。由于病变性质尚不确定，决定在做根治性切除前先予活检。左侧中耳鼓室探查手术取组织送病理学检查，术中发现肿瘤充满整个鼓室。部分肿瘤与鼓膜下象限粘连。

术中发现肿瘤外观不完全符合副神经节瘤，取活检时出血不多，病理学检查显示肿瘤由上皮细胞组成，神经内分泌标记物免疫反应阳性，CK7 标记物免疫反应阴性。

第二次手术为经耳道前进路鼓室切开术。从中鼓室和上鼓室切除肿瘤组织。扩大外耳道后壁获得更好的术野。为了完全清除肿瘤组织，手术中分离锤砧关节。肿瘤组织未侵犯乳突。清除肿瘤组织后，用类固醇激素冲洗鼓室腔。肿瘤组织再次送病检，病理结果和第一次不一致，提示肿瘤组织由腺体细胞组成，免疫组化结果 CD56 和 CK7 阳性。

对首次标本再次病理学检查，最终结果符合中耳神经内分泌腺瘤诊断。

1 周后去除耳道填塞物。术口愈合良好，患者听力改善并且耳鸣减轻。随访 2 年，影像学检查提示没有肿瘤复发。

病例 3

患者，50 岁，主诉进行性右侧听力下降伴反复的搏动性耳鸣。之前该患者因反复发作右耳急性感染而接受治疗。左耳无症状。视频耳镜检查显示右耳鼓膜浑浊，且在鼓膜上部和上鼓室轻微凸起。鼓膜后可见包绕听小骨的淡黄色肿瘤

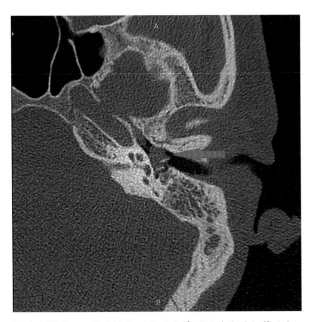

图 3　颞骨 CT 提示鼓室可见听小骨周围肿块（红箭头）。乳突气房可见不透亮组织可能表明有液体聚集

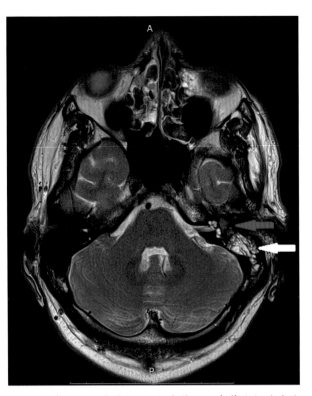

图 4　头部磁共振成像 T2 加权成像。红色箭头指的是鼓室肿瘤，白色箭头表示乳突气房内有液体聚集

组织（图5），纯音听阈测试显示右侧传导性耳聋，在0.5～4 kHz平均气骨导差28.75 dB。

颞骨CT显示右侧鼓室上、中部及所有听小骨周围均有软组织密度的病变组织，但无明显骨破坏征象。乳突气化正常，气房通气良好。手术经耳道入路暴露鼓室，可见鼓室内充满淡黄色脂肪样组织，肿瘤组织将听小骨包裹但是并未破坏听骨。用金刚钻将外耳道后壁和上鼓室间隙扩大，完全切除肿瘤组织，松解听小骨。将鼓膜连同外耳道的皮肤回纳关闭鼓室腔，填塞压迫耳道。术中组织病理结果符合中耳腺瘤，免疫组化提示神经内分泌性质肿瘤（synaptophysin和CD56均为

阳性）。根据Saliba和Evrard[6]分型，符合I型腺瘤——中耳神经内分泌腺瘤。

术后1周第一次复查，之后每半年一次，现已随访3年。耳镜检查显示锤骨近端鼓膜仍然增厚。术后3个月CT显示上鼓室外侧壁与锤骨颈部以及鼓膜上象限之间有软组织聚集，可能是组织粘连和残留的肿瘤组织。患者自觉术耳听力改善，搏动性耳鸣消失。纯音听阈测试显示听力正常，没有气骨导差（图6）。

讨　论

中耳神经内分泌腺瘤是一种良性肿瘤，同时具有上皮和神经内分泌分化特点。神经内分泌肿瘤来源于神经内分泌系统的细胞。尽管这类细胞可能散布于各个器官，但是此类肿瘤多分发生在胃肠道和肺部，偶有在头颈部，且通常发生于喉部，也可见于唾液腺。中耳神经内分泌腺瘤罕见，目前在英文文献中只报道了100多例。在引入统一的NAME命名法之前，上述肿瘤被描述为腺瘤性肿瘤、腺癌、类癌、中耳肿瘤或琥珀酸黄碱肿瘤。1976年Derlacki和Barney描述了三例中耳肿瘤[1]。组织病理学检查显示有类似内分泌上皮的细胞灶。两例肿瘤性质类似于腺癌，一例提示是腺瘤。临床特征不具备腺瘤典型的侵袭性生长，

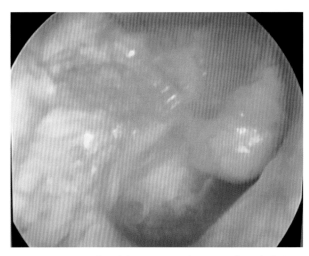

图5　视频耳镜图像提示右耳鼓室及鼓膜表面有病变

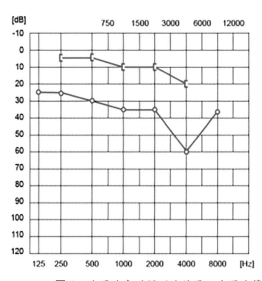
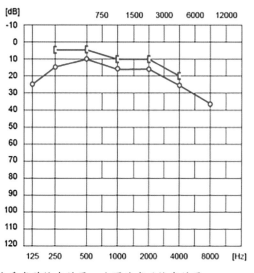

图6　右耳纯音听阈测试结果。左图为第一次手术前检查结果；右图为术后检查结果

结合临床表现，将这三种肿瘤统称为"腺瘤样肿瘤"。同年，发表了一项关于1950—1970年间报道的20例原发性中耳肿瘤伴腺瘤样结构的病例分析[2]。这些肿瘤的特点是临床病情较轻。用电镜检查排除了副神经节瘤的诊断。1980年Murphy等人根据肿瘤的神经内分泌性质，首次使用"中耳类癌"一词[3]。2002年Mills提出头颈部区域神经内分泌肿瘤的分类方法[4]。他将病变分为两类：神经内分泌肿瘤和其他。同时建议，以腺瘤样结构为特征的原发性中耳病变应称为"中耳腺瘤"，放弃以"类癌"来命名这类肿瘤。在分析了48例患者的结果后，Torske和Thompson提出了有关中耳区腺瘤性肿瘤的分类[5]。

文献显示，不同类型的肿瘤可以具有相似的形态和临床表现。2009年，Saliba和Evrard提出了中耳区域腺性肿瘤分类意见[6]：Ⅰ型中耳神经内分泌腺瘤（NAME）是最常见的类型，肿瘤免疫组化染色阳性，不转移；Ⅱ型中耳腺瘤（MEA），肿瘤没有神经内分泌标记物免疫反应性且不转移；Ⅲ型中耳类癌肿瘤（CTME）是一种罕见的神经内分泌肿瘤类型，转移或与类癌综合征相关。上面的分类简明易懂，并且清楚强调了NAME-上皮和神经内分泌的双重性质。

中耳神经内分泌腺瘤是一种罕见的肿瘤，占所有中耳肿瘤的不到2%[7]。NAME可以发生在任何年龄，平均年龄约为45岁。在儿童也有几例报道[8]。男性稍多见（男：女为1.3:1），通常为单侧，侧别无差异[5-6]。单侧耳聋是最常见的症状。听阈测试通常表现为传导性耳聋，其次是混合性耳聋。患者常有耳闷胀感，其他症状包括耳鸣、面瘫、平衡障碍、耳溢液和耳痛等。肿瘤也可能无症状，被偶然发现并诊断[5-15]。耳镜检查鼓膜完整，也可以轻度浑浊[14]。依据其位置的不同，NAME可能穿透鼓膜[9, 11]或使鼓膜突起[10, 12-13]。在合并中耳感染的情况下，鼓室可能有液体。通常首先进行纯音听阈测试，表现为传导性或混合性听力损失。如果怀疑中耳病变，首选颞骨CT检查[8,10]。NAME常常表现为软组织包绕听小骨，但没有骨质破坏。

其中一例，CT检查发现被肿瘤组织包绕的新骨形成，与鼓室的其他结构没有接触[14]。NAME通常填充中鼓室和下鼓室。乳突气房因积液而模糊不清。神经内分泌腺瘤在MRI上多表现为软组织肿块。T1加权像信号很弱，而T2加权序列中信号增强明显[9,11,13]。治疗通常分为两个阶段，首先通过耳前径路鼓室切开行活检明确病理性质。然后经外耳道进行鼓室切开探查，彻底切除中耳病变。依据肿瘤的位置和大小，可能需要扩大手术范围和进行上鼓室鼓窦乳突切除术。肿瘤的直径可以达到0.2～3cm[5]。肿瘤根治性切除前，应行活检，术中冰冻也有帮助。

中耳神经内分泌腺瘤大体标本被描述为软组织病变。肿瘤通常充满整个鼓室，紧紧包绕听小骨。肿瘤组织常侵犯乳突气房，也可能向咽鼓管生长或占据面神经周围，造成压迫。肿瘤可为苍白、胶冻状[10]、黄色[12]或马赛克状——灰棕色或棕红色，无包膜，通常为分叶状，血供差[5-6]。病理学检查时尤其要注意，肿瘤组织是无包膜的，它们由立方状或圆柱状的细胞组成，可以形成花结状或小梁状的结构。此外，从单个肿瘤的组织切片中也发现了不同的类型，嗜酸性细胞质可能是均匀的或含有微小颗粒。细胞核具有多形性-它们可以是圆形或椭圆形。染色质以一种特殊方式折叠——它的颗粒形成一种"胡椒盐"表现，这是神经内分泌来源肿瘤的特征[5-6]。免疫组化对于做出正确的诊断可能有帮助。CD56/N-CAM，嗜铬粒蛋白A、B、C（聚集在颗粒中，可以在电子显微镜中显示）和突触素（聚集在微小的细胞质颗粒中）免疫组化阳性提示神经内分泌肿瘤。作为上皮性肿瘤，NAME也表现细胞角蛋白（如CK7）和泛细胞角蛋白（AE1/AE3）免疫反应阳性[6, 13, 15]。

总　结

综上，中耳内分泌腺瘤为一罕见疾病，肿瘤的大小和位置决定了患者的症状和临床表现。诊断方法包含影像学检查，通常使用颞骨CT。手术切除是NAME的治疗首选。由于肿瘤的体积过大并与听小骨关系密切，常常需分期手术。最终确诊依靠组织病理与免疫组化。完全切除肿瘤可以减轻症状，显著改善患者的生活质量。

（杨娟梅　韩　朝　译）

参考文献

[1] Derlacki EL, Barney PL. Adenomatous tumors of the middle ear and mastoid. Laryngoscope, 1976,86(8): 1123–35.

[2] Hyams VJ, Michaels L. Benign adenomatous neoplasm (adenoma) of the middle ear. Clin Otolaryngol Allied Sci, 1976, 1(1): 17–26.

[3] Murphy GF, Pilch BZ, Dickersin GR, et al. Carcinoid tumor of the middle ear. Am J Clin Pathol, 1980, 73(6): 816–23.

[4] Mills SE. Neuroectodermal neoplasms of the head and neck with emphasis on neuroendocrine carcinomas.Mod Pathol, 2002, 15(3): 264–78.

[5] Torske KR, Thompson LD. Adenoma versus carcinoid tumor of the middle ear: a study of 48 cases and review of the literature. Mod Pathol, 2002, 15(5): 543–55.

[6] Saliba I, Evrard AS. Middle ear glandular neoplasms: adenoma, carcinoma or adenoma with neuroendocrine differentiation: a case series. Cases J, 2009, 2: 6508.

[7] Almuhanna K. Neuroendocrine adenoma of the middle ear with the history of otitis media and carcinoma of the cheek: a case report. BMC Res Notes, 2014, 7: 532.

[8] Sterrer E, Windisch F, Frey K, et al. Middle ear adenoma with neuroendocrine differentiation: a pediatric case report. Wien Klin Wochenschr, 2016.

[9] Bittencourt AG, Tsuji RK, Cabral F Jr, et al. Middle ear adenoma with neuroendocrine differentiation: relate of two cases and literature review. Int Arch Otorhinolaryngol, 2013, 17(3): 340–43.

[10] Aquino BJ, Chandra RK, Haines GK, et al. Neuroendocrine adenoma of the middle ear. Otolaryngol Head Neck Surg, 2002, 127: 477–79.

[11] Zan E, Limb CJ, Koehler JK, et al. Middle Ear Adenoma: A Challenging Diagnosis. AJNR Am J Neuroradiol, 2009, 30(8): 1602–03.

[12] Baku M, Ueda H. A rare case of middle ear adenoma. Nagoya J Med Sci, 2014, 76: 355–60.

[13] Isenring D, Pezier TF, Vrugt B, et al. Middle ear adenoma: case report and discussion. Case Rep Otolaryngol, 2014, 2014: ID 342125.

[14] Hu H, Lim WY, Tan TY, et al. Neuroendocrine adenoma of middle ear with new bone formation and review of literature. Am J Otolaryngol, 2016, 37(2): 108–11.

[15] Hasan Z, McGinness S, Gunaratne DA, et al. Neuroendocrine Adenoma of the Middle Ear: A Rare Histopathological Diagnosis. Case Rep Otolaryngol, 2016, 2016: ID 9834750.

25 听骨链重建治疗成骨不全症患者的听力下降

Kamila Kordowska[1], Henryk Skarżyński[1], Piotr H. Skarżyński[1,2,3]

[1] Department of Oto-Rhino-Laryngosurgery, World Hearing Center,
Institute of Physiology and Pathology of Hearing, Warsaw/Kajetany, Poland

[2] Heart Failure and Cardiac Rehabilitation Department, Second Faculty
of Medicine, Medical University of Warsaw, Warsaw, Poland

[3] Institute of Sensory Organs, Kajetany, Polska

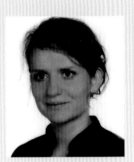

Kamila Kordowska

摘 要

本章介绍一例成骨不全症导致听力下降的患者，接受听骨链重建术后的改变和听力结果。该病例为严重的Ⅲ型成骨不全症伴中耳畸形，曾行多次手术矫正听力下降，但效果不佳。

关键词

成骨不全症；听力下降；听骨链成形术

引 言

成骨不全症是一种结缔组织疾病，主要影响具有高胶原蛋白含量的结构和器官，包括听觉器官。由于其病因学——结缔组织结构异常，该疾病患者极易骨折，随后伤处骨化，形成骨赘生物及骨痂[1-3]。通常情况下，中耳检查可见镫骨固定即镫骨足板增厚和固定。有文献报道其他听小骨（锤骨及砧骨）的病变，例如锤骨及砧骨在上鼓室部分的固定[4]。

案例与方法

本病例自22岁起被诊断为听力下降的Ⅲ型成骨不全症。病史和检查包括多处（30处）骨折、四肢畸形、蓝巩膜、鸡胸、牙本质发育不全症。患者家系中，其母也有类似症状。前两次矫正听力的手术均在另一个中心进行。由于中耳解剖条件显著改变，探查性手术不包括听骨链重建或镫骨足板造孔。第一次手术发现面神经鼓室段改变，遂行病理学检查，结果证实为面神经的退行性变化。术后仍有左侧面神经麻痹。该患者有两次左耳和左面神经麻痹手术史，因伴有双侧混合性耳聋寻求进一步手术治疗。

体检发现患者双侧鼓膜完整、不透明。听力测试显示双侧严重的混合性耳聋，鼓室图A型，双侧镫骨肌反射未引出。患者被转诊进行右耳手术，之前右耳未做过手术。手术探查见镫骨和砧骨固定，考虑有骨折后愈合导致固定可能。此外，裸露的面神经悬于卵圆窗，鼓膜内层较易出血。术中将镫骨足板造孔重建听骨链，将砧骨从鼓室上隐窝的骨粘连周围分离出来。在镫骨足板近鼓岬处打孔放入假体。手术过程中观察到增厚的鼓膜内层严重出血。

第一次术后，由于患者听力改善效果欠佳，

通过耳后入路进行了第二次手术，包括乳突上鼓室病变切除和二次听骨链重建术。术中发现上鼓室周围的骨质增生和卵圆窗区域的粘连使砧骨固定，分期清除病变组织。1 年后，患者接受了第三次手术：镫骨足板造孔术、上鼓室切开术和后鼓室切开术。术中观察到假体在前庭内的位置良好，砧骨粘连固定；砧骨短脚和砧骨体与外半规管借骨痂融合。在手术过程中切除粘连组织和骨痂。术中观察到鼓室腔黏膜出血较多。由于手术后患者听力没有改善，患者在 1 年后进行了第四次手术——镫骨足板造孔术。术中发现假体周围有大量的粘连，上鼓室的砧骨固定。去除粘连组织，随后决定最后一次尝试修正手术：再次进行

镫骨足板造孔术。术中发现假体周围广泛粘连，予以清除。固定的砧骨与上鼓室的侧壁融合，从砧骨体与上鼓室外侧壁去除骨片。

术后随访颞骨 CT 显示中耳内侧壁包括鼓岬、卵圆窗和圆窗的边界、面神经骨管、耳蜗底圈以及内听道的耳蜗周围段有大量耳海绵状骨重塑。

结　果

患者右耳接受了 5 次手术。比较术前和最后一次手术后的听力结果，我们发现患者气骨导差缩小到 5 ～ 15 dB（平均 6.25dB），听力增益 15 dB（平均改善 10 dB）（表 1 ～ 表 3）。患者拒绝植入式听力设备的建议，继续使用传统助听器。

表 1　历次手术的手术类型和病变情况

缩写	第一次手术时的年龄	手术类型和术中病变描述
成骨不全症Ⅲ型（OI Ⅲ）	32 岁	·左耳鼓室探查术，2001 年 ·左耳鼓膜切开术，2002 年 ·右耳镫骨足板造孔术和听骨链成形术，2008 年（砧骨及镫骨固定，可能是由于早期骨折和骨融合，暴露的面神经悬于卵圆窗上，鼓膜内侧面严重出血） ·右耳上鼓室乳突切除术，病灶切除和再次听骨链成形术，2008 年（砧骨固定） ·镫骨足板造孔修正术，上鼓室切开术和后鼓室切开术，2009 年 [假体在前庭内的位置良好，周围有粘连组织，砧骨固定，砧骨短脚、砧骨体和外侧半规管（骨痂）之间的骨性融合，面神经裸露，出血多] ·右耳镫骨足板造孔修正术，2010 年（假体被多重粘连包裹，砧骨固定在上鼓室） ·右耳镫骨足板造孔修正术，2012 年（假体周围大量粘连组织，砧骨体和上鼓室外侧壁之间的骨痂组织导致砧骨固定）

讨　论

目前的文献只提到几例成骨不全症的上鼓室内听小骨固定的病例 [4]。通常报道镫骨和圆窗龛的增厚、固定以及镫骨底板融合的病理改变。本病例描述了Ⅲ型成骨不全症患者耳部骨组织的晚期病理学改变。大量骨重塑和去骨化区域以及听小骨畸形表明先天性成骨不全症患者的手术极其困难。在该病例中，我们观察到上鼓室中第一和第二听小骨的固定，这种病变经过手术矫正后再次复发。患者在我科接受了 5 次右耳手术，所有手术均由一位临床经验丰富的医生完成。听力虽

有所改善，但不明显。据我们所知，这是第一例描述成骨不全症患者进行听骨链重建术后结果的报道。气导改善 30 dB 被认为是听骨链重建成功的标准 [5]。上述临床病例的听力结果显示Ⅲ型成骨不全症患者进行听骨链重建的结果并不令人满意。

总　结

成骨不全症的传导性耳聋或混合性耳聋是重建外科手术——镫骨足板造孔和听骨链重建的指征。疾病最常涉及镫骨，有时亦有第一和第二听小骨的病理学改变。中耳可能存在弥漫性骨质缺

损和骨重塑，特别是晚期成骨不全症患者中。随着病程发展，这种部位的听小骨固定很难有机会获得持久、令人满意的听觉效果。

表2 右耳历次手术后气骨导差分析

ABG 和 ABGX	500 Hz	1000 Hz	2000 Hz	4000 Hz	平均值
第1次手术前 ABG	50	45	30	35	40
第1次手术后 ABG	45	35	25	35	35
第2次手术后 ABG	60	55	35	35	46.25
第3次手术后 ABG	60	40	30	45	43.75
第4次手术后 ABG	50	40	30	25	36.25
第5次手术后 ABG	35	40	30	30	33.75
ABGX	15	5	0	5	6.25

ABG：气骨导差（dB）；ABGX：第一次手术前和最后一次手术后气骨导差的差值

表3 右耳历次手术后的听力阈值分析

HG 和 HGX	500 Hz	1000 Hz	2000 Hz	4000 Hz	平均值
第1次手术后 HG	5	10	5	0	5
第2次手术后 HG	-5	-5	0	5	-1.25
第3次手术后 HG	-10	-10	-10	-20	-12.5
第4次手术后 HG	10	15	10	35	17.5
第5次手术后 HG	15	0	0	-10	1.25
HGX	15	10	5	10	10

HG：听力改善（dB）。HGX：在第一次手术前和最后一次手术后改变的听力阈值的差值

（宋 静 韩 朝 译）

参考文献

[1] McKusick VA. Heritable disorders of connective tissue. V. Osteogenesis imperfecta. J Chronic Dis, 1956, 3(2): 180–202.

[2] Harrington J, Sochett E, Howard A. Update on the evaluation and treatment of osteogenesis imperfecta. Pediatr Clin North Am, 2014, 61(6): 1243–57.

[3] Van Dijk F, Sillence D. Osteogenesis imperfecta: clinical diagnosis, nomenclature and severity assessment. Am J Med Genet, 2014, 164A(6): 1470–81.

[4] Van der Rijt AJ, Cremers CW. Stapes surgery in osteogenesis imperfecta: results of a new series. Otol Neurotol, 2003, 24(5): 717–22.

[5] Vincent R, Wegner I, Kamalski DM, et al. Congenital stapes ankylosis in children: surgical findings and results in 35 cases. Otol Neurotol, 2016, 37(4): 367–73.

26 Churg-Strauss 综合征的耳科问题

Henryk Skarżyński[1], Karolina Zagóra[1], Katarzyna B. Cywka[1],
Beata Dziendziel[2], Piotr H. Skarżyński[1,2]
[1] Department of Oto-Rhino-Laryngosurgery, World Hearing Center,
Institute of Physiology and Pathology of Hearing, Warsaw/Kajetany, Poland
[2] Department of Teleaudiology and Screening, World Hearing Center,
Institute of Physiology and Pathology of Hearing, Warsaw/Kajetany, Poland

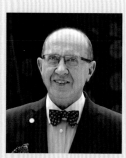

Henryk Skarżyński

摘 要

Churg-Strauss 综合征,也被称为变应性肉芽肿性血管炎,是一种影响各种组织和器官的炎症性疾病。肺部最常受累,其他器官(包括皮肤、心血管系统、肾脏、周围神经系统、鼻窦、鼻、耳和咽喉)也可能受影响。耳鼻喉科的合并症很常见,经常发生在疾病早期,故耳鼻喉科医生应在该病的早期诊断和长期控制中发挥关键作用。

本章介绍与 Churg-Strauss 综合征相关的耳科问题,包括其临床病程和治疗方案,并分析一例女性患者的临床病例。该患者患有双侧分泌性中耳炎,后期发展为闭塞性中耳炎,渗出液极其浓稠,类固醇皮质激素治疗和手术治疗(包括反复鼓膜切开术和通气管)后有短暂改善。由于在疾病的早期阶段鼓膜不张导致进行性听力下降,患者使用助听器改善听力。听力下降的感音成分出现后,我们决定在一只耳中植入骨桥。

我们的病例表明,对于耳镜检查有小的病变、反复或持续性渗出物以及有轻微传导性或混合性听力下降的患者,选择采用鼓膜前方切开术,放入长期的通气管来进行治疗。对于疾病晚期因鼓膜不张导致的混合性进行性听力损失的情况,可以通过骨传导植入获得较好的结果。

关键词

Churg-Strauss 综合征;渗出性和闭塞性中耳炎;通气引流;听力下降;耳科问题;骨传导植入体

引 言

Churg-Strauss 综合征是一种罕见的系统性自身免疫性疾病,其特征是同时存在哮喘、慢性鼻窦炎、外周血嗜酸性粒细胞增多和嗜酸性粒细胞浸润各种末端器官。小动脉和小静脉的炎症也是该疾病的一个特征。Churg-Strauss 综合征的诊断基于美国风湿病学会制定的标准[1-2]。众所周知鼻部症状如过敏性鼻炎和慢性鼻窦炎伴鼻息肉是 Churg-Strauss 综合征的重要表现,在诊断标准中亦有体现。然而,很少有关于与 Churg-Strauss 综合征相关的耳科问题的报道,如分泌性中耳炎和闭塞性中耳炎,以及进行性混合性或传导性听力下降[3]。对于合并耳鼻喉科症状的患者的管理具

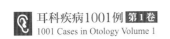

有挑战性，可用的治疗方案包括抗生素、局部和全身使用激素、免疫抑制剂治疗和手术治疗，如通气管植入、鼓膜成形术和听骨链重建术[3-5]。然而，这些方法都不能完全阻止疾病的进展。

案例与方法

临床病例

患者女性，48岁，因 Churg-Strauss 综合征在肺科、风湿科和耳鼻喉科接受了近15年的持续治疗。有多年哮喘病和关节痛史，长期接受药物治疗。患者分别于12年前、8年前和5年前因慢性鼻窦炎伴鼻息肉接受三次 FESS（功能性内镜鼻窦手术）手术。合并双侧慢性渗出性和闭塞性中耳炎伴双侧不对称性传导性听力下降，后进展为混合性耳聋。由于慢性双侧渗出性和闭塞性中耳炎，该患者接受多次耳科干预，包括放置通气管。后来，患者接受了进一步的耳科手术治疗和重建手术，如左侧听骨链重建术、右侧鼓膜修补听骨链重建术以及鼓膜修正手术。每次手术后，听力都能改善数月不等。在4年前的最后一次鼓室探查术中，右耳的病变显示中耳极度闭塞导致了混合性耳聋。传统助听器效果不满意，使用骨传导装置可望获得更好的结果。因此，她接受右侧骨桥植入术。

结果与讨论

除每次鼓膜切开去除浓稠的渗出物和重建手术后的短暂听力改善之外，患者的听力总体较差。在呼吸科医生使用低剂量的类固醇激素治疗后，也未实现长期的听力改善。由于耳道狭窄和继发性外耳道炎，患者对传统助听器不能耐受，特别是在保持鼓室引流阶段。最初，她不同意植入骨传导装置。但是由于4年来听力逐步恶化导致右侧混合性耳聋（图1，图2），以及刺激实验证实骨导装置可能有益，患者最终同意右耳植入骨桥。

本案例突显与 Churg-Strauss 综合征相关耳科问题的严重性。反复的手术干预，包括鼓膜切开置管和重建手术，并不能逆转慢性中耳炎症导致的双耳不可逆的闭塞改变（右耳更明显）。关于 Churg-Strauss 综合征耳科合并症的报道较少，Ishiyama 等报道，对耳科合并症的早期诊断非常重要，因为随后可能全身使用类固醇激素。作者认为全身使用类固醇激素可能是防止不可逆听力下降、复发性渗出液和感染的唯一方法。同时，也强调鼓膜通气管对渗出液引流的重要性[3]。Seccia 等同意上述观点，认为在这种情况下手术治疗仅限于置管，而通气管可以显著改善听力及

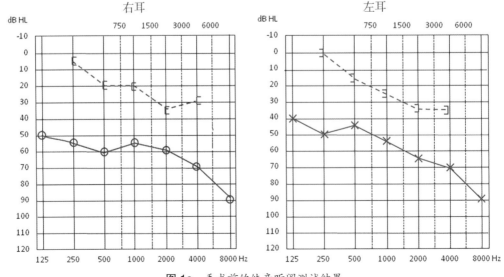

图1a 手术前的纯音听阈测试结果

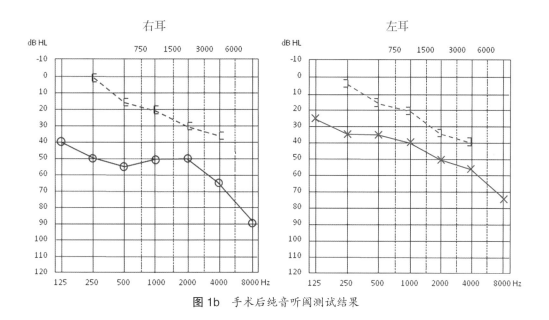

图1b 手术后纯音听阈测试结果

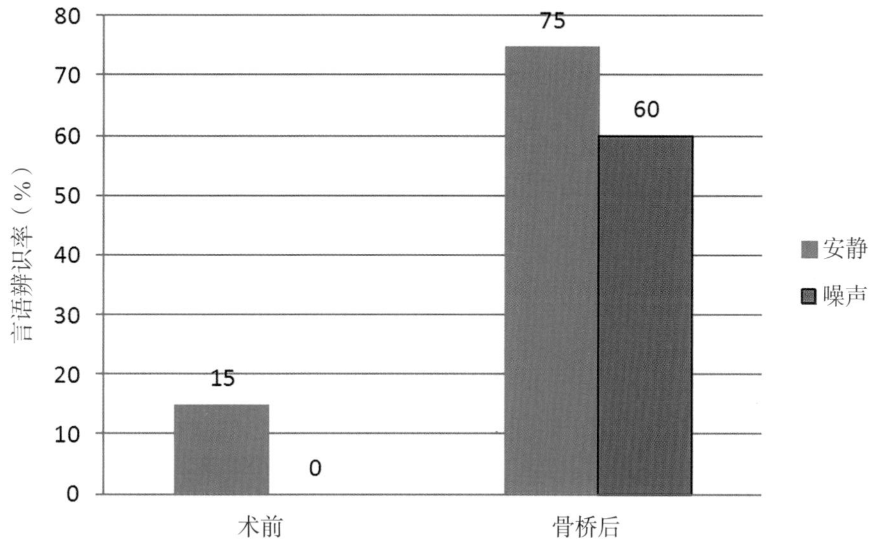

图2 右侧骨桥植入后结果

患者的生活质量[4]。Kavanagh 等分析了分泌性中耳炎与变应性肉芽肿性血管炎的关系，并统计每个患者的平均鼓室引流次数为 1.6 次[5]。基于现有报道，鼓室引流仍然是治疗 Churg-Strauss 综合征相关的分泌性中耳炎的首选方法；然而，没有关于进一步治疗这些患者不可逆听力下降的文献，如本例报道中的骨传导植入。

结 论

对耳镜检查有微小病变、持续性渗出液、轻度传导性或混合性耳聋，选择鼓膜切开通气管置入术治疗。持续性听力下降，经常反复渗出和中耳闭塞可以用传统的助听器。而当听力进一步恶化，特别是出现混合性聋，应当考虑骨传导植入。

（宋　静　韩　朝　译）

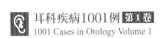
参考文献

[1] Masi AT, Hunder GG, Lie JT, et al. The American College of Rheumatology 1990 criteria for the classification of Churg-Strauss syndrome (allergic granulomatosis and angiitis). Arthritis Rheum, 1990, 33: 1094–100.

[2] Bacciu A, Bacciu S, Mercante G, et al. Ear, nose and throat manifestations of Churg-Strauss syndrome. Acta Otolaryngol, 2009, 126(5): 503–09.

[3] Kavanagh FG, Hasan W, Smyth DA, et al. Polyps, grommets and eosinophilic granulomatosis with polyangiitis. J Laryngol Otol, 2018, 132(3): 236–39.

[4] Ishiyama A, Canalis RF. Otological manifestations of Churg-Strauss syndrome. Laryngoscope, 2010, 111: 1619–24.

[5] Seccia V, Fortunato S, Cristofani-Mencacci L, et al. Focus on audiologic impairment in eosinophilic granulomatosis with polyangiitis. Laryngoscope, 2016, 126(12): 2792–97.

27 耳硬化症——不同的手术技巧

Santiago Luis Arauz (Senior), Alfredo Pallante, Santiago Alberto Arauz (Son),
Ezequiel Campo
Arauz Foundation

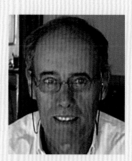

Santiago Luis Arauz

摘 要

耳硬化症是一种迷路囊性骨营养不良症，根据病变位置的不同表现为不同的症状。恢复听骨链活动的手术方法有很多，一般都能取得良好的效果。虽然各种手术的效果类似，但安全性有所区别，选择最安全的手术方式非常重要。本章介绍了由 Portman 和 Fisch 医生创造的经耳道入路的镫骨切除技术，间接活动镫骨。

关键词

耳硬化症手术；Fisch 技术；Portman 技术

耳硬化症手术历史摘要

1949 年 Dr. Nylen 研究了 121 例耳硬化症患者的颞骨，获得有关病灶位置的结论：

- 卵圆窗：占总数的 90%
- 圆窗：40%
- 耳蜗其他部位：35%，
- 内耳道：30%
- 半规管：15%

在所有的卵圆窗病灶中，55% 引起固定，

20% 对应一个孤立病灶。

我们介绍的不同手术技术，均有良好的术后效果，包括传统技术、镫骨活动术、Portman 式和 Fisch 术式。每种技术都有优缺点。采用后两种术式时，需要根据鼓岬和面神经的关系，进行特定的镫骨位移。

不同技术的描述

a. 传统经耳道镫骨切除术

b. Portman's 技术

c. Fisch's 技术

d. Campo Mercandino's 假体

e. 镫骨撼动术

传统经耳道镫骨切除术

鼓膜 - 耳道皮瓣的制备从 6 ～ 12 点，用小剪刀在外耳道（EAC）朝向 6 ～ 12 点位置切开，将皮瓣翻向前方。然后磨除上鼓室外侧壁骨质至能充分显露卵圆窗龛（图 1），再用激光切除镫骨肌肌腱、后脚，并底板打孔（图 2）。将镫骨与砧骨在关节处分开，切断镫骨脚，将其转向鼓岬，然

后将镫骨从鼓室腔取出，保持镫骨头始终向前，避免镫骨脚的断端撕裂皮瓣。用激光完成直径0.8mm的底板开窗（图3，图4），放置0.4mm假体，通常是钢丝-聚四氟乙烯。放置假体时，先将其用无齿镊夹住，放入开孔内，然后将假体挂到砧骨长突并进行调整（图5）。利用器械轻推砧骨和锤骨测试听骨链的活动度，然后在砧骨长突固定假体，最后复位软组织皮瓣，用海绵填塞外耳道。

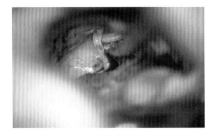 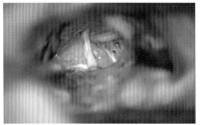 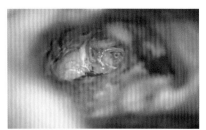

图1　　　　　　　　　图2　　　　　　　　　图3

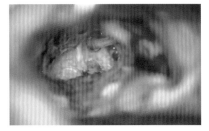 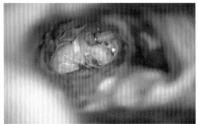

图4　　　　　　　　　图5

PORTMAN'S 技术 ——保留镫骨后部

这一术式由 Portmann 于 1978 年发明。术式的关键是固定点必须位于镫骨底板的前端；镫骨相对于卵圆窗龛和面神经管的位置关系对确保有足够的操作空间十分重要。首先分离外耳道-鼓膜瓣，与其他方式类似，磨出骨质框架，暴露卵圆窗龛。使用镫骨弓剪剪断前弓（图6），然后用激光横向切开镫骨底板（图7）。移除镫骨底板前半部分和前脚（图8），保留后脚、底板后半部分，镫骨头以及镫骨肌腱（图9）。底板前半部分缺损用一片静脉覆盖。通过探动锤骨和砧骨测试剩余板上结构的活动度。

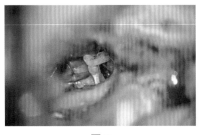 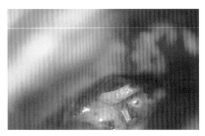

图6　　　　　　　　　图7

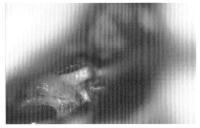 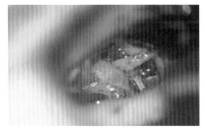

图8　　　　　　　　　图9

FISCH'S 技术——在切除板上结构前放置假体

该术式由 Fisch 于 1994 年发明，包括放置假体和切除镫骨板上结构两部分。首先在底板的中央造孔，直径 0.8mm（图 10，图 11）。在打孔处放置假体，将其钩到砧骨长脚（图 12）。当假体放置到位，测试并调整假体，保证其位于打孔中（图 13）。之后切除镫骨肌，砧镫关节脱位，行镫骨脚切除（图 14）。使用精细镊子移除镫骨脚，观察假体是否位于打孔中，以及砧骨活动度是否良好。

该术式的优点：在假体放置和调整过程中，始终有镫骨保护，损伤内耳的风险更小。

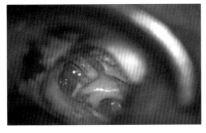
图 10

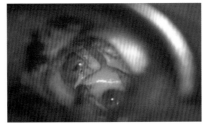
图 11

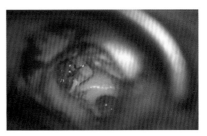
图 12

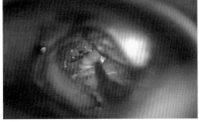
图 13

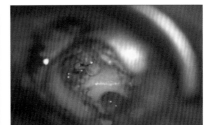
图 14

Campo Mercandino's 假体

镫骨板上结构处理按传统操作，使用 Dr. Campo Mercandino 设计的假体。切断镫骨肌腱，砧镫关节脱位，切除镫骨足弓。然后在底板中央打孔，用环切刀和钩针完成整个底板切除（图 15）。继而将假体放入（图 16），用钩子将砧骨抬起使其与假体匹配。然后，放置固定钢丝，测试听骨链的活动度（图 17）。

镫骨撼动术

当患者主诉听力下降，听力测试骨导听力损失小于 20 dB，气 – 骨差不超过 20 dB，且高频段听力下降小于低频段时（多数情况），采用此操作。该术式至关重要的前提是耳硬化灶尽可能小。最理想情况是镫骨脚转向鼓岬方向，这样可以对所有的镫骨板上结构进行间接撼动。

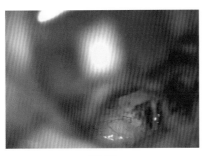
图 15

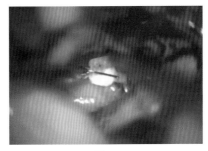
图 16

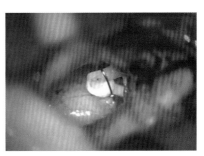
图 17

评估镫骨固定情况，将撼动器放置在镫骨脚和岬唇之间（图18）。放置后稍微旋转，把镫骨向前推，再推向后直到感觉镫骨底板活动。此时可能会听到某种咔嗒声，说明维持底板固定的连接处发生骨折。要小心操作不要折断镫骨脚，这

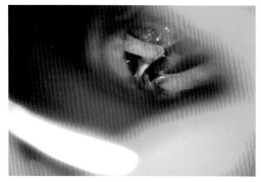

图 18

就是为什么要将撼动器尽可能靠近底板来活动镫骨的原因。

镫骨撼动术风险很低，可以检查镫骨的活动度，治疗效果满意。但也有报道镫骨底板在手术后1年内再次固定，多数患者在术后多年仍能保持良好效果。

（韩　朝　译）

参考文献

[1] Fisch U, May J. Timpanoplastia, Mastoidectomía y cirugía del estribo. Colombia: Thieme Medica Publishers, 1996.

28 病例报道：乳头状内淋巴囊肿瘤

Joseph D. Wasson, Robert J.S. Briggs

Department of Otolaryngology, University of Melbourne, Australia

摘 要

简介 内淋巴囊肿瘤是原发于内淋巴囊的罕见肿瘤。大多数病例为散发，但也可能与 Von Hippel Lindau(VHL) 病有关。

病例报道 患者，女性，53 岁，表现为左侧进行性非搏动性耳鸣、听力下降和梅尼埃综合征。CT 和 MRI 显示内淋巴囊肿瘤侵犯颞骨的前庭管导水管区域。经迷路入路切除病变，整块切除相邻后颅窝硬脑膜，用颞肌筋膜和腹部脂肪修补硬脑膜缺损。

结果 术后眩晕发作完全缓解，术后 12 个月复查核磁共振，无病变残留或复发。

结论 本病例治疗的关键是根治性切除内淋巴囊肿瘤以确保治愈，强调该病与 VHL 可能有关。

关键词

内淋巴囊肿瘤；内淋巴囊；经乳突；经迷路；颞骨

引 言

内淋巴囊肿瘤（ELST）是罕见的内淋巴囊原发性肿瘤。大多数内淋巴囊肿瘤是散发的，可能与 Von Hippel Lindau（VHL）[1] 有关。

病例报告

患者，女性，53 岁，左侧进行性非搏动性耳鸣和听力下降，描述类似 Meniere 综合征表现：间歇性加重的左侧耳鸣和听力下降，伴耳胀满感和眩晕。鼓膜检查无特殊。纯音听阈测试显示左侧非对称性低频中度感音神经性听力下降（表 1）。

耳蜗电图检查显示：左侧总和电位 / 动作电位比值增高且大于 1（SP/AP>1）。前庭功能检查显示：冷热试验左侧半规管轻瘫，CP=44%。

颅脑 MRI 排除蜗后病变，但毗邻前庭导水管的颞骨岩部发现异常液体信号，与膜迷路分离（图 1）。

颞骨 CT 发现一溶骨性病变，位于左侧颞骨岩部后侧内淋巴管小窝区域，并伴有内部骨棘（图 2）。

临床病史及影像学检查符合内淋巴囊肿瘤合并内淋巴积水，因此建议经迷路切除。手术在全麻下进行，术中行面神经肌电图监测。行耳后大 C 型切口，T 型切开骨膜，牵拉暴露乳突。扩大切除乳突皮质，包括轮廓化面神经、乙状窦、乳突天盖和半规管。充分暴露后颅窝硬脑膜，行迷路切除，充分暴露内淋巴囊病变（图 3）。轮廓化内听道，然后整块切除病变、内淋巴囊导水管和内淋巴囊，连同下方 Trautman 三角的后颅窝硬脑膜一并切除（图 4）。用颞肌筋膜补片与切缘缝合修补硬脑膜缺损（图 5），其上覆盖筋膜并用腹部脂肪填充乳突腔。

标本组织学显示为一种由纤维血管核心排列的柱状细胞和立方状细胞组成的乳头状结构的肿瘤，细胞核单一，胞浆淡嗜酸性，部分囊状扩张的间隙和局灶性骨质侵犯，均符合内淋巴囊肿瘤。

表1　纯音听阈测试结果

		频率										
		125	250	500	750	1000	1500	2000	3000	4000	6000	8000
气导 未掩蔽	右耳		0	0		0		0	5	0		5
	左耳					40		25	30	35		50
气导 掩蔽	右耳											
	左耳		60	65								
骨导 未掩蔽	右耳											
	左耳											
骨导 掩蔽	右耳											
	左耳			50		30		25	30	30		

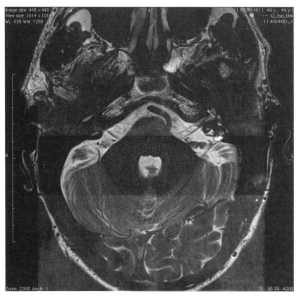

图1　T2加权轴位MRI耳囊扫描示在毗邻前庭导水管的颞骨岩部有异常液体信号

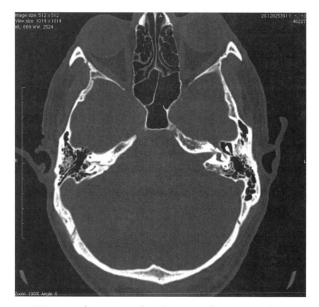

图2　颞骨CT示颞骨岩部后面溶骨性病变伴骨棘

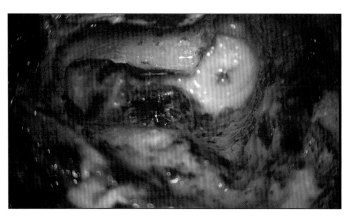

图3　乳突骨皮质切除，暴露后颅窝硬脑膜和完整迷路切除后，完整暴露内淋巴囊病变

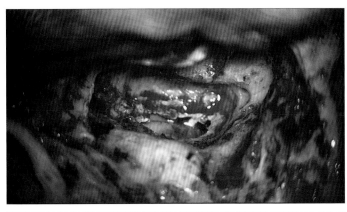

图 4　整块切除病变、内淋巴囊和导水管，以及下方的后颅窝硬脑膜后

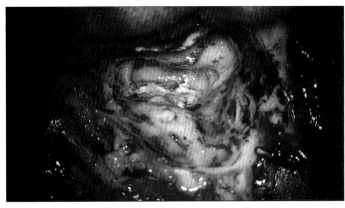

图 5　用颞肌筋膜修补硬脑膜后窝缺损

术后出现预期的左侧听力下降和某些前庭功能紊乱，随时间延长逐渐代偿。术后 12 个月 MRI 扫描无病变残留和复发。

讨　论

Heffner（1989）首次将内淋巴囊肿瘤归类为原发于内淋巴囊的低级别乳头状腺癌[2]。这是一种罕见的神经外胚层肿瘤，多数患者为散发病例，但也有患者与 VHL 疾病有关[1]。11% ~ 16% 的 VHL 患者会发生内淋巴囊肿瘤，其中 30% 为双侧发病[3]。

内淋巴囊是膜迷路的一部分，在胚胎学上来源于神经外胚层。它是一个由交错的小管形成的复杂网络，有乳头和囊袋，最复杂的部位是囊袋的中间部分或其中"粗糙"的部分。目前认为，内淋巴囊肿瘤来自内淋巴囊的中间部分[2]。

这种肿瘤生长缓慢，并有局部浸润性。晚期病变主要延伸到后颅窝，也有向前至海绵窦，向上至中颅窝，向下至颈静脉孔。尽管有潜在的转移性，但内淋巴囊肿瘤转移的病例尚未见报道[4]。

典型的症状表现为感音神经性听力下降、耳鸣和眩晕，前庭症状比听觉症状少[3]。感音神经性听力下降是耳囊侵犯、肿瘤相关的迷路出血或内淋巴囊积水所致[5]。文献中亦有报道按照 Meniere 病治疗失败后得出诊断[6]，与本病例相似。

与 VHL 病相关的较大的内淋巴囊肿瘤通常侵犯后颅窝、桥小脑角，影响后组脑神经功能，特别是面神经[6-7]。

CT 和 MRI 成像对诊断和手术规划是必须的。典型内淋巴囊肿瘤的 CT 影像呈现软组织肿块，位于颞骨岩部迷路后区域为中心的内淋巴囊处，肿瘤内含骨质成分，周围有骨质破坏[4]。由于内淋巴囊肿瘤具有实性和囊性成分，伴有出血和蛋白渗出，肿瘤在强化前的 T1 和 T2 加权 MRI 上表现为高信号。在钆造影的 T1 加权像，肿瘤因实性部分的对比增强而表现为异质性肿块[4, 8]。

目前已提出内淋巴囊肿瘤的分期系统来指导对应的外科治疗（表 2）[8]。

表 2　内淋巴囊肿瘤分期系统及手术入路 [8]

肿瘤分期	描述	手术入路	功能完整性保存 CN Ⅶ	功能完整性保存 CN Ⅷ
A	肿瘤局限于后颅窝硬脑膜，没有浸润岩骨	经乳突	是	是
B	肿瘤浸润外侧半规管和 / 或耳蜗	经迷路	是	否
C	肿瘤浸润乙状窦和 / 或颈静脉球	颞下窝入路（Fisch A）	是	否

治疗主要是内淋巴囊肿瘤的根治性切除，重点是完全切除肿瘤 [1, 6, 8]。由于内淋巴囊包含在 Trautman 三角区的双层后颅窝硬脑膜内，这一硬脑膜也必须与肿瘤整块切除，以达到完全切除。因此，有必要进行牢固的硬脑膜修补成形术，如同本例报道，以避免术后脑脊液漏 [8]。放疗适用于肿瘤无法切除和有并发症难以手术的患者 [8]。

对于疑似散发的内淋巴囊肿瘤患者的筛查诊断，可以考虑遗传检测。对所有内淋巴囊肿瘤患者建议进行长期跟踪随访和定期 MRI 检查。

结　论

内淋巴囊肿瘤是内淋巴囊罕见的低级别乳头状腺癌。本章报道强调了连同后颅窝硬脑膜整体切除来达到根治性切除的重要性，同时也突出了内淋巴囊肿瘤与 VHL 病的潜在相关性。

（韩　朝　译）

参考文献

[1] Kempermann G, Neumann HP, Volk B. Endolymphatic sac tumors. Histopathology, 1998, 33: 2–10.

[2] Heffner DK. Low-grade adenocarcinoma of probable endolymphatic sac origin a clinicopathologic study of 20 cases. Cancer, 1989, 64: 2292–302.

[3] Manski TJ, Heffner DK, Glenn GM, et al. Endolymphatic sac tumors. A source of morbid hearing loss in von Hippel-Lindau disease. JAMA, 1997, 277: 1461–66.

[4] Joy HM, Barker CS, Millar JS, et al. Radiological considerations in the diagnosis of an endolymphatic sac tumour. Clinical Radiology, 2002, 57: 652–60.

[5] Butman JA, Kim HJ, Baggenstos M, et al. Mechanisms of morbid hearing loss associated with tumors of the endolymphatic sac in von Hippel-Lindau disease. JAMA, 2007, 298: 41–48.

[6] Raghunandhan S, Krishnan PV, Murali S, et al. Endolymphatic sac tumour: a neoplastic cause for Meniere's syndrome. Indian J Otolaryngol Head Neck Surg, 2014, 66 (Suppl 1): S352–55.

[7] Muzumdar DP, Goel A, Fattepurkar S, et al. Endo-lymphatic sac carcinoma of the right petrous bone in Von Hippel-Lindau disease. J Clin Neuroscience, 2006, 13: 471–74.

[8] Schipper J, Maier W, Rosahl SK, et al. Endolymphatic Sac Tumours: Surgical Management. J Otolaryngol, 2006, 35: 387–94.

29 岩尖囊肿

Richard Gacek

Department of Otolaryngology, University of Massachusetts Medical
School, Worcester, USA

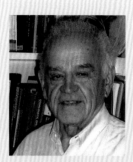

Richard Gacek

摘 要

　　胆固醇肉芽肿和先天性表皮样瘤是两种最常见的岩尖囊性病变。由于颅底的毗邻结构，可能在成人中出现临床表现。咽鼓管阻塞和三叉神经感觉受损是最常见的临床症状。由于这些囊性病变的上皮层不能完全切除，因此推荐的手术目标是永久性减压。

关键词

　　岩尖；囊肿

引 言

　　颞骨岩尖区（PA）病变分为实性和囊性[1]。囊性病变更常见，包括两种不同的细胞类型，即黏液囊肿或胆固醇肉芽肿（囊肿）[2]。囊肿的内层为纤维状，覆有单个内皮细胞，囊内容物为含铁血黄素、异物巨细胞和褐色液体。由于这些是典型的血液产物特征，因此认为通往气化岩尖的气房通道阻塞导致岩尖内气房的空间进行性增大继而形成囊肿。

　　另一种不太常见的岩尖囊性病变是原发性表皮样瘤或胆脂瘤[3]。造成先天性胆脂瘤形成的鳞状上皮细胞，在中枢神经系统发育过程中被局限在退化的间质中。通常需要很长时间才会侵犯到骨质，并通过压迫岩尖周围的不同结构引起症状，因此这两种病变在成年期才逐渐出现临床症状[4]。

　　这些结构包括咽鼓管和岩尖的硬脑膜层。最终，这两种囊性病变的内容物将发生破裂进入蛛网膜下腔，而导致致命性化学性脑膜炎[5]。

案例与方法

　　患者男性，58岁，主诉右侧头痛和面部麻木超过1年，CT（图1）和磁共振（图2）显示右侧岩尖内有溶骨性病变伴液体成分。通过耳内入路对胆固醇囊肿进行手术暴露和造瘘（图3）。术后患者未再发生头痛，岩尖骨缺损处骨化。

讨 论

　　Gacek于1975年首次描述了岩尖囊性病变[1]。在当时的报道中，实性和囊性病变均包括在内，因为它们在颅底的临床表现相似。由于当时尚无CT和MRI，很难通过影像学确定。颅底平片显示岩尖的广泛破坏（图4）。当时的影像技术包括计算机断层扫描、脑气造影和动脉造影。20世纪80年代后期随着CT的出现，这些病变被更多地得到确认。最终随着磁共振成像的出现，这种颞骨隐匿性病变极为频繁地被发现。岩尖中最常见的囊性病变是胆固醇肉芽肿囊肿和先天性表皮样囊肿。若不及时治疗，这两种病变都可能致命，因为它们可能会在颅内形成瘘管，导致化学性脑膜炎。由于这些囊性病变内层不能完全切除，建议经中耳/外耳道永久性造瘘术。尽管部分耳科医生认为置管是缓解囊肿内容物的一种简单而直接的方法，但是只有与上皮内膜建立广泛引流通道才被证明是持久有效的（图5）。

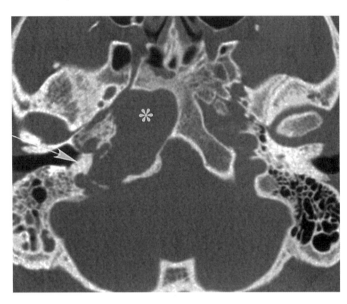

图1　右侧岩尖囊性病变的CT扫描（星号），箭头指向造瘘的位置

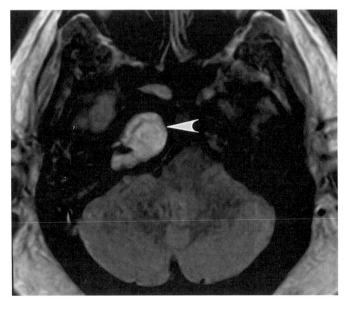

图2　岩尖囊肿增强磁共振（箭头）

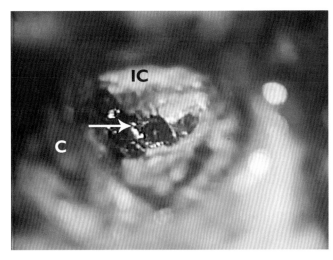

图3　暴露颈内动脉(IC)和耳蜗(C)之间的岩尖囊肿（箭头）的手术视图

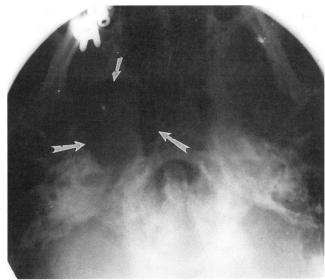

图4　颅底X线显示在现代成像技术之前，患者右侧岩尖有溶骨性病变（箭头）

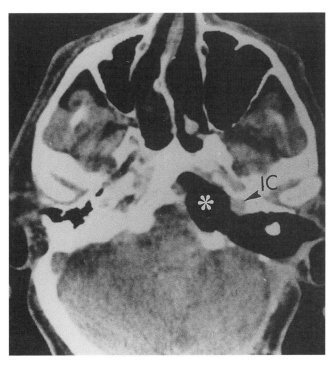

图5　瘘管化岩尖（星号）囊肿的CT扫描。IC：颈内动脉

总 结

岩尖囊性病变造瘘手术是安全，并可能是永久性地解决这些潜在致命的岩尖病变的有效方法。

（王瑾瑜 韩 朝 译）

参考文献

[1] Gacek R. Diagnosis and management of primary tumors of the petrous apex. Ann Otol Rhinol Laryngol, 1975, 84(Suppl 18): 1–20.

[2] DeLozier H, Parkins C, Gacek R. Mucocel of the Petrous apex. J Laryngol, 1970, 93: 177–80.

[3] Gacek R. Evaluation and Management of Petrous Apex Cholesteatoma. Otolaryngol Head Neck Surg, 1980, 88: 519–23.

[4] Gacek R. Cystic Lesions of the Petrous Apex//Nadol JB, Schuknecht HF. Surgery of the Ear and Temporal Bone. New York: Raven Press, 1992.

[5] Canfield RB. Some Conditions Associated with the Loss of Cerebrospinal Fluid. Ann Otol Rhinol Laryngol, 1913, 22: 604–22.

30 镫骨底板开窗术 13 年后气压变化引起气迷路

Zuzana Pospíšilová[1], Katarína Sláviková[2], Zuzana Kabátová[1], Milan Profant[1]

[1] Department of Otorhinolaryngology, Medical Faculty and University Hospital, Comenius University, Bratislava, Slovak Republic

[2] Department of Radiology, Medical Faculty and University Hospital, Comenius University, Bratislava, Slovak Republic

摘 要

迷路中含有空气提示内耳和中耳间存在病理性联系。现代高分辨率 CT 可以识别迷路中的空气并确诊。本例气迷路患者在飞机起飞后出现顽固性眩晕、眼震、听力下降和耳闷症状。修正手术证实存在外淋巴液渗漏，砧骨和 Teflon 人工镫骨间连接松动。更换听骨假体，用脂肪将卵圆窗覆盖后，患者的状况明显好转。本章将综述气迷路相关文献。

关键词

CT；听力下降；眼震；气迷路；镫骨底板开窗；眩晕

引 言

不伴有颞骨骨折的气迷路非常少见[1-3]。内耳中含有空气表示内耳和中耳存在病理性联系。头颅外伤、直接的中耳外伤、手术干预（镫骨底板打孔、耳蜗打孔、圆窗植入）或者快速的气压改变是气迷路发生的最常见原因[4-5]。通过轴位和冠状位高分辨率 CT 可以容易地识别空气[6]。听觉和前庭症状可因创伤的严重程度和内耳间隙空气位置而出现。通过 CT 可以随访空气的吸收情况[7]。临床症状、高分辨率 CT、听力改变和前庭受累是患者就医的最重要原因，并且是手术指征。文献

报道只有几例，结果也各不相同，导致前庭和听力学预后难以判断。Hidaka 等分析了所有已发表的病例，以明确阳性和阴性预后因素[8]。我们报道一例镫骨底板开窗术后多年的患者，影像学证实了在飞机起飞后的快速气压变化导致气迷路发生。

病例报告

患者女性，54 岁，20 年前左耳接受了镫骨底板开窗术，并在 10 年前进行了修正手术。右耳在 13 年前就已经做过手术，并且是主要听力耳。入院前 1 天，在飞机起飞期间，患者出现旋转性眩晕，伴有呕吐，右耳（听力较好耳）听力下降和耳鸣。降落后在当地就诊，脑部 CT 阴性，症状稍好转，后转院至作者所在医院。入院当天（2011 年 9 月 19 日）无法笔直行走，站立时向所有方向倾斜，有向左的 I 级眼震。耳镜检查正常，没有任何炎症或鼓室积液迹象。Rinné 测试左耳呈阳性，右耳呈阴性。Weber 试验偏向右侧。听力检查左耳与最近的随访相比没有任何变化，但右耳出现混合性听力下降（图 1）。住院第 3 天，视频眼震电图未见自发性或凝视诱发眼震，温度试验显示左侧外半规管前庭眼反射代偿障碍（大概是 10 年前左耳修复手术后出现的前庭症状）。瘘管试验正常。Dix-Hallpike 试验未见眼球震颤。Roll 试验

显示阵发性眼震（5～10 s），为水平向地性（右侧更为剧烈），同时伴有自主神经症状。颈性前庭肌源性诱发电位（500 Hz，100 dB HL 纯音刺激）显示双侧均无反应。耳石复位操作（Barbecue 法）后位置性眼震无改变。

高分辨率 CT 清楚地显示了患者右侧前庭内的气泡，3 mm×3 mm（图2）。人工镫骨的位置似乎没有改变。入院后第3天的听力图显示右侧

骨传导轻微恶化（图3）。经过讨论，患者同意右耳修正手术。术中（2011年9月23日）发现特氟龙钢丝人工镫骨和砧骨之间有连接松散。砧骨活动，没有任何骨吸收迹象。人工镫骨位置良好，挂钩环部位于砧骨长突，特氟龙人工镫骨穿过足板后部，外淋巴液从靠近植入物的卵圆窗瘘口处渗出。更换新的特氟龙钢丝人工镫骨，扁平状挂钩固定在砧骨长脚。卵圆窗用小片脂肪填塞，达面神经管水平。术后患者的前庭症状逐渐减轻，在术后早期听力即显著改善。颞骨高分辨率 CT（2011年10月3日）证实右耳气迷路吸收（图4）。术后两个月随访，患者病情显著改善。听力图提示右耳骨导阈值和气骨导差均有改善（图5）。平衡功能改善，即使是快速地移动，也无平衡障碍。Dix-Hallpike 和 Roll 试验显示正常，未出现眼震。左侧外半规管麻痹（1991年术后发生）仍然存在，但是代偿良好。

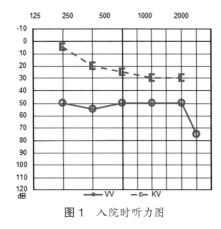

图1　入院时听力图

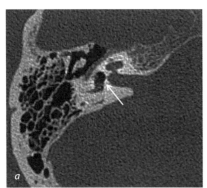

图2　术后 10d 气体被吸收（a：轴位；b：冠状位）

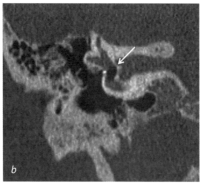

图3　右侧前庭内空气（a：轴位；b：冠状位）

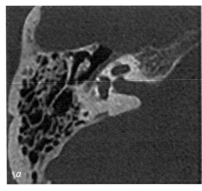

图4　修正手术2个月后右耳听力图

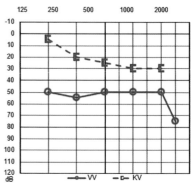

图5　药物治疗 2d 后骨导恶化

讨 论

Hidaka 等分析了文献中介绍的 51 例气迷路[8]。大部分病例（40%）是外伤所致（钝伤、颞骨骨折），18 例（35%）为穿通伤，9 例（18%）与手术相关（镫骨底板造孔或者耳蜗造孔）。仅 3 例是气压伤导致。作者对听力结果与各个不同的因素进行了相关性分析，包括受伤类型、听力损失程度、治疗方式、受伤和干预的时间间隔、镫骨病变以及气泡在内耳的位置，但仍无法识别任何有意义的预后相关因素。查阅文献只有 3 例气迷路是和之前的镫骨手术有关[1-2, 9]。Scheid 等描述了一例多年前接受镫骨手术的女性患者出现的听觉前庭觉症状。CT 显示植入假体向前庭腔移位，外侧半规管内见气泡。患者拒绝进行修正手术，选择药物治疗以及医学观察，该患者并未出现症状恶化。

Mandala 等报道了一例有高血压史和反复发作的阵发性位置性眩晕的男性患者（67 岁）[2]，该患者 28 年前左耳行镫骨底板造孔术。术后第 8 年，在一次快速高度变化后发生耳气压伤。左耳听力渐进性下降，最终形成重度感音神经性聋。28 年后 CT 显示气迷路，表现为耳蜗、前庭、上半规管、后半规管含有空气。当坐位，头向后倾斜约 30°，可以看到水平向左的眼震。Roll 试验显示阵发性水平眼震，右侧更强烈。瘘管试验正常。给予修正手术，发现假体移位，外淋巴液从假体周围渗漏。移除假体后，用氯化钠破坏迷路，筋膜封堵卵圆窗。术后第 3 天患者的症状和自发性眼震减轻。1 周后高分辨率 CT 已看不到气迷路的任何迹象。随访 1 年，患者未再报告阵发性位置性眩晕发作。Bordure 等描述了一例镫骨切除术后自发性气迷路，术后数日出现耳蜗前庭症状，用脂肪封闭卵圆窗后缓解[9]。

如前所述，气迷路的预后一般很难预测，这同样适用于与镫骨手术相关的气迷路。本患者术后耳蜗和前庭症状显著改善，和 Bordure 报道的

一致。另外报道的两例患者在封闭卵圆窗漏后症状未改善或者仅有全聋耳的前庭症状改善。

气泡在耳蜗 – 前庭系统的位置难以预测，前庭、耳蜗或者两者均有可能存在气泡。可以预测，手术创伤和术后早期气迷路的发生与内耳开口部位（椭圆窗、圆窗、耳蜗造孔）有关[10]。在颞骨骨折的情况下，空气有可能聚集在骨折线附近形成气迷路。因气压变化而引起的气迷路中，空气通过阻力小的部位进入内耳并可能在内耳间隙移动。Foster 和 Luebke 展示了不同位置对 DPOAE 的影响，类似于"体位测听"[11]。这些位置效应或损伤的情况可能归因于气迷路的延伸。Kobayashi 等在动物模型中证实，通过卵圆窗进入内耳的气泡可能扩散到前庭阶，导致严重的不可逆的内耳损伤[12-13]。他提到在并发镫骨病变的情况下，听力结果可能会更差。一些病例报道中提出了相同的观点[14-16]。

Hüttenbrink[17] 综述了鼓膜和镫骨假体听骨链的活动性。压力变化为 400 mmH$_2$O 的鼓室压计可以模拟现代喷气式飞机的压力变化。假体在压力变化如此迅速情况下的过度移动会导致假体周围瘢痕组织出现微撕裂，从而形成外淋巴漏，随后出现前庭耳蜗症状。在本病例中，如将假体移位视为"镫骨病变"，那么听力恶化程度有限。另一方面，Hidaka 等分析的所有病例都表明，如气迷路除前庭器官外还延伸到耳蜗，则损伤无法恢复[8]。

如果空气通过圆窗膜（自发性漏？）进入内耳，这种情况类似于耳蜗开窗或耳蜗植入的圆窗膜穿透。术者可以通过将电极温和而精确地插入鼓阶来实现电声刺激，从而保存残余听力。如果气泡出现在鼓阶中，也可以预料到同样的情况。

气迷路的推荐治疗方法有哪些？即使在对 54 例病例进行分析之后，仍无法得出明确的治疗方法结论[8]。镫骨术后渐进性和波动性的感音神经性（混合性）听力减退适合做修正手术。在前庭和耳蜗系统中发现空气的病例预后较差，手术可

能会改善或加速前庭恢复。靠近圆窗且没有外伤史的空气可能会留在原位自发吸收。如果这种情况再次发生，可能需要手术探查。外伤性镫骨移位的创伤比较棘手，且结果不确定。在所有这些情况中，应与患者充分沟通，告知术者的考量和手术结果的不确定性。

（张毅博　韩　朝　译）

参考文献

[1] Scheid SC, Feehery JM, Willcox TO,et al. Pneumolabyrinth: a late complication of stapes surgery. Ear Nose Throat J, 2001, 80(10): 750–53.

[2] Mandala M, Colletti L, Carner M, et al. Pneumolabyrinth and positional vertigo after stapedectomy. Auris Nasus Larynx, 2011, 38(4): 547–50.

[3] Nurre JW, Miller GW, Ball JB Jr. Pneumolabyrinth as a late sequela of temporal bone fracture. Am J Otol, 1988, 9(6): 489–93.

[4] Lyos AT, Marsh MA, Jenkins HA, et al. Progressive hearing loss after transverse temporal bone fracture. Arch Otolaryngol Head Neck Surg, 1995, 121(7): 795–99.

[5] Yanagihara N, Nishioka I. Pneumolabyrinth in perilymphatic fistula: report of three cases. Am J Otol, 1987, 8(4): 313–18.

[6] Mafee MF, Valvassori GE, Kumar A, et al. Pneumolabyrinth: a new radiologic sign for fracture of the supes footplate. Am J Otol, 1984, 5(5): 374–75.

[7] Weissman JL, Curtin HD. Pneumolabyrinth: a computed tomographic sign of temporal bone fracture. Am J Otolaryngol, 1992, 13(2): 113–14.

[8] Hidaka H, Miyazaki M, Kawase K, et al. Traumatic pneumolabyrinth: air location and hearing outcome. Otol Neurotol, 2012, 33(2): 123–31.

[9] Bordure P, Legent F, Calais C, et al. Pneumolabyrinth and perilymphatic fistula after stapedectomy. Ann Otolaryngol Chir Cervicofac, 1990, 107(6): 359–62.

[10] Issaacson JE, Laine F, Williams GH. Pneumolabyrinth as a computed tomographic finding in poststapedectomy vertigo. Ann Otol Rhinol Laryngol, 1995, 104(12): 974–76.

[11] Foster PK, Luebke AE. A model for perilymphatic fistula induced hearing loss in the guinea pig cochlea. Hearing Research, 2002, 167(1–2): 175–79.

[12] Kobayashi T, Itoh Z, Sakurada T, et al. Effect of perilymphatic air perfusion on cochlear potentials. Acta Otolaryngol, 1990, 110(3–4): 209–16.

[13] Kobayashi T, Sakurada T, Ohyama K, et al. Inner ear injury caused by air intrusion to the scala vestibuli of the cochlea. Acta Otolaryngol, 1993, 113(6): 725–30.

[14] Tsubota M, Shojaku H, Watanabe Y. Prognosis of inner ear function in pneumolabyrinth: case report and literature review. Am J Otolaryngol, 2009, 30(6): 423–26.

[15] Khoo LS, Tan TY. Traumatic perilymphatic fistula secondary to stapes luxation into the vestibule: a case report. Ear Nose Throat J, 2011, 90(5): E28–31.

[16] Ederies A, Yuen HW, Chen JM, et al. Traumatic stapes fracture with rotation and subluxation into the vestibule and pneumolabyrinth. Laryngoscope, 2009, 119(6): 1195–97.

[17] Hüttenbrink KB. Biomechanics of stapesplasty: a review. Otol Neurotol, 2003, 24(4): 548–59.

31 面神经后下鼓室切开术——在开放术腔中放置浮动质量传感器或人工耳蜗电极的技术

Santiago Luis Arauz (Senior)
Arauz Foundation

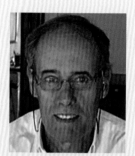

Santiago Luis Arauz (Senior)

摘 要

通过面神经后下鼓室切开术，我们可以通过面神经第三段内侧经鼓室后壁到达鼓室。该技术对于开放术腔中浮动质量传感器 (FMT) 的定位和耳蜗电极的定位非常适用。用于定位 FMT 的空间大于人工耳蜗植入电极空间，这就是为何将在浮动质量传感器手术中描述它的原因。

关键词

面神经后下鼓室切开术；人工耳蜗植入技术；开放术腔中的 VSB

引 言

鉴于每个设备的尺寸不同，将以振动声桥浮动质量传感器（FMT）的放置为例，因置入其所需的空间比使用相同技术放置人工耳蜗电极所需的空间更大。

在开放术腔中放置 FMT 对外科医生来说是一个真正的挑战，因为即使在被软骨和软组织覆盖后，导线仍然会在后腔中卷起，存在发生并发症的风险。

通常情况下，导丝会移位并从外耳道中突出，引起耵聍和细胞碎屑堆积，这些很难清理。因为在尝试清理时，可能同时将 FMT 移出其正确的位置，而患者可能会因此失去已获得的听力。对于植入人工耳蜗的患者，也可能同样会有植入的耳蜗电极突出情况。

目前已经有几种技术可用来避免这种突出，例如建立通道并随后填充骨和软骨粉末。另一种方法是将导线固定到鼓室后壁，在面神经的第三段上段形成一个带钩的通道。

考虑到上述并发症，作者开始实施面神经后下鼓室切开术（HTFTT），目的是通过鼓室后壁进入鼓室内，位于面神经内侧，锥隆起窝下方。

完成操作后，FMT 可以位于圆窗或卵圆窗中，使导线通过面神经乳突段骨结构保持固定，并且导线和 / 或电极的剩余部分仍然在后腔中卷起，使用软骨覆盖。

下文将列举采用这种手术技术的必要条件和有利条件。

必要条件

1. 颈静脉球与鼓室腔后下区有关。颈静脉球部不能在鼓室内突出，才可以很好地看清下鼓室气房和圆窗。

颈静脉球部由乙状窦与岩下窦的相交组成，血管构成不同，形成的空间与鼓室的后下部分有关。覆盖的骨质层厚度可以为薄片，也可以不存在。

对颈静脉球的位置及其可能的突出进行断层影像学评估，并确定颈静脉球与迷路（上、内）和面神经第三段（外）的关系，以便能够确定是否可以实施这种手术。

2. 面神经第三段：必须正确定位，并且在第三段无分叉，这个可以通过高质量的计算机轴向断层扫描（CAT）确定（图1）。

有利条件

1. 颞骨气化良好。

2. 鼓膜无移位，如无慢性粘连性中耳炎。

3. 圆窗龛清晰可见。

技术描述

如前所述，在开放术腔中执行这项技术。

最开始要进行两步重要操作：第一步是尽可能多地磨除乳突腔前壁和乳突后缘（图2），以使视线尽可能呈切线。第二步是在面神经第三段后表面进行钻孔，主要是为了定位正确，其次是为了操作时视野尽可能开阔和安全（图3）。

在图3中可以观察到乳突后侧钻头、面神经后面钻头和面神经内侧面钻头的起始。

我们完全清除了窦周气房，暴露侧窦的表面。一旦暴露，通常会留下一个骨岛，这样钻孔就不会接触及损伤窦壁。

通过这种方式，我们的视线就会达到较高的水平，这样就可以清理第三段的面神经内侧气房，尤其是其中间三分之一段。

正确打磨的参考点是：

• 外半规管（EScD）。

• 后半规管（PScD）。

• 外侧窦、面神经第三段、外侧窦及颈静脉球。

一旦定位了后半规管（PScD），找到其最低点，从这里开始对面神经第三段进行内部钻孔。

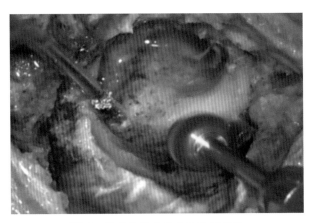

图2 乳突根治术前后缘后壁钻孔

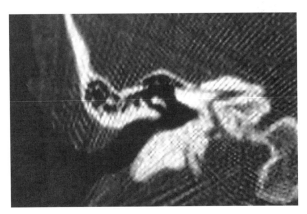

图1 面神经走行改变

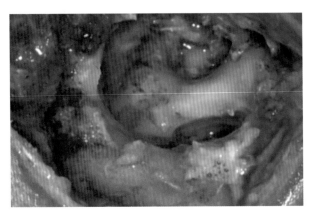

图3 面神经后方磨除，开始磨除其内侧

随着钻孔的进行，会形成一个由以下部分组成的图形：

- 外：面神经（Ⅰ）。
- 内：颈静脉球后壁（Ⅱ）。
- 下：颈静脉球（Ⅲ）。
- 上：后半规管（Ⅳ）。

HTFTT前半部分的工作较困难，因为面神经第三段上半部稍微更靠内。

首先磨出面神经脊，然后通过其后面识别面神经，并通过面神经监测仪持续监控（图4）。

紧接着，开始向下方和鼓室方向对 CScP 钻孔，直到两个腔相通（图5）。在图6中，可以观察到FMT（模拟器）如何穿过钻孔空间。

为模拟器创建一个通道很重要，这样当放置真正的 FMT 时，可以保证钻孔空间足够宽敞，同时应考虑到带导线的设备的放置总是更复杂。

然后，使用 Colletti 教授描述的技术[1]磨除圆窗唇缘，暴露圆窗膜。

一旦圆窗膜暴露好并用模拟器评估其空间后，即可放置一个筋膜形成一个基底以防止金属装置与圆窗膜直接接触。紧接着，用筋膜的剩余部分覆盖FMT。

将软骨放置在装置后部（FMT）和鼓室后壁之间很重要，以使整个系统的固定更加充分并与第二鼓膜完全接触。

最后，将剩余的导线放在 HTTP 的钻孔区域中，并用软骨和纤维肌肉组织覆盖乳突腔和导线（图7）。

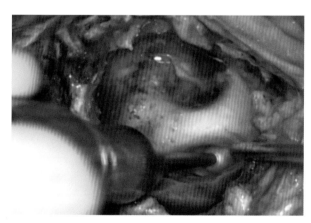

图 4　磨出面神经脊

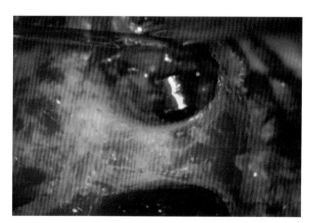

图 6　FMT 模拟器穿过钻孔区域

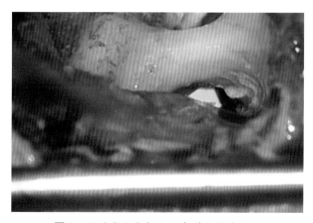

图 5　沿鼓室方向打孔，直到两腔连通

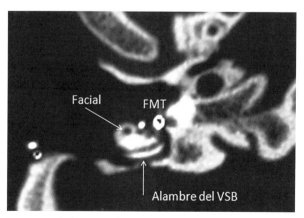

图 7　CT 影像显示面神经（Facial）第三段，导丝 (Alambre del VSB) 从其下方穿过，FMT 放置在圆窗中

术后断层扫描

通过高分辨率计算机断层扫描检查 FMT 导线的正确位置。可以在图 7 中可看到面神经第三段、穿过它下方的导线以及放置在圆窗中的 FMT。

总　结

虽然这种手术操作有一定的风险，但在解剖条件有利的情况下，可以安全地完成。对于必须打开迷路骨质（人工耳蜗）的情况下，前面的术腔需清洁干燥，并且圆窗及卵圆窗必须在小的空间内呈隔离状态。

（王瑾瑜　韩　朝　译）

参考文献

[1] Colletti V, Soli SD, Carner M,et al. Treatment of mixed hearing losses via implantation of a vibratory transducer on the round window. Int J Audiol, 2006, 45(10): 600–08.

32 自发性脑脊液耳漏

Richard Gacek

Department of Otolaryngology, University of Massachusetts Medical School, Worcester, USA

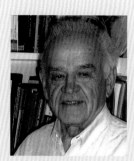

Richard Gacek

摘 要

对于年龄为 4～5 岁的儿童来说，自发性脑脊液（CSF）耳漏主要由耳囊或其周围的先天性骨缺损所引起[1]，而 50 岁以上成年人的自发性脑脊液耳漏则多由颞骨内骨缺损所致，其原因是用来释放脑脊液的正常结构（蛛网膜颗粒）扩大引起的[2-3]。当这些脑脊液无法正常汇入静脉窦时，它们可能会沿着前颅窝、中颅窝或后颅窝的底部汇集。随着个体年龄及体力活动不断扩大，它们可能会疝入颅底的气化部分（颞骨，鼻窦），导致成人自发性脑脊液漏[4]。

关键词

脑脊液；耳漏

引 言

自发性脑脊液耳漏好发于两组患者中。儿童组通常系脑膜炎的病因，在 4～5 岁时出现。这并不常见，主要由颞骨内先天性缺损引起（图 1）。据报道，在其他正常颞骨中，自发性脑脊液耳漏多发生在预先形成的骨通路（卵圆窗或圆窗，

Hyrtl 裂隙和面神经管）（图 2，图 3）。

成人组自发性脑脊液耳漏多发生在 50 岁以上的人群，耳漏多发生在中颅窝底部的鼓室盖，很少发生在后颅窝（图 4）。其原因是先天性病变（蛛网膜颗粒），在发育过程中未能到达静脉结构所致。由于体重增加和/或体力活动增加使脑脊液压力增大，进而使与之相接触的颅底气化部分不断扩大。

案例与方法

患者女性，61 岁，右侧传导性听力下降约 4～5 个月。门诊鼓膜切开术产生大量清澈的水样液体。颞骨 CT 显示鼓室盖缺损和乳突模糊（图 4）。

中颅窝（MF）开颅术显示一个囊性息肉样肿块，通过中颅窝硬脑膜的圆形缺损疝出并延伸至乳突腔内（图 5）。在通过圆形硬脑膜缺损处横断突出的茎部，切除肿块。同时切除一个小的无症状的蛛网膜颗粒。鼓室盖缺损用筋膜封堵，并用颅骨切开时获取的适形骨片支撑（图 6）。短暂住院 1 天。

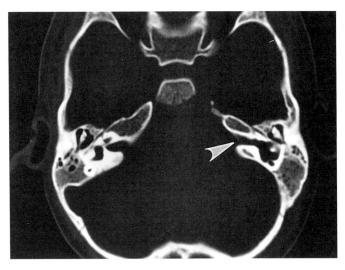

图1　CT扫描示4岁男孩的颞骨Mondini畸形，发现镫骨底板有先天性缺陷，与内听道相通（箭头）

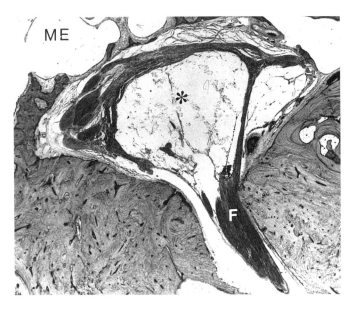

图2　人类颞骨，蛛网膜下腔突出（星号），靠近中耳腔。F：面神经；ME：中耳

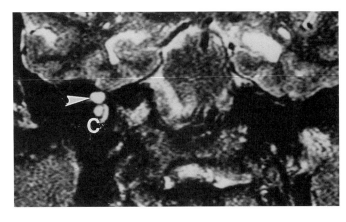

图3　MRI核磁共振显示如图2的脑脊液通路（箭头）。C：耳蜗

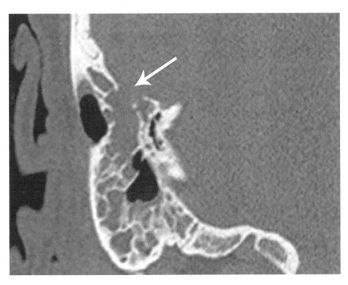

图4　CT扫描显示大的蛛网膜颗粒引起的鼓室盖骨缺损（箭头）

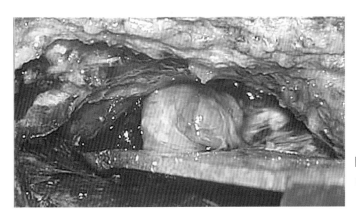

图5　经中颅窝开颅术观察蛛网膜颗粒。蛛网膜颗粒已从乳突腔中取出

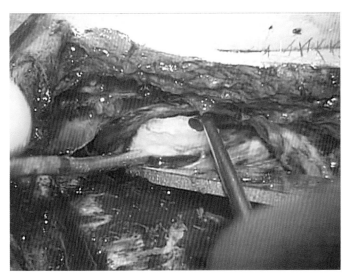

图6　在横断蛛网膜颗粒后，用移植骨支撑的筋膜修补硬脑膜缺损

1年后，患者出现对侧传导性听力损失。CT显示右耳鼓室盖缺损愈合良好，左耳鼓室盖有小的缺损。中颅窝入路切除颅底蛛网膜颗粒，采用筋膜修补，未植骨。

讨 论

成人自发性脑脊液漏是由于先天性硬脑膜缺陷导致蛛网膜绒毛或颗粒突出所致。以前通常称之为脑膜脑膨出，然而，将其称为蛛网膜颗粒则更准确和科学。病变具有先天性特点，并且随着年龄的增长和脑脊液搏动的增加而增大。

了解它们在颅底气化部位的异常位置可以指导正确的成像序列，准确地予以定位（图7），基于此可以选择合理的手术方法来修补硬脑膜缺损。由于鼻窦（筛窦，蝶窦）在解剖上与中颅窝底部紧密贴合，这些正常结构的扩大也导致自发性脑脊液漏入其中。

结 论

成人若无外伤脑脊液耳漏可视为蛛网膜颗粒侵蚀入颞骨。影像学检查推荐颞骨轴位和冠状位CT扫描。

（丁 娟 韩 朝 译）

参考文献

[1] Gacek R, Leipzig B. Congenital Cerebrospinal Otorrhea. Ann Otol Rhinol Laryngol, 1979, 88: 358–65.

[2] Gacek R. Arachnoid granulation cerebrospinal otorrhea. Ann Otol Rhinol Laryngol, 1990, 99: 854–62.

[3] Gacek R. Evaluation and management of temporal bone arachnoid granulations. Arch Otolaryngol Head Neck Surg, 1992, 118: 327–32.

[4] Gacek R, Gacek M, Tart R. Adult spontaneous cerebrospinal fluid otorrhea: diagnosis and manage ment. Am J Otol, 1999, 20: 770–76.

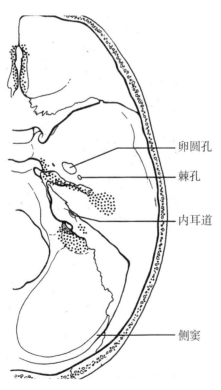

卵圆孔

棘孔

内耳道

侧窦

图7　蛛网膜颗粒在颅底分布图

33 自发性耳源性颅内积气

Lukáš Varga, Zuzana Kabátová, Milan Profant
Department of ORL HNS, Comenius University, Medical Faculty, Bratislava

摘 要

本文对自发性耳源性颅内积气的诊断和处理进行了文献回顾。一位年轻运动员在体力活动增加时会出现头痛和枕部局部膨隆。CT显示颅内硬膜外有大量气体聚集，枕部相应部位形成气肿。经过乳突探查术和填塞颞骨缺损部位后，患者逐渐痊愈，其颅内积气和气肿被完全吸收。

关键词

颅内积气；气肿；耳源性；颞骨；咽鼓管

引 言

耳源性颅内积气是指空气通过颞骨进入颅内。对创伤（外伤性或医源性）、颅内肿瘤或感染所致颅内积气的发生机制已相当明确，而自发的耳源性颅内积气却罕有报道。根据解剖位置的不同，可将颅内的积气分为硬膜外、硬膜下、蛛网膜下、脑实质内或脑室内几种情况。因硬脑膜与颅骨紧密相连，故硬脑膜外积气十分罕见。本文报道一例自发性耳源性硬膜外颅内积气患者的诊断和处理。

病例报告

患者男性，23岁，头痛病史1年，运动时头痛加重。患者自觉枕部间断性出现隆起。经神经科医生诊治后诊断为左侧枕部气肿，用力打喷嚏和擤鼻涕时枕部气肿会增大。

由于考虑可能与耳部异常有关，患者被转至我院进行诊断性外科干预。患者无听力下降、眩晕、耳鸣、头痛，无中耳炎病史，否认任何头颈部外伤或手术史，无神经损伤证据，无特殊既往史。头颈部，特别是耳部查体无明显异常。纯音测听确认双侧听力正常，鼓室图双侧A型曲线，声反射存在（图1）。左中耳气压略有升高。

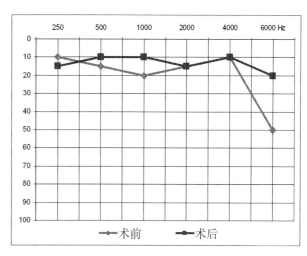

图1 术前及术后纯音测听结果

CT提示左侧枕顶部颅内积气及皮下气肿，气体腔隙与乳突腔相连（图2，图3）。左侧颞区出现大量气体影（8 cm×3 cm×8 cm）。两侧颞骨对称，呈气化型。在颅内积气部位，颅骨密质骨的连续性破坏，局部骨质缺损成为气体进入皮下的路径。影像学无乳突炎、中耳炎、外伤或肿瘤证据。

患者接受了探查性左侧乳突切除，术中保留外耳道后壁。乙状窦上方的脑板处，乙状窦及横窦交汇处上方可见骨缺损（图4）。应用耳屏软骨－软骨膜瓣和颞肌筋膜瓣封闭缺损部位（图5）。

术后1个月复查CT提示颅内积气及皮下气肿完全消失，术后听力正常。

讨 论

耳源性颅内积气十分罕见，本病最早由Chiari在1884年对一例筛窦炎患者尸检时发现。Duken（1915）首次对一例既往有枪伤累及乳突病史的患者诊断了耳源性颅内积气。Markam（1967）报道在纳入研究的295例颅内积气患者中，218例（73.9%）出现于外伤后，38例（12.9%）继发于肿瘤，26例（8.8%）继发于感染，2例原因不明[2]。乳突手术和脑室－腹腔分流手术也可引起耳源性脑颅内积气。

对于外伤、肿瘤或感染病史的颅内积气患者，其发病机制已较为明确。颞骨向颅内的通路可成为气体进入颅内的途径。此外，中耳压力必须高于颅内压力，气体才能进入颅内。这可以用两种机制来解释：

在吞咽、进行Valsalva动作或某些其他情况下，鼻咽压力会高于周围压力，此时气体会通过咽鼓管进入中耳。空气甚至可以通过中耳的微小瘘管进入颅内[3]；

另一种机制和持续的脑脊液漏相关，脑脊液漏会导致颅内呈相对负压，丢失的液体被气体取代[3]。

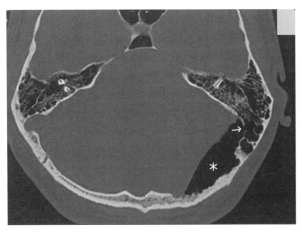

图2 术前CT提示左侧枕顶部颅内积气

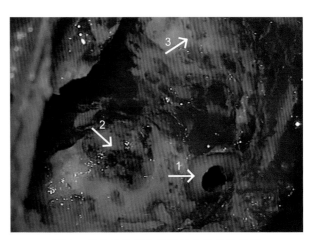

图4 术中乙状窦上脑膜板处的骨质缺损

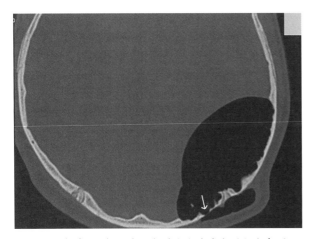

图3 术前CT提示皮下气肿和乳突含气腔间断相通

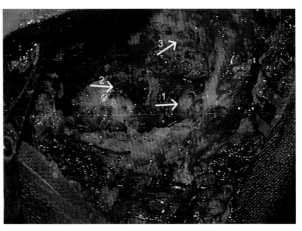

图5 术中骨质缺损被填塞

在急性中耳炎（AOM）病程中，耳源性颅内积气的发病机制可能与感染扩散后继发颅内气体积聚有关。积聚的气体来自产气微生物。即使在中耳与中颅窝或后颅窝之间没有任何明显的通道时，产气微生物也可以通过血液进行播散[4-6]。

在分流手术的虹吸效应和颅底结构缺损的联合作用下可继发与分流术相关的颅内积气[7-8]。在某些情况下，分流术的虹吸作用和较高的颅内负压共同作用，使气体通过颅底缺损处进入颅内。骨缺损可能是先天性的，但更多的是因为脑积水所致长期颅内压升高引起的骨质侵蚀。先天性颅底缺损的常见部位为前颅窝，其次为中颅窝和鼓室盖，多发生于乳突腔过度气化的患者。鼓室压力增大时局部菲薄的骨质易出现裂隙[9-10]。

然而，自发性耳源性颅内积气（SOP）是一种极其罕见的情况，鲜有文献报道。以下病理生理变化可能成为其发生的原因：

1. 乳突气房（鼓室盖，鼓室后壁）的解剖畸形（变异）。骨质 – 硬脑膜紧密连接的解剖缺陷可导致硬脑膜无法有效附着，乳突内压力升高时，气体会从乳突内向脑膜未附着处迁移，引起自发性积气[11]。

2. 乳突的过度气化可引起自发性颅内积气。在这种情况下，用力打喷嚏和擤鼻涕可能是发生颅内积气的诱因[12]。颞骨气房向前内可达岩尖，向后延伸至顶骨和枕骨，向下延伸至乳突尖和颈部软组织处，或向内侧延伸至髁突和颈椎。据报道，突然或重复的 Valsalva 动作、局部突然的牵拉以及轻微创伤都可能破坏有先天性气化异常颞骨的菲薄骨板。无感染病史的案例支持乳突过度气化的推论，气化过度可伴随气化过程中过度的骨吸收或者胚胎发育的异常。另外，有单向阀门功能的咽鼓管可能有助于增加乳突气房内的压力[13-15]。

3. 自发性颅内积气可由气压伤引起，但极为罕见。临床表现随气体积聚的位置和占位效应不同而异。在一般颅内积气和张力性颅内积气的患者中，若颅内压升高，头痛是最常见的症状，患者也可出现呕吐、视力模糊、头晕、晕厥、失语、偏瘫、共济失调等神经系统症状[7, 9, 16]。较少见的症状是耳痛、耳鸣、耳闷胀感和平衡障碍[16]。

CT 可显示颅内气体、评估骨质结构、明确自发性或创伤后颅内积气患者是否存在鼓室盖和后颅窝骨板中断的情况[16]。在耳源性感染的病例中，CT 和 MRI 还可明确鼓室盖骨质侵蚀、硬膜外脓肿、脑炎、脑脓肿或需要立即手术引流的硬膜下大量积液情况。

颅内积气的治疗取决于其严重程度和病因。在积气量较少的情况下，因少量气体可被吸收[17]，应采取密切观察的策略。在某些病例中，通过鼓膜切开和置入鼓膜通气管排出聚集的空气可能有良好的治疗作用[18]。如果是由于头部创伤或耳部手术造成的颅内积气，手术干预是必要的。通常可以通过耳科入路（经乳突）进行手术。一旦发现并定位了缺损，使用软骨、游离的筋膜或颞肌筋膜瓣来堵塞缺损是最好的方法，具体需根据缺损大小来制定方案。当中耳炎继发耳源性颅内积气并累及脑膜时必须控制感染，抗生素的应用有极大意义，特别是在未发现明显缺损的情况下[19]。鼓室盖的缺损是一种特殊情况，成功修复可能需

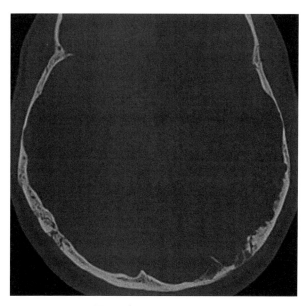

图 6　术后 1 月 CT 结果

要经乳突填塞或经中颅窝手术。

在本例报道中，颅内和颅外的异常骨质缺损较小（直径 0.6 cm）。可能是长期的气压作用和不规则的压力突增使得硬脑膜与周围的密质骨分离。这种分离可能导致内侧的密致骨被吸收，随后出现的颅骨小缺损导致皮下气肿。

（冯国栋 译）

参考文献

[1] Chiari H. Uber einen Fall von Luftansammlung in den Ventrikeln des menschlichen Gehirns. Ztschr f Heilk, 1884, 5: 383–90.

[2] Markham JW. The clinical features of pneumocephalus based upon a survey of 284 cases with report of 11 additional cases. Acta Neurochir (Wien), 1967, 16(1): 1–78.

[3] Andrews JC, Canalis RF. Otogenic pneumocephalus. Laryngoscope, 1986, 96(5): 5218.

[4] Turgut S, Ercan I, Alkan Z, et al. A case of pneumocephalus as a complication of silent otitis media. Ear Nose Throat J, 2004, 83: 50–52.

[5] Nager GT. Pathology of the temporal bone. Baltimore: Williams and Wilkins, 1993 :2623.

[6] Mathai J, Sadarudheen A, Pushpakumar KP, et al. Pneumocephalus presenting as a complication of chronic otitis media–a case report. Indian J Otolaryngol Head Neck Surg, 2008, 60: 390–92.

[7] Honeybul S, Bala A. Delayed pneumocephalus following shunting for hydrocephalus. J Clin Neurosci, 2006, 13(9): 939–42.

[8] Nagai H, Moritake K. Otogenic tension pneumocephalus complicated by Eustachian tube insufflation in a patient with a ventriculoperitoneal shunt: case report. J Neurosurg, 2007, 106(6): 1098–101.

[9] Vallejo LA, Gil-Carcedo LM, Borras JM, et al. Spontaneous pneumocephalus of an otogenic origin. Otolaryngol Head Neck Surg, 1999, 121(5): 662–65.

[10] Anorbe E, Aisa P, Saenz de Ormijana J. Spontaneous pneumatocele and pneumocephalus associated with mastoid hyperpneumatization. Eur J Radiol, 2000, 36(3): 158–60.

[11] Saumil N, Merchant M, McKenna MJ. Neurotologic Manifestations and Treatment of Multiple Spontaneous Tegmental Defects. Am J Otol, 2000, 21: 234–39.

[12] Richards SD, Saeed SR, Laitt R,et al. Hypercellularity of the mastoid as a cause of spontaneous pneumocephalus. J Laryngol Otol, 2004, 118(6): 474–76.

[13] Rebol J, Munda A, Tos M. Hyperpneumatization of the temporal, occipital and parietal bones. Eur Arch Otorhinolaryngol, 2004, 261: 445–48.

[14] Tucker A, Miyake H, Tsuji M, et al. Spontaneous epidural pneumocephalus. Neurol Med Chir (Tokyo), 2008, 48: 474–78.

[15] Rameh C, Meller R, Magnan J. Mastoid Hyperpneumatization with Atlantoaxial Fistulization Presenting as Head Rotation Induced Aural Fullness. Otol Neurotol, 2009, 30: 936–38.

[16] Krayenbuhl N, Alkadhi H, Jung HH, et al. Spontaneous otogenic intracerebral pneumocephalus: case report and review of the literature. Eur Arch Otorhinolaryngol, 2005, 262(2): 135–38.

[17] Osborn AG, Daines JH, Wing SD, et al. Intracranial air on computerized tomography. J Neurosurg, 1978, 48: 355–59.

[18] Pans S, Van Breuseghem I, Geusens E, et al. Extensive occipital bone pneumatization presenting as an occipital mass. Am J Roentgenol, 2003, 181: 891.

[19] Ciorba A, Berto A, Borgonzoni M,et al. Pneumocephalus and meningitis as a complication of acute otitis media: case report. Acta Otorhinolaryngol Italica, 2007, 27: 87–89.

34 小气骨导差患者的镫骨底板开窗术

Beata Dziendziel[1], Henryk Skarżyński[2], Elżbieta Włodarczyk[1], Piotr H. Skarżyński[1,3,4]

[1] Department of Teleaudiology and Screening, World Hearing Center, Institute of Physiology and Pathology of Hearing, Warsaw/Kajetany, Poland

[2] Department of Oto-Rhino-Laryngosurgery, World Hearing Center, Institute of Physiology and Pathology of Hearing, Warsaw/Kajetany, Poland

[3] Heart Failure and Cardiac Rehabilitation Department, Second Faculty of Medicine, Medical University of Warsaw, Poland

[4] Institute of Sensory Organs, Warsaw/Kajetany, Poland

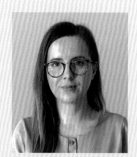

Beata Dziendziel

摘 要

耳硬化症是成人获得性听力障碍最常见的原因之一。镫骨手术是治疗耳硬化症最常用、最有效的方法，多数情况下可获得满意的听力改善。我们阅读并分析文献后发现作为手术指征的听力损失程度因作者不同而存在差异。在许多中心，是否对较小气骨导差（ABG）的患者进行镫骨手术仍有争议，在此情况下必须考虑风险－收益比。虽然在以前的出版物中已广泛地描述了耳硬化症的外科手术情况和术后听力结果，但对相关症状（特别是耳鸣）的流行情况和严重程度的研究却很少。耳鸣伴进行性听力降低是耳硬化症发展过程中的基本症状之一。耳鸣影响患者的日常生活，显著降低其生活质量。在对患者是否需要镫骨手术的评估过程中，不仅要考虑气骨导差的大小，还应考虑耳鸣严重程度。

本文报道一例术前气骨导差较小但接受了镫骨底板开窗的成年患者的听力结果和自我反馈情况。

关键词

耳硬化症；镫骨手术；听力；耳鸣；生活质量

引 言

耳硬化症是一种常染色体显性遗传疾病，正常耳囊的健康骨质被海绵状血管化的骨组织所取代。患者多在 20 ～ 40 岁时可出现该病的典型表现。耳硬化症是成人获得性听力障碍最常见的原因之一。治疗耳硬化症最常用和有效的方法是镫骨手术，多数情况下手术能达到满意的听力效果[1]。阅读文献，我们注意到不同作者对于作为手术指征的听力损失程度的观点各不相同。部分作者主张气骨导差 >30 dB 应进行手术。另一些作者则认为当气骨导差 >25 dB 或 15 dB 即可手术。目前的指南则提倡将气骨导差 >20 dB 作为手术指征[2]。在许多中心，对于气骨导差较小的患者进行镫骨手术是有争议的。在决定是否对此类患者手术时，必须始终考虑风险－获益比。

虽然在以前的出版物中已经对耳硬化症的手术情况和听力结果有了广泛的描述，但对于相关症状（特别是耳鸣）的流行程度和严重程度的研究却很少。耳鸣伴进行性听力下降是耳硬化症病情发展过程中的主要症状之一。耳鸣是在没有外部声源刺激的情况下出现的主观听觉感受。因为耳鸣是一种主观感觉，目前没有对其测量的客观临床诊断试验。根据美国耳鼻咽喉头颈外科学会的指南，耳硬化症患者中出现的耳鸣被归类为继发性耳鸣，是指在中耳内原发病的病理进程中出现的耳鸣[3]。与原发性耳鸣相比，其治疗策略着重于病因诊断和针对病因的治疗。对患者生活影响不大的间歇性耳鸣，临床上可不需要干预。但值得注意的是耳鸣可对患者造成严重困扰，并显著降低其生活质量。

当评估患者是否需要接受镫骨手术时，不仅要考虑气骨导差的大小，还要考虑患者耳鸣的严重程度。

本章报道了一例术前气骨导差较小并接受镫骨底板开窗术的成年患者的听力结果和自我反馈情况。

案 例

患者女性，34岁，因耳硬化症导致双侧听力下降。进行性听力下降病史约9年。2012年行右侧镫骨底板开窗术，术后右耳听力得到改善并且气骨导差恢复正常。左耳无既往手术史。术前患者自述左耳耳鸣，曾尝试使用助听器，但耳鸣的程度并未减轻。严重耳鸣是小气骨导差患者接受镫骨底板开窗的主要依据。

方 法

在术前及术后随访6个月时，患者于隔音室使用校准听力耳机进行纯音测听检查。测定刺激声分别为500 Hz、1000 Hz、2000 Hz和4000 Hz的平均气导和骨导听阈。计算术前和术后的平均听阈。以平均气导听阈与骨导听阈之差计算气骨导差。

如果耳鸣每周至少出现一次，每次持续时间至少5min，则被诊断为临床显著的耳鸣。采用耳鸣功能指数（TFI）[4]问卷调查，评估手术前后耳

鸣的严重程度。应用该问卷的主要目的在于多方面综合评估耳鸣的严重程度，并有效评估治疗前后耳鸣的变化。TFI总分值代表了耳鸣严重程度的等级：正常（0～17分），轻度影响（18～31分），中度影响（32～53分），重度影响（54～72分），极严重影响（73～100分）。

为了测量患者在镫骨手术后的获益，我们使用了Glasgow获益量表（GBI）[5]。该问卷由18个项目组成，采用Likert 5分量表，描述了干预后健康状况的变化。GBI问卷分为三个亚组：一般健康、生理功能和社交功能，它们共同体现生活质量。镫骨底板开窗术在全麻下进行。沿外耳道后壁作Rosen切口，暴露鼓索神经。使用0.8 mm或1.0 mm直径的低速钻头逐渐暴露术区。观察听骨链的活动性。切断镫骨肌腱，去除镫骨后弓。在镫骨底板上钻孔（直径0.6 mm），插入Skarzynski Piston植入体（Kurz GmbH），并将其固定在砧骨的长脚，最后用血凝块封闭小孔。

结 果

术前纯音测听提示左耳混合性听力下降，右耳感音神经性听力下降（图1）。术前患者左耳平均气导听阈61 dB，平均骨导听阈43 dB，气骨导差18 dB。术前右耳平均气导听阈24 dB。术后纯音测听证实左耳气骨导差消失（图2）。

镫骨底板开窗术前后TFI亚量表的平均耳鸣严重程度见图3。术前TFI总分M=53.2，说明患者耳鸣程度对其生活造成了重度影响。镫骨底板开窗术后，TFI值降低了26.4分，说明术后耳鸣对患者生活仅有轻度影响。GBI问卷在三个分量表中的平均结果如图4所示。平均GBI总分M=41.7分，说明镫骨底板开窗术后患者的生活质量得到提升。

讨 论

许多耳外科医生对小气骨导差耳硬化症患者是否需要手术的观点差异极大。当音叉测试

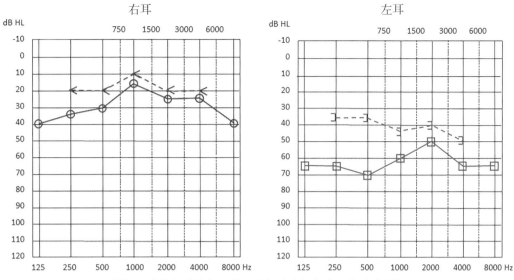

图 1 手术侧（左）及非手术侧（右）术前纯音测听听阈

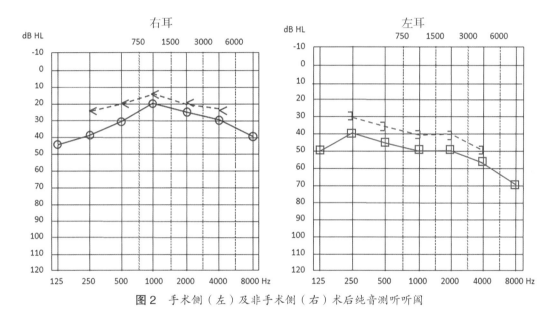

图 2 手术侧（左）及非手术侧（右）术后纯音测听听阈

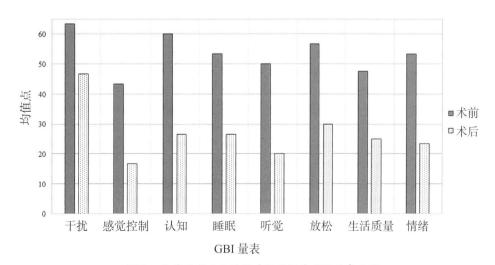

图 3 术前及术后平均耳鸣严重程度 TFI 量表分值

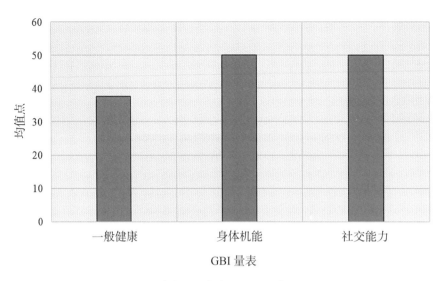

图4 镫骨底板开窗术后 GBI 量表平均得分

（Rinne 测试）提示异常气骨导差时 [6]，部分医生才会考虑镫骨手术。这就解释了为什么鲜有文献对小气骨导差患者镫骨手术后的效果进行报道 [2,7]。关于最小气骨导差的争论主要集中在对此类患者进行镫骨手术的风险 – 收益比。小气骨导差患者即使气骨导差完全恢复正常，其听力也不会有明显的改善。然而，镫骨手术可以产生额外的收益，即可降低耳鸣的严重程度，这一结论被本案例所证实。决定该患者是否需要手术的主要依据不是听力改善，而是耳鸣严重程度的缓解。恼人的耳鸣对患者日常生活产生消极影响，干扰其休息和睡眠，导致压力增大。这会对其家庭和工作造成负面影响，最终降低其生活质量。

在对耳硬化症患者的研究中，很少有人评估其耳鸣情况 [8]。近年来，美国听觉生理病理研究所专家指出，35% 耳硬化症患者的首发症状是耳鸣，而有 65% 的耳硬化症患者在手术前存在显著的慢性耳鸣。对于 59% 的患者来说，耳鸣是一个显著或严重的问题 [9]。在另一项研究中，一组术前中度至重度耳鸣的患者，77% 在镫骨切除术后耳鸣严重程度显著降低，甚至近 1/2 的患者耳鸣完全消失。17% 的患者耳鸣程度无变化，6% 的患者耳鸣加重 [10]。由此可见，手术能有效地缓解影响患者生活的耳鸣。因为目前镫骨手术的指征

主要在于气骨导差值大小，而这一发现需要对是否扩大镫骨手术的指征进行深入讨论。

结 论

在考虑气骨导差较小的耳硬化症患者是否适合进行镫骨手术时，不仅要考虑气骨导差的大小，还要考虑由耳硬化症引起的其他症状。镫骨底板开窗术后耳鸣严重程度的降低可显著提升患者的生活质量。

（冯国栋 译）

参考文献

[1] Skarżyński H. Surgical treatment of otosclerosis: expanding indications and new recomendations. J Hear Sci, 2018, 8: 9–12.

[2] Lavy J, McClenaghan F. Stapes surgery in patients with a small air-bone gap. Ear Nose Throat J, 2018, 97: 198–212.

[3] Tunkel DE, Bauer CA, Sun GH, et al. Clinical Practice Guideline Tinnitus. Otolaryngol Head Neck Surg, 2014, 151: S1–40.

[4] Meikle MB, Henry JA, Griest SE, et al. The tinnitus functional index: development of a new clinical measure for chronic, intrusive tinnitus. Ear Hear, 2012, 33: 153–76.

[5] Robinson K, Gatehouse S, Browning GG. Measuring

patient benefit from otorhinolaryngological surgery and therapy. Ann Otol Rhinol Laryngol, 1996, 105: 415–22.

[6] Salmon C, Barriat S, Demanez L, et al. Audiometric Results after Stapedotomy Operations in Patients with Otosclerosis and Preoperative Small Air-Bone Gaps. Audiol Neurootol, 2015, 20: 330–36.

[7] Alberti A, Figuerola E, Romero-Farina G,et al. Long-Term Hearing Outcomes following Stapedotomy in Patients with Otosclerosis and Preoperative Small Air-Bone Gap. Audiol Neurootol, 2017, 22: 350–55.

[8] Skarżyński H, Gos E, Dziendziel B, et al. Clinically important change in tinnitus sensation after stapedotomy. Health Qual Life Outcomes, 2018, 16: 208.

[9] Dziendziel B, Skarżyński PH, Rajchel J, et al. Prevalence and Severity of Tinnitus in Polish Otosclerosis Patients Qualified for Stapes Surgery. Eur Arch Otorhinolaryngol, 2019 (Epub ahead of print).

[10] Dziendziel B, Skarżyński H, Gos E, et al. Tinnitus Severity Change Following Stapedotomy in Patients with Otosclerosis. Otol Neurotol, 2019 (article in press).

35 镫骨底板开窗术改善成骨不全症患者的混合性听力损失

Henryk Skarżyński[1], Kamila Kordowska[1], Beata Dziendziel[1],
Piotr H. Skarżyński[2,3,4]

[1] Department of Oto-Rhino-Laryngosurgery, World Hearing Center,
Institute of Physiology and Pathology of Hearing, Warsaw/Kajetany, Poland
[2] World Hearing Center, Institute of Physiology and Pathology of Hearing,
Warsaw/Kajetany, Poland
[3] Heart Failure and Cardiac Rehabilitation Department, Second Faculty
of Medicine, Medical University of Warsaw, Poland
[4] Institute of Sensory Organs, Warsaw/Kajetany, Poland

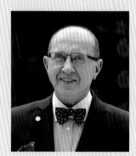

Henryk Skarżyński

摘 要

　　本文报道一例 60 岁的成骨不全症患者合并双侧进行性听力下降。患者接受了手术治疗，具体方案为鼓室探查和分期双侧镫骨底板开窗。术后双侧气骨导差显著减小，手术治疗的有效性得到验证。

关键词

　　成骨不全症；镫骨底板开窗术；混合性听力损失

　　[本文首次发表于 Journal of Hearing Science, 2015, 5(4): 43-48]

引 言

　　成骨不全症（OI）患者易发生骨折，与结缔组织先天缺损有关，由 COLIA1/COLIA2 基因突变引起[1]。该病最常见的临床症状是骨折、骨变形、蓝巩膜。其他症状包括主动脉瓣功能障碍和升主动脉夹层、皮肤松弛、伤口难以愈合并遗留较大瘢痕、关节活动过度、牙齿结构异常和听力损失（通常为传导性，但也有感音神经性或混合性）[2]。1 型成骨不全症的患者骨折、蓝巩膜和听觉下降的易感性增加，听力下降始于青春期或成年早期。近 50% 的 1 型成骨不全症患者会出现听力下降[3-4]。在 3 型和 4 型中，听力下降较少见且主要发生在成人。成骨不全的听力下降可以呈进行性[5-6]。通常在 30～40 岁时的听力下降为传导性，而在此之后可合并感音神经性听力下降[6]。

案例与方法

　　患者，60 岁，主诉双侧进行性听力下降 35 年。由于其患有成骨不全症，童年时出现过多次骨折，术前已接受三次整形手术。该患者有很高的骨折易感性，并且合并身材矮小及轻微的牙齿畸形，未进行过基因检测。有蓝巩膜，无过度的关节活动和皮肤松弛。此外，患者有双侧耳鸣和偶发眩晕。

查体显示鼓膜完整，不透明。听力测试提示双侧混合性听力下降（图1），鼓室图A型曲线，双侧镫骨肌反射未引出。

患者接受了右侧鼓室探查及听骨链重建术。术中可见镫骨底板固定。在切除镫骨上结构后，在靠近鼓岬边缘的增厚且固定的镫骨底板上进行钻孔。植入直径0.6 mm的人工听骨（Mikolow Ⅲ型BO——一种用铂职条带连接的聚四氟乙烯活塞）并固定于砧骨长脚。底板上造孔用静脉凝血块封闭。术中可见中耳黏膜增厚，出血较多。

术后2个月复测纯音测听提示术侧气骨导差消失（图2）。患者随后接受了对侧耳的手术。与右耳相似，术中见镫骨底板固定并增厚，使用0.6 mm Mikołów Ⅲ型BO人工听骨植入底板钻孔，并固定在砧骨长脚。

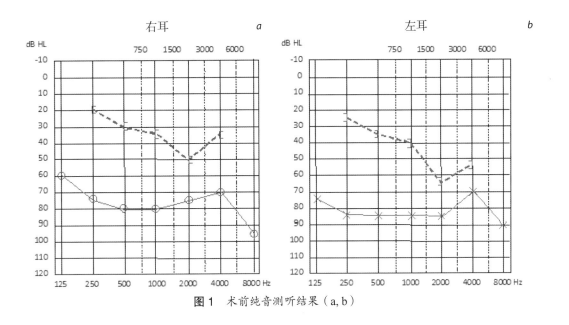

图1 术前纯音测听结果（a, b）

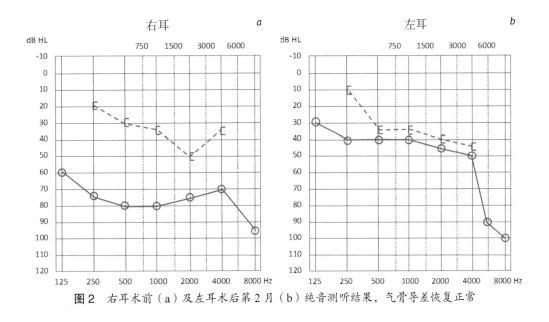

图2 右耳术前（a）及左耳术后第2月（b）纯音测听结果，气骨导差恢复正常

结　果

每次手术后均进行随访检查。结果如图3和图4所示。

值得注意的是，由于第一次手术后2个月即进行了第二次手术，所以每侧耳的随访时间是不同的。图4显示双耳均获得了显著的听力改善。

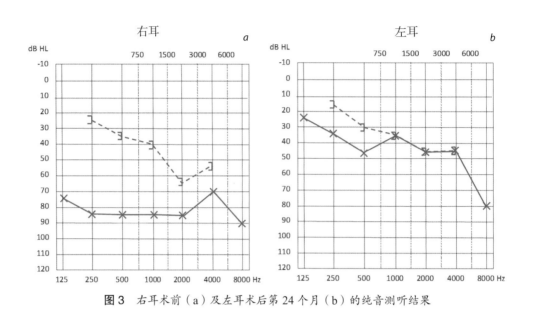

图3　右耳术前（a）及左耳术后第24个月（b）的纯音测听结果

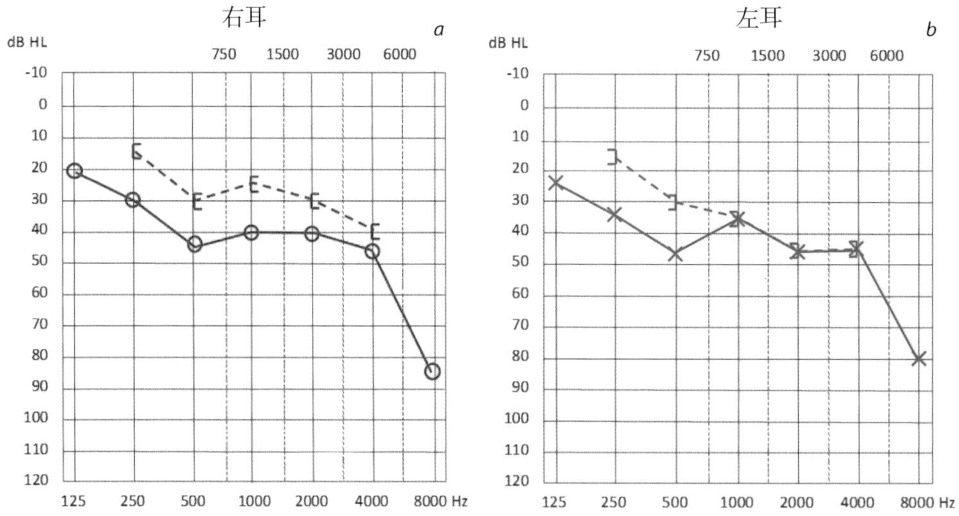

图4　右耳术后第26个月（a）及左耳术后第24个月（b）最终的纯音测听结果

讨　论

成骨不全症患者有听力下降的可能，常合并中耳或内耳局部结构异常，后者可能会影响术后听力结果。文献报道，75%～85% I型成骨不全症患者镫骨手术后气骨导差恢复正常（气骨导差＜10 dB）；而在非成骨不全症患者中，进行镫骨手术术后气骨导差恢复正常的比例约在90%～95%[6]。

本病例可见成骨不全症的典型表现：镫骨足

板增厚和固定，黏膜增厚，术中出血量较多[3]。在患者进行镫骨底板开窗术后，随访听力检测提示左耳气骨导差恢复正常，右耳气骨导差缩小。这表明，即使在耳局部结构异常的情况下，手术也可改善传导性听力下降。虽然成骨不全症患者的听力下降有进行性趋势[5-6]，但我们尚未发现双侧骨导阈值升高。

结　论

镫骨底板开窗术可有效改善成骨不全症所致传导性听力下降。重要的是，外科医生要了解成骨不全症患者常见的中耳和内耳结构异常，因为这些异常会明显影响术中情况。与此同时，成骨不良症患者存在进行性听力损失的可能，因此长期随访至关重要，以便采取适当的治疗。

（冯国栋　译）

参考文献

[1] Van Dijk F, Sillence D. Osteogenesis imperfecta: clinical diagnosis, nomenclature, and severity assessment. Am J Med Genet, 2014, 164A: 1470–81.

[2] Forlino A, Cabral W, Barnes A, et al. New perspectives on osteogenesis imperfecta. Nat Rev Endocrinol, 2011, 7(9): 540–57.

[3] Kuurila K, Pynnönen S, Grénman R. Stapes surgery in osteogenesis imperfecta in Finland. Ann Otol Rhinol Laryngol, 2004, 113: 187–93.

[4] Swinnen F, Dhooge I, Coucke P, et al. Audiologic phenotype of osteogenesis imperfecta: use in clinical differentiation. Otol Neurotol, 2012, 33(2): 115–22.

[5] Sillence D. Bone dysplasia. Genetic and ultrastructural aspects with reference to osteogenesis imperfecta. Ann Arbor, Michigan University Microfilms, 1980.

[6] Vincent R, Wegner I, Stegeman I, et al. Stapedotomy in osteogenesis imperfecta: a prospective study of 32 consecutive cases. Otol Neurotol, 2014, 35(10): 1785–89.

36 镫骨骨折导致单侧传导性听力下降，声反射存在

Bruno Sergi, Gaetano Paludetti

Clinic of Otorhinolaryngology 'A. Gemelli' Hospital Catholic University of Rome, Italy

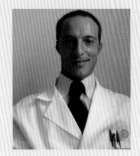

Bruno Sergi

摘　要

对于单侧传导性听力下降，部分完整声反射尚存，且无中耳病史的患者，必须考虑以下几个原因：听骨畸形、听骨链固定、前庭导水管扩大或上半规管开裂。

关键词

传导性听力下降；镫骨骨折；手术

引　言

对于单侧传导性听力损失、声反射至少部分可引出，且无中耳病史的患者，必须考虑到几个原因（具体原因：听骨畸形、听骨链固定、前庭导水管扩大或上半规管开裂）。通常经过病史询问、体格检查、听力和影像检查即可确定，当上述方法不能明确病因时则须进行中耳探查手术。

病例报道

患者女性，11岁，主诉左耳听力下降，6岁时因头部创伤并鼓室出血、面神经麻痹和耳鼻漏，上述症状3周内自行恢复。耳镜检查显示左耳鼓膜正常，纯音测听提示中度传导性听力下降（图1）。226 Hz探测声的声导抗检查提示声阻抗正常（图2a），而678 Hz探测声的声阻抗形态异常（图2b）。这一现象支持听骨链中断的假设。患侧声刺激时声反射未引出，但对侧刺激时患侧出现声反射（图3）。乳突高分辨率CT三维重建未见中耳异常，听骨链未见明显损伤，仅镫骨弓水平出现密度改变。术中掀起外耳道鼓膜瓣后发现听骨链完整，但用细吸引器轻触听骨链后出现镫骨

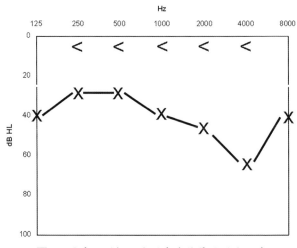

图1　纯音测听提示左耳中度传导性听力下降

板上结构移动，而镫骨底板仍保持静止（图4）。将砧镫关节分离后，镫骨脚处可见明显断裂，移除镫骨上结构。余手术过程同一般蹬骨手术相同，

在镫骨底板用激光进行钻孔后，放置一个直径0.6mm 的 Teflon- 金属丝活塞。术后纯音测听显示气骨导差消失，术后1年复查时保持稳定。

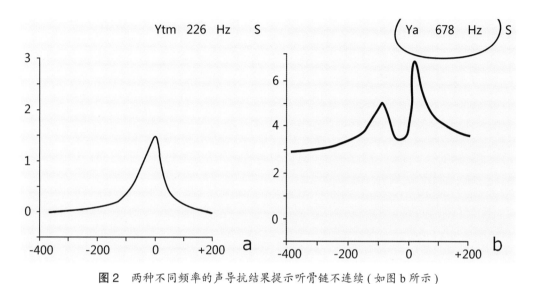

图2 两种不同频率的声导抗结果提示听骨链不连续（如图 b 所示）

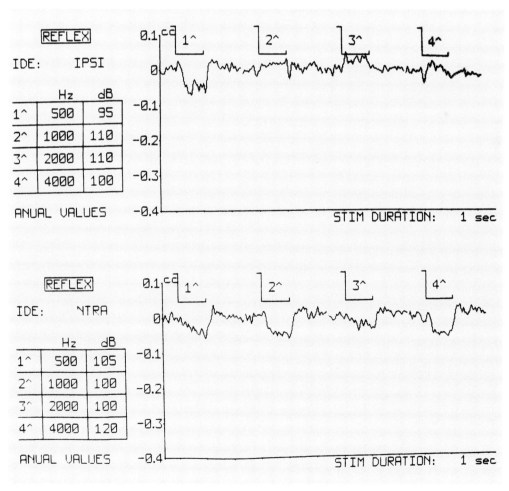

图3 同侧声刺激声反射未引出，而在对侧刺激可引出患侧的声反射

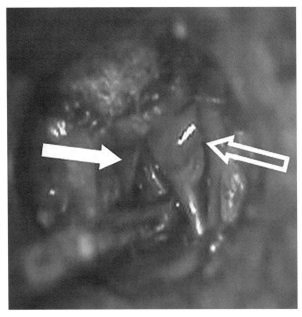

图4 术中图像显示，轻微的吸力（实心箭头）可导致镫骨上结构移位，而底板保持原位（空心箭头）

折通常与鼓膜破裂有关，由外耳道直接损伤造成[5]，或与颅骨创伤有关。影像学检查可提供一定信息。如纯音测听提示轻度至中度传导性听力损失，声导抗提示听骨链不连续，声反射可引出时，需强烈怀疑镫骨肌腱在镫骨止点的内侧出现中断。多频声导抗是一种很好的诊断工具，但是尽管它的测量参数在中耳疾病的诊断中已经得到肯定，但仍未被广泛应用。在本病例中，多频率声导抗和声反射相结合，可以精确判断听骨链骨折部位，但最终诊断还需对中耳进行手术探查。

治疗方案包括在镫骨底板和砧骨的长脚之间植入部分听骨链重建假体，如本病例，虽然结果并不总是符合预期。因此，我们倾向于进行镫骨底板切除以获得更好的听力结果，就像通常在镫骨手术中的那样。

（冯国栋　译）

讨　论

根据患者传导性听力丧失，鼓膜正常，无面瘫病史，考虑中耳传导通路受损可能性大。常见病因为听骨畸形、听骨链固定、前庭导水管扩大或上半规管裂[1]。根据本病例，除上述外还可能存在另一个原因，医生应该了解患者的病史、诊断和治疗策略。颅部钝挫伤可导致外耳道、中耳结构和耳囊等颞骨结构骨折。鼓室出血或鼓膜穿孔是头部损伤后传导性听力下降最常见的原因。锤砧关节和砧镫关节脱位后也可发生，且比单独听骨的骨折更常见。创伤后听骨链损伤最常见于颞骨纵向骨折，多数情况会累及砧蹬关节，出现砧骨脱位和镫骨骨折[2-3]。

镫骨上结构骨折相对少见，儿童发病率较高，一般认为与儿童骨的活动性较大有关[4]。镫骨骨

参考文献

[1] Ebert CS Jr, Zanation AM, Buchman CA. Another cause for conductive hearing loss with present acoustic reflexes. Laryngoscope, 2008, 118: 2059–61.

[2] Shabana YK, Abu-Samra M, Ghonim MR. Stapes surgery for post-traumatic conductive hearing loss: how we do it. Clin Otolaryngol, 2009, 34: 64–66.

[3] Kagoya R, Ito K, Kashio A, et al. Dislocation of stapes with footplate fracture caused by indirect trauma. Ann Otol Rhinol Laryngol, 2010, 119: 628–30.

[4] Singh S, Salib R, Oates J. Traumatic fracture of the stapes suprastructure following minor head injury. J Laryngol Otol, 2002, 116: 456–59.

[5] Ederies A, Yuen HW, Chen JM, et al. Traumatic stapes fracture with rotation and subluxation into the vestibule and pneumolabyrinth. Laryngoscope, 2009, 119(6): 1195–97.

37 耳部神经痛的手术治疗

Thomas E. Linder[1], Eduardo M.R. Monteiro[2]
[1] Department of Otorhinolaryngology-Head & Neck Surgery, Kantonsspital Luzern, Luzern, Switzerland
[2] Department of Otorhinolaryngology-Head & Neck Surgery, Hospital Evangélico, Belo Horizonte, Brasil

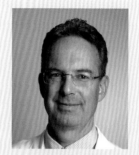

Thomas E. Linder

摘 要

简介 耳痛是耳鼻喉科患者常见的症状之一，可分为原发性和继发性。由于耳部受多种神经支配，鉴别诊断较多。面神经的感觉支分布于外耳（包括耳廓和外耳道）。面神经感觉支切除是缓解耳痛症状的一种手术方法。

案例与方法 患者女性，50岁，持续性左耳痛，影响生活质量，在经过详细查体和影像学检查后接受了面神经感觉支切断术。患者在术前曾于疼痛部位多次接受局部麻醉治疗，但仅能起暂时缓解的作用。

结果 术后第1个月，患者诉耳廓和外耳道前壁有轻微的感觉异常，未诉耳痛。术后第20个月复查，患者未诉疼痛，有趣的是外耳道后壁仍有部分感觉。

结论 特发性神经痛是一种排除性诊断。理想的诊断试验是从耳后对耳廓和外耳道后壁进行局部麻醉后疼痛立即缓解。手术切除外耳道后壁感觉神经是一种效果良好的治疗手段。

关键词

耳痛；耳疼；神经痛；面神经；乳突

引 言

耳痛是耳鼻喉科患者常见的症状之一，可分为原发性和继发性。原发性耳痛由耳部本身的疾病引起，如急性外耳炎、乳突炎、外耳道异物、慢性坏死性外耳炎、外耳道癌。然而，约50%的耳痛并非源自耳部，而是来自其他远隔部位[1]。这些情况称为继发性或牵涉性耳痛，由于耳部神经支配众多，鉴别诊断范围很广。感觉神经支配来自 V、VII、IX、X 脑神经和来自 C2 和 C3 神经的感觉支[2]。由于上气道 - 消化道和颞下颌关节病变也可产生耳痛，应进行综合评估与分析。

有证据表明面神经提供包括耳廓和外耳道在内的外耳感觉支配。Ramsay Hunt 早在 1914 年就描述了面神经感觉支在耳部皮肤的分布，多年后 Hitselberger 和 House 再次证实了这一点[3]。如果耳部疼痛区域与该分布相吻合，则可排除其他鉴别诊断。如常规的治疗效果不佳，可选择面神经感觉支切除，以缓解耳痛症状。

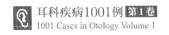
案例与方法

一例 50 岁女性于 2010 年 2 月因严重的持续性左耳痛于我院耳鼻咽喉科就诊。患者耳痛病史 3 年，止痛药物治疗后症状没有改善。疼痛区域位于耳甲腔和外耳道后壁并向耳后区扩展。当用探针触诊这些区域表面时，患者更倾向于将疼痛定位于耳甲腔基部和外耳道后外侧壁。进一步的体格检查、听力测试和 CT 扫描均正常（图 1）。该患者的最终诊断为特发性神经痛。病因可能与两条神经相关：耳大神经和面神经的感觉支。

患者最初被建议试用局部按摩，服用止痛药物并观察。在最初的按摩治疗开始后，疼痛在 2 ~ 3 周内出现缓解，但后又突然复发，主要表现为位于耳甲腔和外耳道后壁的放射状疼痛并随头部运动加剧。耳部消毒后用 2 ml 1% 利多卡因、肾上腺素和碳酸氢盐复合注射液局部浸润麻醉耳甲腔及外耳道后壁后，疼痛立即消失。该结果证实了神经痛来自面神经感觉分支的假设。

之后的 3 年的时间内，疼痛出现的频率较前降低，每当疼痛再发时即进行局部麻醉，症状随之立即消失。至 2013 年 2 月时，每 2 ~ 3 周疼痛即可发作一次，每次持续数分钟至 48h。因疼痛发作频率增加及生活质量下降，患者出现情绪不稳定。经过商讨，患者最终同意接受外耳道后壁面神经感觉支切除术。

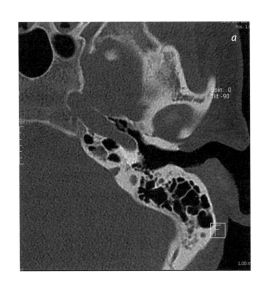

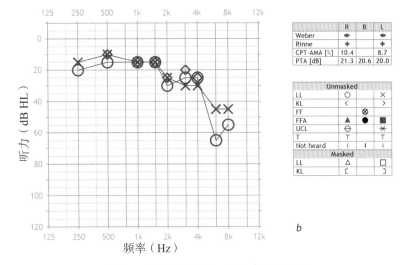

图 1 a. 颞骨 CT 结果。b. 纯音测听结果

2013 年 11 月患者在全麻下行耳后乳突前部切除术，术中进行面神经监测。在识别解剖标志（外半规管、后半规管，二腹肌嵴）并磨薄外耳道后壁后，面神经从茎乳突孔向外半规管方向被轮廓化。在使用金刚钻磨除骨质和持续冲洗过程中，于距茎突乳突孔约 8mm 处可见面神经感觉支（图 2）。面神经感觉支一般向外侧发出，沿外耳道后壁向外，之后转向下（鼓索神经继续向前上）并向前方穿过骨质。将感觉支从其骨管中分离出并切除超过 5mm。用骨蜡封闭骨管防止神经再连接。缝合伤口并用敷料包扎。患者隔日出院。

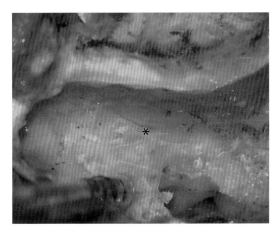

图 2　术中可见面神经耳部感觉分支（星号）

术后第 1 个月，患者诉耳甲及外耳道后壁有轻微的感觉异常，但未诉耳痛。手术后 10 个月患者仍未诉耳痛，外耳道后壁仍有部分感觉。

讨 论

耳痛是一种常见的症状，病因多样。如耳镜检查未见明显异常，则必须考虑存在牵涉痛的可能。中耳和外耳道的躯体感觉神经分布由多种神经共同构成，并且在神经传导通路上与头颈部其他区域的感觉传导存在交集[4]。远隔部位的病变也可引起耳痛，因此应进行详细的检查以排除其他部位病变的可能。为理解指牵涉性耳痛，在此需要简要介绍耳的神经通路。耳部感觉由 4 对脑神经和 2 对颈神经支配：第 V、VII、IX、X 对脑神经和颈神经 C2 及 C3。这些神经的感觉分布区域有明显的重叠性和非指向性。

三叉神经下颌支分布于耳屏、耳轮脚、外耳道前上壁、邻近的鼓膜和颞下颌关节。面神经分布于外耳道的后下壁和邻近的鼓膜。舌咽神经分布于内耳和鼓膜内侧面。迷走神经与舌咽神经的分布相似，但也同面神经的分支一起支配耳甲腔的感觉。颈神经（C2 和 C3）感觉支分布于耳廓前部及后部以及耳廓和耳垂的内、外侧皮肤[5]（图 3）。

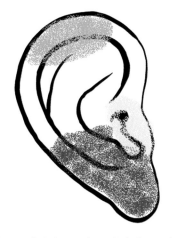

图 3　耳廓和耳廓前表面的躯体感觉神经分布。绿色：枕小神经（重叠分布）；白色：耳颞神经；黄色：VII、IX、X（与 V 重叠分布）；红色：耳大神经

在这项研究中，我们特别关注了特发性神经痛和耳痛。特发性耳痛是指没有任何明确病变时出现的耳痛，产生机制可能与脑神经根的血管受压有关[2]。特发性耳痛的病因可根据受影响的感觉神经节的不同进行细分，但由于耳部感觉神经支配的重叠，准确的区分是相当困难或不可能的。三叉神经、面神经膝状神经节和迷走 – 舌咽神经的神经痛已在医学文献中被描述为特发性耳痛的原因。

本病例报道的患者出现了反复发作的严重左耳疼痛，疼痛局限于耳甲腔，外耳道后壁和耳后区域，随头部的运动出现疼痛程度加剧。CT、听力检查和详细的头颈部查体排除了其他可能的疾病。根据患者的症状将其诊断为特发性神经痛。

下一步是确定病灶神经。用探针触诊痛处明确疼痛部位后用1%利多卡因溶液对疼痛部位进行麻醉，检查疼痛是否停止。注射完利多卡因后疼痛立即消失。引起疼痛的区域为外耳道后外侧壁及耳甲腔。该区域主要分布有第Ⅶ、Ⅸ和Ⅹ脑神经的感觉支。

Hunt（1915）描述了14例孤立性耳带状疱疹伴面瘫的病例。他观察到皮肤水泡状皮疹最常发生于耳廓下部和外耳道后壁的某些部位。他提出皮疹源于感觉神经纤维，但他没有进一步阐明解剖关系[6]。Hitselberger（1966）指出，许多前庭神经鞘瘤患者出现外耳道感觉减退，可能原因为内听道内中间神经受压[2]。Hitselberger 的观察结果支持了 Hunt 的发现，即外耳感觉支配来自多种神经。May（2000）报道了在局部麻醉下进行面神经手术时，用钻头磨除外耳道后壁骨质的过程中患者会出现疼痛。在这些病例中，May 假定耳痛是由于面神经感觉分支受到损伤，但没有提供解剖细节[7]。

Eshragi（2002）报道，没有明确的解剖学研究描述人类面神经感觉纤维的起源[6]。此外，面神经的耳部感觉分支与迷走神经耳支之间的相互关系仍未明确。Foley 和 Dubois（1943）提出的 Schuknecht 的解剖学描述中指出，迷走神经耳支（Arnold's 神经）是由迷走神经上神经节的一个主要分支和舌咽神经下神经节的一个小分支组成，向后穿过颈静脉球的顶壁，通过骨管到达面神经管，在面神经管处分为上支和下支。上支再次分出小分支至面神经鞘。下支与面神经的一小分支汇合，并继续在骨管中行进，终止并分布于外耳道后部的皮肤感觉区域[5]（图4，图5）。

Eshragi 于 2009 年进行了切除面神经耳部感觉分支治疗顽固性耳痛的报道。据报道，面神经感觉分支起源于鼓索上方。在人工耳蜗植入手术中从茎乳孔向上轮廓化面神经管时，在打开后鼓室之前通常就可以看到感觉分支。我们认为该分支起源于鼓索发出部位的远端（在鼓索和乳突尖

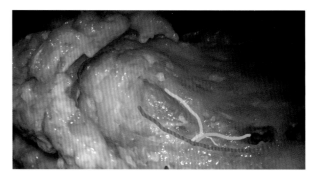

图4　面神经感觉分支的解剖。黄色：面神经的感觉分支；绿色：鼓索；红色：面神经

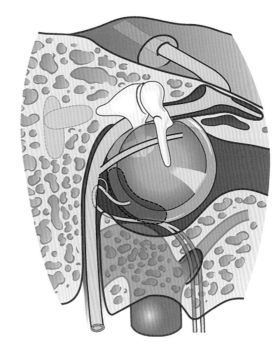

图5　面神经感觉分支示意图

之间），向上外侧和前方行进数毫米，然后急转向下，至外耳道下部的骨软骨连接处[6]。Eshragi 建议对那些止痛剂和抗惊厥药物治疗无效的顽固性耳痛患者可考虑手术治疗。本例患者在经过多次且每次仅有短暂效果的局部麻醉治疗后，接受了神经切除手术。

结　论

耳痛是耳鼻喉科常见的症状。它可以是原发性（起源于耳部），也可以是继发性的（由于头颈部复杂的神经连接）。外耳道后壁及耳甲腔的耳痛与面神经和后组脑神经（Ⅸ和Ⅹ）感觉支的

神经痛有关。需要强调的是特发性神经痛属于排除性诊断。理想的诊断方法是从耳后对外耳道后壁及耳甲腔进行局部麻醉，观察疼痛能否缓解。因此，如果排除了其他诊断，且常规治疗手段效果不佳，患者生活质量受到较大影响时，可考虑手术切除外耳道后壁的面神经感觉支，效果良好。

致　谢

Katja Dalkowski （http://med-design.info/kontakt/）提供插图（图 5）。

（冯国栋　译）

参考文献

[1] Chen RC, Khorsandi AS, Shatzkes DR,et al. The radiology of referred otalgia. AJNR Am J Neuroradiol, 2009, 30(10): 1817–23.

[2] Grey P. The clinical significance of the communicating branches of the somatic sensory supply of the middle and external ear. J Laryngol Otol, 1995, 109(12): 1141–45.

[3] Ulubil SA, Eshraghi AA, Telischi FF. Sectioning the sensory auricular branch of the facial nerve to treat recalcitrant otalgia. Otol Neurotol, 2009, 30(4): 522–24.

[4] Taziki MH, Behnampour N. A study of the etiology of referred otalgia. Iran J Otorhinolaryngol, 2012, 24(69): 171–76.

[5] Merchant SN, Nadol JB. Schuknecht's Pathology of the Ear. London: McGraw-Hill Education (UK), 2010.

[6] Eshraghi AA, Buchman CA, Telischi FF. Sensory auricular branch of the facial nerve. Otol Neurotol, 2002, 23(3): 393–96.

[7] May M. Anatomy for the clinician//May M, Schaitkin BM. The Facial Nerve. New York: Thieme Medical Publishers, 2000:19–55.

38 颞叶乳突疝

Richard Gacek

Department of Otolaryngology, University of Massachusetts Medical School, Worcester, USA

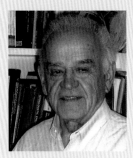

Richard Gacek

摘 要

颞叶疝可能是慢性中耳炎伴胆脂瘤患者接受乳突手术后乳突天盖变薄或切除后一个长期存在的风险。颅内压增高等合并因素可能会增加这种风险。

关键词

脑；疝

引 言

颞叶疝可在乳突天盖骨质切除或变薄时发生，通常与手术相关，但骨折或广泛的慢性中耳炎伴胆脂瘤等其他原因也可致其发生[1]。骨质缺失，特别是广泛性骨质缺失，可导致硬脑膜和颞叶在持续性或增高的颅内压的作用下疝入乳突腔。这种颅内压的增高可能是由长时间的剧烈运动或良性肿瘤引起。因此在慢性中耳炎手术中应避免过度地磨薄或去除天盖骨质。

案例与方法

患者女性，40 岁，年幼时因胆脂瘤接受了开放式乳突根治术。后来患脑膜瘤，接受了肿瘤部分切除，随访中常规进行 MRI 检查明确有无复发。在随访期间，患者出现颅内压升高，服用利尿剂并接受腰大池引流术。

MRI 检查显示颞叶部分疝入乳突腔（图 1）。耳道和小乳突腔无液体信号，覆有鳞状上皮。由于存在发展为颅内感染的风险，故采取手术切除疝出的脑组织，并修复了乳突天盖的骨质缺损[2]。手术经中颅窝入路直达疝出部位，选此入路旨在修复骨缺损前有可能将疝出的脑组织复位到中颅窝。在这种情况下，疝出的脑组织不能还原。因

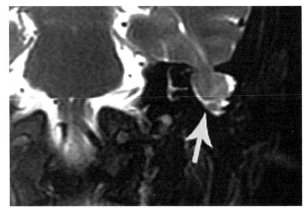

图 1 MRI 提示颞叶疝入乳突腔

此，在疝茎部（天盖缺损的高度）切除脑组织，并使已萎缩但占据乳突腔的脑组织继续保持原位（图2）。用颞肌筋膜瓣填在缺损的硬脑膜与乳突天盖之间，并用制作好的颅骨瓣填补缺损的乳突天盖（图3）。患者在院时间很短（2～3d）。

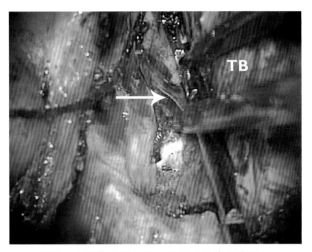

图2　中颅窝开颅入路切除颞叶的蒂（箭头）

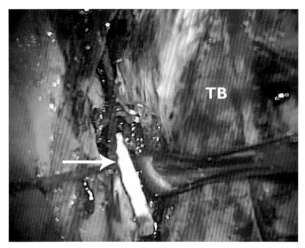

图3　用筋膜和植骨修复天盖缺损（箭头）。TB：颞叶

讨　论

当乳突天盖骨质缺损的患者出现颅内压增加时可能会出现颞叶疝。在对慢性化脓性中耳炎患者进行乳突手术时，应避免颅中窝硬脑窝的广泛暴露。对于因肿瘤或长时间剧烈运动导致颅内压增高的患者，颞叶疝可能发生较晚。对这种情况进行修复需要植入自体骨瓣以支持修补硬脑膜缺损的筋膜瓣，并防止疝复发。

结　论

对于慢性中耳炎/乳突疾病的乳突手术应避免过度切除或削薄天盖的骨质。

（冯国栋　译）

参考文献

[1] Baron SH. Herniation of the brain into the mastoid cavity-postsurgical, postinfectional, or congenital. Arch Otolaryngol, 1969, 90(6): 779–85.

[2] Glasscock HE, Dickins JR, Jackson CG, et al. Surgical management of brain tissue herniation into the middle ear and mastoid. Laryngoscope, 1979, 89(11): 1743–54.

39 砧骨长脚连接装置的振动声桥植入首次应用于创伤后听力下降患者

Henryk Skarżyński[1], Elżbieta Włodarczyk[2], Marek Porowski[1], Roman Barylyak[1], Piotr H. Skarżyński[2,3]

[1] Department of Oto-Rhino-Laryngosurgery, Institute of Physiology and Pathology of Hearing, Warsaw/Kajetany, Poland

[2] Department of Teleaudiology and Screening, World Hearing Center, Institute of Physiology and Pathology of Hearing, Warsaw/Kajetany, Poland

[3] Institute of Sensory Organs, Kajetany, Poland

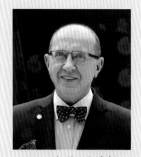

Henryk Skarżyński

摘 要

2017 年 3 月 31 日，国际会议和一系列手术演示展示了新型砧骨长脚连接装置的首次临床应用，展示了振动声桥（VSB）植入物的安全性和有效性。本文将报道一例 45 岁因头部创伤造成双侧混合听力下降的案例。早期进行的鼓室成形术成功地修复了右耳的鼓膜缺损，清除了粘连，并且使由于创伤而受损的听骨链重新恢复活动。术后听力获得短暂的改善 (约 1 个月)。鼓室成形术中可见锤骨脱位，锤骨与砧骨之间的关节连接不稳定，锤骨头与鼓室上壁粘连。缺乏持久的听力改善效果使该患者接受了修正手术。该手术首次用新的砧骨长脚连接装置（LP-coupler）将 VSB 植入物的漂浮质量传感器（FMT）传感器固定在砧骨长脚上。术后连接声音处理器后，观察到听力效果非常好。在长达 2 年的随访期间，听力情况无恶化，这是一个重要的临床成就。

关键词

中耳植入；振动声桥；创伤后混合性听力下降

引 言

本病例中耳传导结构损伤后修复困难。几乎所有听骨半脱位都会导致听力下降。听力下降的原因可能是听骨与中耳壁粘连而固定，或是听骨链内部粘连而固定[1-2]。典型的经耳道鼓室探查术在术后较短时间内患者可取得良好的听力改善。但从长远看，这些改善多不持久。创伤性鼓膜损伤可用筋膜或软骨膜进行修复。听力不能持久改善的原因通常是中耳再次闭塞或听骨链的全部或部分与中耳壁粘连。最常见的是锤骨头与中耳上壁或鼓室腔的粘连或锤砧关节脱位。因此，在混合性听力下降情况下，好的解决方案是应用带有砧骨长脚连接器的振动声桥中耳植入装置。该装置可将漂浮质量传感器（FMT）固定到砧骨长脚上。本章展示新型砧骨长脚连接器首次应用于

VSB 植入的效果，并说明此方案干预后听力改善的稳定性。

案例与方法

患者男性，45 岁，头部外伤合并脑震荡导致双侧混合性听力下降。患者具备进行听力重建手术的条件。右耳手术包括用耳屏软骨膜重建受损的鼓膜，并使中耳的声音传导结构恢复活动。听骨的半脱位及多处粘连是导致听骨链活动障碍的主要原因。术后患者主观听力改善持续时间不超过 1 个月。在修正性手术前，对患者进行模拟听觉效果的试验，据此建议 VSB 植入。最佳的手术

入路是乳突开放和后鼓室切开术，该入路可以从后方对上鼓室和中鼓室进行操作，去除复发性粘连，并将与砧骨长脚连接装置与 FMT 固定在砧骨长脚上。该手术包括乳突的部分开放，去除多处粘连和后上鼓室切开术。后上鼓室切开使砧骨可以充分活动并使与鼓室上壁粘连的锤骨得以松解。综合术中所见及术前的混合性听力下降，进行了后鼓室切开并将 FMT 传感器固定于砧骨的长脚。图 1 显示纯音测听结果，图 2 显示传感器固定在砧骨长脚处（图 3）。从 2003 年开始，我们已经实施了除砧骨长脚连接装置固定以外的整个手术过程[3]。

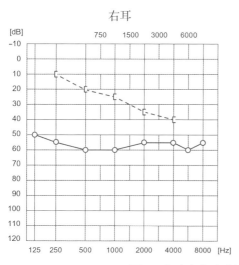
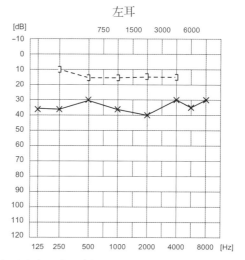

图 1 术前纯音测听提示右耳听力下降程度较大

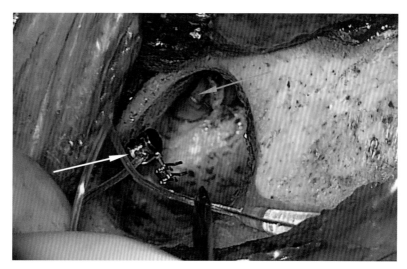

图 2 乳突腔开放后的情况。可见 "Skarzynski Piston" 假体固定在砧骨长脚上（蓝色箭头），FMT 和长脚连接器相连（白色箭头）

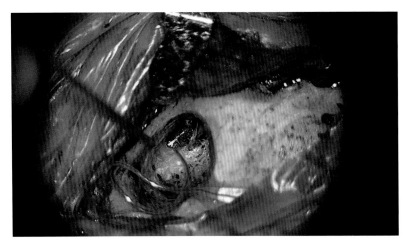

图 3 安装 "Skarzynski Piston" 假体后的状态

结果与讨论

VSB 植入对于传导性、感音神经性或混合性听力下降的患者是一种安全有效的听力解决方案。对于先天性耳部畸形或后天因炎症改变或创伤造成的耳部畸形患者，可作为一种治疗选择。如果创伤性损伤后的持续性听力下降是由中耳内粘连性病变、听骨链部分脱位或半脱位以及听骨与中耳壁的粘连（通常为继发性）造成，则特别推荐此方法。

本例患者的中耳传导性声音结构损伤由锤骨固定（锤骨头和鼓室上壁粘连），锤砧关节的无效连接，以及多发的纤维粘连所致。初次手术无效后，经乳突入路可以去除乳突的粘连，然后切开后鼓室，去除中鼓室及面隐窝处的粘连。后上鼓室切开后可见锤骨头与鼓室上壁粘连明显，因

此术中用砧骨长脚连接装置（LP）将 FMT 固定在砧骨长脚上。之后将砧骨与锤骨完全分离，这样砧骨的固定就不会影响锤骨活动。因为之前有使用 SP 连接器（短脚连接装置）后长期随访中听力下降的报告，所以使用砧骨长脚连接装置更合适 [4]。本案例中使用的长脚连接比使用标准固定方案更好。在将整个组件植入中耳之前，可以将连接器先连接到传感器上。但有时在困难的手术条件下（如后鼓室较狭窄），可以先将连接器固定在砧骨长脚上，然后将 FMT 植入中鼓室，并将 FMT 连接到装置上。虽然第二种方案操作难度较大，但如果中耳解剖结构不利于操作时，则作为可行且有效的解决方法。对植入后自由声场测量的听力结果进行了长达两年的随访，充分证明了该方案的有效性（图 4）。

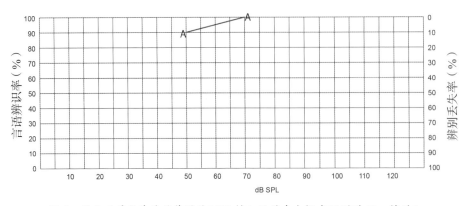

图 4 结合砧骨长脚连接装置的 VSB 植入后的自由场言语测听 (A: 辅助)

结 论

应用砧骨长脚连接装置的振动声桥植入可为中耳外伤性混合性听力下降患者提供良好而持久的听力补偿方案。考虑到之前的听力重建手术后未达到有效的听力改善，使用其他植入装置或传统的助听器后感音神经性听力下降不一定能达到本方案的效果，故本方案为一个可选办法。

（冯国栋　译）

参考文献

[1] Olszewski Ł, Ratuszniak A, et al. Middle ear implant-a chance for elimination of certain restrictions on sound reception tied with the hearing aids in the partial deafness treatment. 10th ESPCI, Athens: Medimond, 2011: 21–28.

[2] Boeheim K. Active Middle Ear Implants. Adv Otorhinolaryngol, 2010, 69: 38–50.

[3] Skarżyński H, Olszewski L, et al. Direct round window stimulation with the Med-El Vibrant Soundbridge: 5 years of experience using a technique without interposed fascia. Eur Arch Otorhinolaryngol, 2014, 271(3): 477–82.

[4] Skarżyński H, Porowski M, et al. Vibrant Soundbridge middle ear implants and the SP coupler in the case of chronic otitis adhesive–case study. Now Audiofonol, 2015, 4(1): 75–78.

40 第三窗处安装 FMT（振动声桥）

Santiago Luis Arauz (Senior)
Arauz Foundation

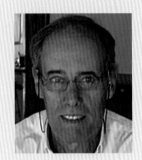

Santiago Luis Arauz (Senior)

关键词

植入；中耳；振动声桥；第三窗

引 言

振动音桥（VSB）的漂浮质量传感器（FMT）被设计安装在砧骨长脚上。许多情况下应用此方法的患者听力改善结果不理想，特别是合并耳部畸形和 / 或经数次干预后的患者，有必要寻找替代安装位置。

在各种可能的替代位置中，最被认可的是Coletti 博士的设计方案[1]，即将 FMT 安置在圆窗上，使声能逆向方式进行传播，此法有可能达到良好的手术结果。

作者及其外科团队在中耳的多个部位进行FMT 放置，其效果各异。第三窗处的安装效果较之其他位置（包括砧骨长脚处）是最好的。

鼓室内壁与内耳的解剖关系

耳蜗基底转下部与鼓岬重合，耳蜗正中的蜗轴与螺旋板相连，螺旋板再与和膜迷路底部联系的基底膜相连。综上所述，能得出这样的结论，绝不能在圆窗龛上部鼓岬上打开第三窗，这可能会导致耳聋。

患者情况

患者左耳畸形，外耳形态良好但无外耳道软骨部。耳道骨质结构正常，有合适的手术操作空间。右耳未见异常。

听 力

患者表现为左耳传导性听力下降 50 dB，无感染或外伤史。

为了准确的评估面神经的第二段和第三段、听骨链、颈静脉球的位置，进行高分辨 CT 检查非常重要。患者面神经第二段覆盖卵圆窗，镫骨上结构缺失。面神经锥曲位于鼓室后上角，面神经第三段骨管完全裂开，覆盖于圆窗龛。

关于听骨链，通过非常小的闭锁板及部分铲形砧骨长脚定位了锤骨柄，由此找到锤骨头，砧骨长脚与镫骨上结构没有连接。

简而言之，患者没有完整听骨链，卵圆窗及

圆窗也不可用，因此放置 FMT 的唯一方法就是创造第三窗。

外科技术

耳后切口，制备组织瓣后将外耳道膜部分离并向鼓室推进。当鼓室暴露后，可见砧骨长脚形态呈铲状，在卵圆窗处和鼓室后部有一个突起。去除覆盖上述结构的黏膜（图 1）后即可识别出面神经，使用面神经监测仪确认（图 1）。面神经监测器（Foundation Arauz）有 5 个电流强度刺激点。本例患者面神经表面无骨质覆盖，我们将监测器的电流刺激设置为低强度后评估神经反应幅度，在整个手术期间和术后即刻保持刺激强度值相同。

从鼓窦和上鼓室开始磨除骨质时出现三个正常的气化腔，与术前 CT 所见相同。将黏膜从鼓室剥离后，探查圆窗下方的下鼓室并磨出一个平坦区域以固定 FMT 工作面。使用金刚钻并持续冲洗，磨除底转的后部和中部 1/3，直到可识别出粉灰色的耳蜗内膜。在确定内膜后，在钻孔部位铺上筋膜，制作移植床，将 FMT 下面接触下鼓室，其对侧面接触迷路内膜（图 2）。在此位置，FMT 导线从其后方引出，直达预制在磨制区域的线圈。

然后在 FMT 上覆盖肌肉组织，并在鼓室内填塞海绵，以确保装置固定不动。复位鼓膜和外耳道膜部，并在耳道内填充海绵。

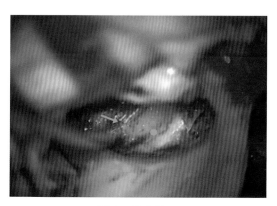

图 1　术中情况

术前和术后听力

患者手术前后的听力阈值如图 3 所示。

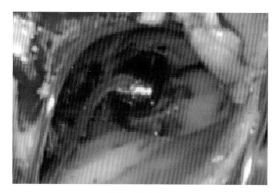

图 2　术中情况

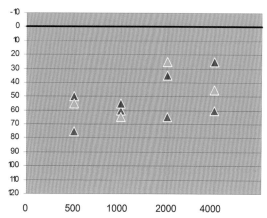

图 3　患者手术前后的听力；红色为术前，蓝色为术后（2个月），绿色为术后（1年）

结　论

第三窗技术虽不是我们首创，但目前未见下鼓室安装 FMT 的文献报道。

虽然手术有希望达到良好疗效，但需注意此操作有较大的风险。如打开膜迷路就可能出现淋巴管瘘，导致严重且不可逆的听力丧失。

（冯国栋　译）

参考文献

[1] Colletti V, Soli SD, Carner M, et al. Treatment of mixed hearing losses via implantation of a vibratory transducer on the round window. Int J Audiol, 2006, 45(10): 600–08.

41　内镜下经乳突岩尖胆脂瘤切除术

Gaetano Paludetti, Bruno Sergi
Clinic of Otorhinolaryngology, 'A. Gemelli' Hospital Catholic University of
Rome, Italy

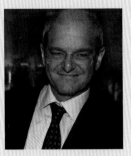

Gaetano Paludetti

摘　要

　　胆脂瘤占岩尖部病变的 4% ～ 9%。我们报道一例 36 岁诊断为岩尖胆脂瘤的男性患者。内镜下经乳突迷路后入路将肿物切除，术后未出现任何并发症，术腔填充明胶海绵和纤维蛋白胶。术腔在术后数月内完全呈含气腔，有利于术后随访时 CT 和 MR 对术腔的观察，评估有无复发。因已形成含气腔，即使出现复发，处理起来也较容易。

关键词

　　岩骨胆脂瘤；手术入路；内镜

引　言

　　胆脂瘤占岩尖病变的 4% ～ 9%[1]。在大多数情况下，它们属于原发性胆脂瘤（或表皮样囊肿）。获得性岩尖胆脂瘤极为罕见，通常起源于鼓室和乳突腔。9% ～ 30% 的患者存在岩尖部气化[1]，因此胆脂瘤可发展至岩尖。

病例报道

　　患者男性，36 岁，23 年前因左侧慢性化脓性中耳炎伴胆脂瘤行开放式乳突根治及鼓室成形术，现因头痛及突发性眩晕发作 3 周来院。

　　体格检查未见左耳流液及胆脂瘤复发。高分辨 CT 提示左侧乙状窦前乳突腔和岩尖部软组织密度影，两部分病变通过气房相连。上述部位均可见骨质破坏，包括岩尖后部骨质的侵蚀及颈动脉管壁骨质的不连续（图 1）。

　　磁共振显像提示肿物呈 T1 低信号，增强后未见强化，T2 稍高信号，弥散加权图像上强信号，符合胆脂瘤特征（图 2）。

　　联合显微镜及内镜经乳突迷路后入路切除肿物，保留了迷路和残余听力。此外，术中能够从颈内动脉管中将胆脂瘤去除，无需进一步磨除骨管骨质（图 3）。术腔内填充明胶海绵和纤维蛋白胶（图 4）。

　　最终组织病理检查提示典型的胆脂瘤表现。

讨　论

　　鼓室、乳突腔外侧的后天性胆脂瘤扩展生长已被人们熟知。胆脂瘤可从乳突腔经三个通路进入岩尖：①迷路下通路，在耳蜗及内耳道下方；

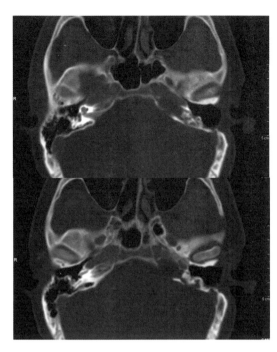

图 1　CT 提示左侧乙状窦前的乳突腔和岩尖处存在软组织密度影

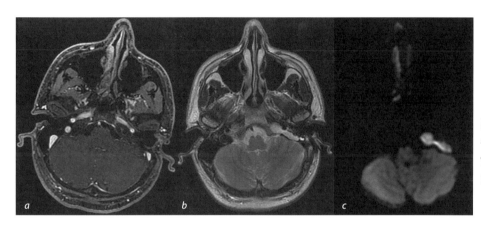

图 2　MR 提示病灶呈 T1 低信号，增强后无强化 (a)，T2 稍高信号 (b)，弥散加权图像高信号 (c)

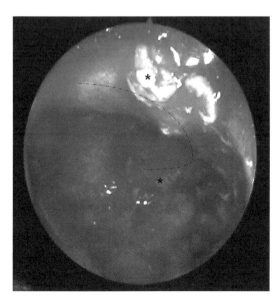

图 3　内镜显示颈内动脉 (线)，动脉外膜上附着胆脂瘤基质 (星号)

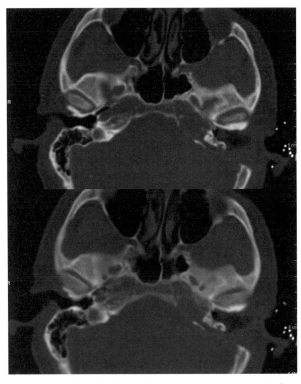

图4 术后 CT 可见手术入路通道，术腔充满明胶海绵和纤维蛋白胶

②前上通路，耳蜗上方；③后上通路，上半规管之间。上述通路所受阻档最少。头晕是最常见的症状，其次是压迫感、恶心、耳漏、面部疼痛、半面痉挛和面部麻木。

岩尖部软组织病变还包括胆固醇肉芽肿和表皮样囊肿，CT 无法鉴别，而 MRI 对于这些病变的鉴别具有很高的价值。因胆固醇肉芽肿病变内可反复出血，故其在 T1 和 T2 加权像上表现为高信号。表皮样囊肿的 MRI 表现与后天性胆脂瘤相似（如 T2 高信号，T1 低信号，造影无增强，弥散加权高信号）。由于弥散加权成像序列上只有胆脂瘤表现为高信号，而胆固醇肉芽肿和囊性或实性肿瘤样病变表现为低信号，因此最具鉴别价值。在本病例中，因为患者既往有慢性中耳炎伴胆脂瘤病史，所以后天性胆脂瘤的诊断比表皮样囊肿更合理。

此类病变的手术入路包括经迷路 - 耳蜗入路（经耳囊）、迷路下入路、耳蜗下入路、颅中窝入路、乙状窦后入路、经蝶窦入路和经腭 - 斜坡入路。

对本例患者的治疗较为保守，采用了显微镜 - 内镜联合入路，结合了两种技术的优点，如表 1 所示。

表 1　耳科手术显微镜及内镜的比较

	显微镜	内镜
可操作术区大小	较大	较小
可用器械种类	较多	较少
术中可操作性	较强	较弱
对夹角周围的观察能力	较弱	较强
难度	较小	较大
时间消耗	较少	较多

耳内镜的应用符合外科手术微创的发展趋势。在诊断困难的情况下，内镜检查可避免开放的手术入路。通过制作局限的外耳道鼓膜瓣就可直接检查中耳深部，而不需要去除部分颞骨。但是对出血的控制可能是所有内镜手术所面临的难题，由此内镜的使用受到一定限制。在本病例中使用内镜，使我们可以对中耳的隐蔽角落进行更深入的探查以及图像放大显示。但是使用显微镜时，仍需其配合手术，否则不能到达这些部位。

术腔内填塞纤维蛋白胶后数月内就可形成完整的含气腔，有利于术后随访时用 CT 和 MR 检查对术腔进行观察，评估是否出现复发。因已形成含气空腔，即使出现术后复发，处理起来也较为安全和容易。

（冯国栋　译）

参考文献

[1] Isaacson B, Kutz JW, Roland PS. Lesions of the petrous apex: diagnosis and management. Otolaryngol Clin North Am, 2007, 40: 479–519.

42 听神经瘤术后单侧聋患者接受跨颞骨的经皮骨导听力植入

Johannes Schnabl[1,2], Astrid Wolf-Magele[1,2], Patrick Zorowka[3], Georg Sprinzl[1,2]

[1] Department of Otorhinolaryngology, Karl Landsteiner University Hospital St. Pölten, Karl Landsteiner University, Austria

[2] Karl Landsteiner Institut für Implantierbare Hörsysteme

[3] Department of Hearing, Speech & Voice Disorders, Medical University Innsbruck, Austria

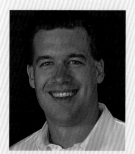

Johannes Schnabl

摘 要

简介 患者女性，43岁，听神经瘤手术后出现单侧耳聋而接受经皮骨导听力植入。

案例与方法 将骨桥的漂浮质量传感器植入并固定于颞骨鳞部。

结果 术后过程非常顺利。自由声场测试平均听阈为25 dB (PTA4)，言语识别率为95%。

结论 在颞骨鳞部进行经皮骨导听力植入被证明对该患者是一种有效且安全的听力康复手术。与术前听力情况相比，术后听力非常令人满意。

关键词

骨桥；经皮骨导听力植入；跨颞骨固定；颞骨鳞部；听神经瘤

引 言

骨桥（MED-EL）是一种经皮骨导听力植入系统，适用于500 Hz、1 kHz、2 kHz、3 kHz范围骨导听阈小于或等于45 dB HL的传导性或混合性听力损失患者。单侧感音神经性聋表现为单耳重度至极重度听力损失但对侧听力正常（在500 Hz、1 kHz、2 kHz和3 kHz测量气导听阈等于或小于20 dB HL），这种情况也是骨桥植入的指征。经皮骨传导助听器适用于不适合主动式中耳植入的外耳/中耳畸形、根治术腔未干耳及单侧耳聋不适合人工耳蜗植入的患者。骨桥由外部音频处理器（AP，Amadé Model BB）和内部骨导植入装置（BCI）组成。BCI由接收线圈、解调器和骨导漂浮质量传感器（BC-FMT）组成。来自音频处理器的信号经皮传送到植入装置。BC-FMT将电信号转化为机械振动，机械振动通过骨导途径传递到内耳。这种经皮骨导听力植入装置自2012年5月开始在欧洲市场上市，Sprinzl等在多中心临床研究中首次证明了该装置的安全性和有效性[1]。在本项研究中，植入骨桥患者3个月后的语言感知能力得到改善，平均文字识别率和言语接受阈（SRT50%）分别为78.8%，25 dB HL。

有文献中已经对两种不同的植入方法进行了

报道。最常见的方法是在开放或者填塞的乳突根治术腔中采用乳突后或乙状窦后入路于乳突骨质（窦脑膜角）处植入[1-2]。

本例报道介绍了一种新的植入方案，可用于无法通过乳突、乙状窦后或乳突后入路进行手术的患者。

案例与方法

患者病史

患者女性，43岁，在6年前曾行经迷路和乙状窦后联合入路切除听神经瘤，术后出现单侧耳聋。本次手术前纯音测听提示右侧耳聋，对侧耳听力正常。

术前轴位CT见图1：a.部分中颅底与双侧颞骨岩部；b.经迷路后乙状窦后联合入路听神经瘤切除术后右侧颞骨可见大部分缺失；c.右侧颞骨鳞部。

外科干预

切开右耳上方皮肤，制作双层皮瓣，暴露颞骨鳞部骨质后磨出圆形凹槽（图2a），未损伤硬脑膜。使用厂家提供手术套件中的传感器模具（t形）检查凹槽的尺寸。骨槽厚度约为5 mm（图2b）。在硬脑膜最突出的部位放置了一块硬脑膜代替材料（Tutopatch，Bess Medizintechnik GmbH，Berlin，Germany）（图2c），以保护硬脑膜并避免其与骨桥－漂浮质量传感器（BB-FMT）直接接触。在制备好骨膜囊袋后，使用专用钻头，在保护器和t形模具的辅助下磨出固定凹槽。通过使用t形模具防止钻深超过3.9 mm。最后，使用专用力矩扳手将皮质骨螺钉（长6 mm，直径2 mm）和备用螺钉（长6 mm，直径2.4 mm）植入装置并进行固定（图2d）。

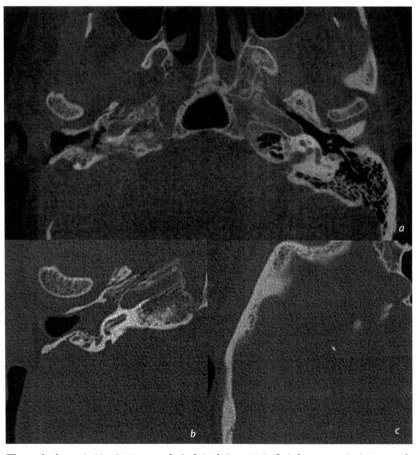

图1　术前CT扫描（轴位）。a.部分中颅底与双侧颞骨岩部；b.经迷路后乙状窦后联合入路听神经瘤切除术后右侧颞骨可见大部分缺失；c.右侧颞骨鳞部

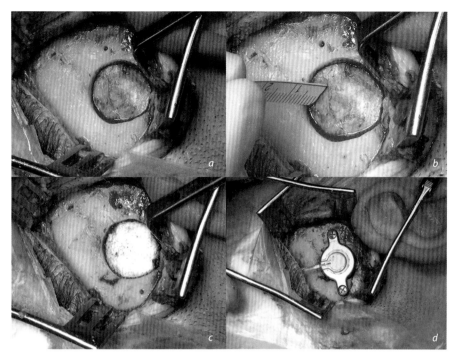

图2 颞骨鳞部的手术方法。a. 为 BB-FMT 制作一个圆形凹槽；b. 骨槽厚度测量约 5mm；c. 在硬脑膜上放置硬脑膜替代材料 (Tutopatch)；d. BB-FMT 固定在位

结　果

　　术后未出现并发症，一般情况良好，术后第 2 天出院。术后 3 个月的自由声场助听平均听阈为 25 dB。使用 Freiburger 单音节测试（言语识别率在 65 dB 条件下测试），在安静环境下的言语识别率为 95%。术后 CT （图 3）提示 BB-FMT 固定在颞骨鳞部，轻微压迫硬脑膜。

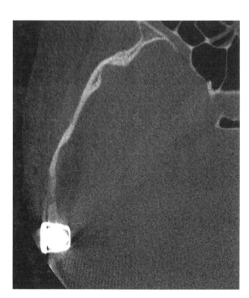

图3　术后 CT 结果

讨　论

　　一项对该装置安全和有效性的多中心研究验证并介绍了手术过程 [1]。关于 BB-FMT 的手术方式，已有文献对经乳突和乙状窦后手术入路进行了描述 [1-4]。对乳突及乙状窦后缺乏足够骨质的患者，如本例既往已接受经迷路和乙状骨后联合入路听神经瘤切除术，跨颞骨的手术方法为上述患者提供了一种新的 BB-FMT 植入方式。BB-FMT 对硬脑膜的压迫没有引起任何术中或术后并发症。在本病例中，我们用硬脑膜替代材料加固硬脑膜区域，避免将 BB-FMT 直接与硬脑膜接触。在处理硬脑膜周围时应该非常小心，暴露和压迫硬脑膜的潜在风险包括脑脊液漏、癫痫、疼痛、出血和硬脑膜外血肿 [3]。然而对于经验丰富的颅底外科医生来说，术中出现这些并发症的可能性极低。

　　大多数适合骨导听力植入的患者都存在混合性或传导性听力损失。本例单侧耳聋患者能够通过患侧 BC-FMT 产生机械振动传到对侧耳而感知声音。自由声场听阈：在 250 Hz 至 500 Hz 范围内达到 37.5 dB，在 750 Hz 至 2 kHz 范围内达到 23.75 dB，在 3 kHz 至 8 kHz 范围内达到 37.5 dB。单词识别率（65 dB 时测）从 10% 提高到 95%。这一听力学数据与 Maier[5] 的单侧耳聋患者队列（N = 10）研究的数据相似且具可比性。

结 论

本研究中，颞骨鳞部的经皮骨导听力植入是一种可靠和安全的手术选择，未出现术中或术后并发症或不良反应。与术前听力比较，术后听力结果非常满意。

（冯国栋 译）

参考文献

[1] Sprinzl G, Lenarz T, Ernst A, et al. First European multicenter results with a new transcutaneous bone conduction hearing implant system: short-term safety and efficacy. Otol Neurotol, 2013, 34(6): 1076–83.

[2] Barbara M, Perotti M, Gioia B, et al. Transcutaneous bone-conduction hearing device: audiological and surgical aspects in a first series of patients with mixed hearing loss. Acta Otolaryngol, 2013, 133(10): 1058–64.

[3] Lassaletta L, Sanchez-Cuadrado I, Munoz E, et al. Retrosigmoid implantation of an active bone conduction stimulator in a patient with chronic otitis media. Auris Nasus Larynx, 2014, 41(1): 84–87.

[4] Canis M, Ihler F, Blum J, et al. [CT-assisted navigation for retrosigmoidal implantation of the Bonebridge]. HNO, 2013, 61(12): 1038–44.

[5] Maier H, Salcher RB, Schwab B, et al. Bonebridge bei einseitiger Taubheit – Die Hannoveraner Erfahrung; Presentation at "1 Jahr Bonebridge", Frankfurt (Germany), 4 November 2013.

43 镫骨足板开窗术失败后的治疗－纵向结果

Henryk Skarżyński[1,2], Łukasz Plichta[1], Beata Dziendziel[2], Elżbieta Włodarczyk[2], Piotr H. Skarżyński[2,3,4]

[1] Department of Oto-Rhino-Laryngosurgery, World Hearing Center, Institute of Physiology and Pathology of Hearing, Warsaw/Kajetany, Poland

[2] Department of Teleaudiology and Screening, World Hearing Center, Institute of Physiology and Pathology of Hearing, Warsaw, Poland

[3] Heart Failure and Cardiac Rehabilitation Department, Second Faculty of Medicine, Medical University of Warsaw, Poland

[4] Institute of Sensory Organs, Warsaw/Kajetany, Poland

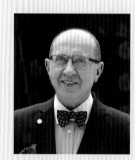

Henryk Skarżyński

摘 要

耳硬化症的外科治疗,特别是晚期耳硬化症,或外耳道异常狭窄、圆窗壁龛狭窄、镫骨足板显著增厚或面神经暴露突出的耳硬化症患者,需要具备丰富的临床经验。这在前期由不同医生做过手术,未成功甚至失败而需要再次手术的病例尤其如此。回顾耳硬化症再手术患者中前期失败的文献,大多数往往不能评估失败的具体原因,也未明确提出有效的解决方法和矫正技术。

本文报道了一例 58 岁女性患者因双侧耳硬化症导致的进行性混合性听力损失。治疗过程中的手术干预包括镫骨撼动术,然后是右耳的镫骨开窗术及修正术,以及左耳的镫骨开窗术。在镫骨撼动术后,患者听力略有改善,但是随着右耳气骨导阈值的升高而继续恶化。再次手术后,短期改善后听力又迅速下降。加之日益严重的平衡问题,1 年后右耳再次接受镫骨开窗手术,最终气骨导差完全闭合。后来,由于左耳听力恶化,患者接受了镫骨开窗术,获得成功。术后早期结果及 3 年多长期随访结果显示术后听力稳定。

耳硬化症镫骨开窗的再手术是一种需要经验丰富的外科医生施行的手术,前次手术失败的原因各异,尤其是前次手术系外院所做。当患者出现气骨导间隙增大、耳鸣加剧和平衡障碍时,这些都是有经验的耳外科医生认为需要再次手术的指征。失败的最常见原因是术后粘连,导致镫骨再固定。

关键词

耳硬化症;耳鸣;平衡障碍;镫骨足板开窗术;再次手术;听力损失

引 言

我们的经验和文献的报道表明,耳硬化症再手术的结果通常不如初次手术令人满意。术后听力能否改善与初次应用的外科技术、失败的具体原因以及矫正手段等有关。初次手术失败的最常见原因包括砧骨长突破坏、砧骨前移、假体脱位并离开卵圆窗、假体插入过长或过短以及足板增厚。其他原因,如耳蜗瘘(外淋巴漏)比较少见。当手术后听力迅速恶化或出现眩晕时,建议在镫骨足板开窗术后立即探查。砧骨长突渐进性吸收和卵圆窗的消失可能会使治疗效果变差。然而，如果存在耳蜗瘘，可能会导致不可逆转的严重感音神经性聋[1-5]。文献中对耳硬化症再手术失败的不同病例分析，不能表达再手术过程遇到的困难，失败原因的评估不充分，也未给出有效的补救措施和矫正技术。然而病例研究可展示使用的特定方法，并体现出了耳外科的许多细微差别。

案例与方法

我们分析了一例55岁女性患者，30多年中双侧进行性混合性听力损失的手术治疗过程。起初听力损失仅限于右耳，后来左耳听力也出现下降。在她的第4个孩子出生后，患者听力明显恶化。此时，右耳从间歇性耳鸣变为永久性耳鸣。她曾试图使用常规助听器，但因效果不佳最终放弃，决定尝试手术改善她的听力。

结 果

第一次手术在外院完成，包括右耳的探查性鼓室切开和镫骨撼动术，术后听力略有改善。据患者介绍，持续时间不超过1周。出于这个原因，3个月后，由另一位耳外科医生为她施行镫骨足板开窗。术后听力明显改善，差异有统计学意义（P<0.05）。大约两个月后，患者开始出现周期性平衡障碍。此后逐渐加剧为严重的眩晕，并有旋转感，右耳（已手术耳）耳鸣加重。由于上述原因，建议进行右耳紧急修正手术。纯音测听显示右耳有明显的混合性听力损失（按BIAP标准），而左耳有中度听力损失[6]。双耳0.5 kHz、1 kHz、2 kHz和4 kHz的气骨导间隙，右耳为31 dB，左耳为24 dB（图1）。电耳镜检查显示双耳鼓膜完整，右侧外耳道后上壁增宽，双侧外耳道非常狭窄。

决定右耳再次手术后，首先是鼓膜切开探查，由第三位外科医生（H.Skarżyński）实行。术中发现，耳道明显术后性扩大，砧骨长脚区及两侧窗龛附近有大量固体粘连组织。去除粘连组织后，可显示鼓岬、圆窗膜和足板，未见漏管。发现一片镫

骨前足弓碎片附着在假体和鼓岬上，这可能与持续性听力下降和平衡障碍有关。移除碎片后，整个卵圆窗区域清晰可见。移除之前插入的特氟隆活塞假体，用Skarzynski钛活塞假体（图2）取代，完成可活动的完整中耳传导重建。在活塞周围放置静脉血凝块密封足板开窗。用Dexaven液冲洗鼓室，用组织粘合剂固定皮肤鼓膜瓣，在扩张的耳道区域用耳道填塞敷料加压（防止再出血和形成回缩袋）。7d后将取出耳道敷料。手术结束当天，患者称右耳平衡障碍和耳鸣减轻。术后6个月、1年和3年的随访气骨导间隙保持闭合，骨传导阈值略有降低。由于左耳听力的恶化和耳鸣的加重，左耳实施了标准的镫骨足板开窗术，术后气骨导间隙闭合，耳鸣明显减轻（图3）。

讨 论

镫骨足板开窗是成人耳硬化症外科治疗的首选。尽管镫骨足板开窗术可使大多数患者提高听力，但不能排除因听力损失进行再次手术的风险[7]。耳硬化症手术失败的发生率尚不清楚，Bakhos等人报道10%的镫骨足板开窗术后的患者接受了再次手术[8]。作者认为，实际可能比这个数字更高，因为许多再手术是在其他医院进行的。镫骨足板开窗术后的再手术比原来手术的要求高得多[3, 9]，耳科医生的经验可能是术后听力改善、平衡障碍消除以及耳鸣完全或显著减少的决定性因素。通常情况下，只有在鼓膜切开探查术之后，才能发现前次手术失败的原因，并确定如何在避免承担不合理风险的情况下改善听力。镫骨撼动术最早于1953年由Rosen率先使用[10]。然而，很难将气骨导间隙降低到10 dB HL以内，在长时间来看，气骨导间隙增加相当常见。在3年的随访中，100例患者中只有60例保持听力改善。因此，考虑到耳硬化症的自然病程，这项技术不应常规用于耳硬化症的治疗。在本章所讨论的病例中，第一次手术短暂改善了患者的听力（持续了几天），但骨导的阈值也有升高。狭窄的外耳道会造成一

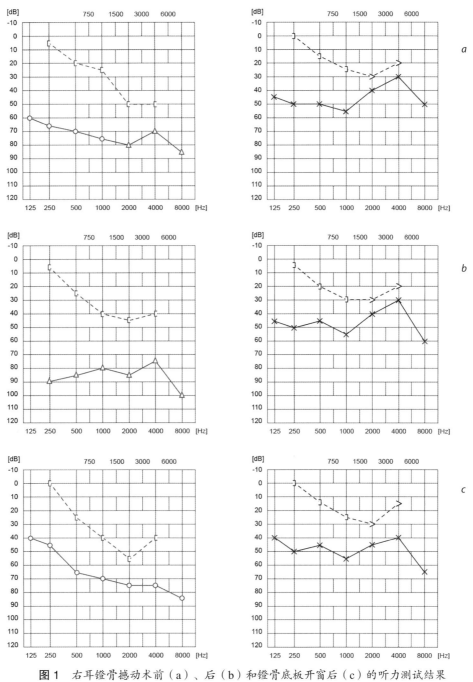

图 1 右耳镫骨撼动术前（a）、后（b）和镫骨底板开窗后（c）的听力测试结果

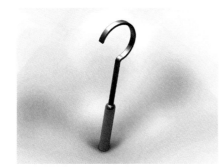

钛 Skarzynski 活塞

Heinz Kurz GmbH Medizintechnik

尺寸：ø 0.5 × 4.5 mm

图 2 Skarzynski 活塞假体，直径 0.5 mm，长度 4.5 mm

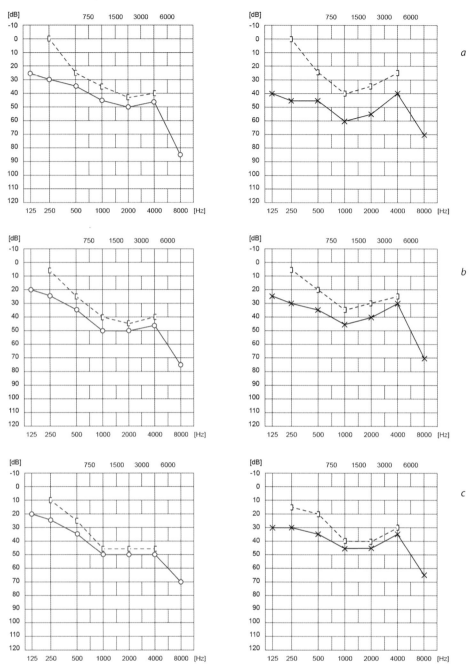

图3 修正性镫骨切开术后听力测定结果：右耳1个月和12个月（a，b），左耳6个月后（b）、右耳后42个月和左耳36个月后（c）

些困难，这使得两次手术都需要术中磨宽耳道（损失部分骨质），这可能导致外耳道的皮肤与砧骨粘连，并造成上皮脱屑堆积（上皮脱屑堆积也可由皮肤鼓膜瓣对外耳道壁的无效压迫所致）。这可能也是术后鼓室出血增加以及大量固体粘连形成的原因之一。

外耳道敷料填塞，可提供良好的止血效果，

并有助于皮肤鼓膜瓣在正确的位置愈合[11]。尽管镫骨足板开窗术是一种常见的手术，但却没有文献明确指出手术后是否应该使用耳道敷料填塞[12]。笔者认为外耳道填塞是必要的，敷料应该保留5～7d。在第二次修正手术中发现的另一个不寻常的现象是上一次手术产生的大块镫骨前足弓残留物，其导致结缔组织增生，阻碍了假体的自由活动。严重影响了听力改善，特别是在低频区域。这种类型的并发症在文献中未见报道。去除镫骨上结构附着物和残存碎片后，重建的中耳传导装置的活动性完全恢复。镫骨上结构周围结缔组织的堆积可能导致假体过度插入前庭，3 个月后的平衡障碍可能与此有关。这些症状在再次手术后完全消失，甚至在从外耳道取出敷料之前也是如此。患者可根据右耳再次手术的结果对左耳是否手术迅速做出决定，采用标准的镫骨足板开窗术和同类型的假体来闭合左耳的气骨导间隙。许多学者注意到使用 CO_2 激光进行耳硬化症再次手术后取得的效果良好[1, 3, 13]，该病例受限是因为镫骨足板很厚。本研究中报道的病例显示了耳硬化症手术失败的可能原因，特别是对术后结果有高期望值者，我们基于对大量临床资料评估的研究证实了这一点[14-15]。令人满意的是，本章所报道的患者在持续 3 年的随访中都取得了稳定的术后结果。

结　论

　　由于手术失败的原因各异，为了成功地施行耳硬化症的再手术，耳外科医生必须拥有丰富的经验。当第一次手术是在外院完成时，再次镫骨足板开窗是非常困难的。出现气骨导间隙增大、耳鸣加重和平衡障碍是再手术应交由最有经验的耳外科医生来完成的指征。最常见的失败原因是前次手术导致的黏连或假体固定。

（陈正侬　译）

参考文献

[1] Lippy WH, Battista RA, Berenholz L,et al. Twenty-year review of revision stapedectomy. Otol Neurotol, 2003, 24(4): 560–66.

[2] Vincent R, Sperling NM, Oates J, et al. Surgical findings and long-term hearing results in 3,050 stapedotomies for primary otosclerosis: a prospective study with the otology–neurotology database. Otol Neurotol, 2006, 27(8 Suppl 2): 25–47.

[3] Vincent R, Rovers M, Zingade N, et al. Revision stapedotomy: operative findings and hearing results: a prospective study of 652 cases from the otology–neurotology database. Otol Neurotol, 2010, 31(6): 875–82.

[4] Marchica CL, Saliba I. The relationship between stapes prosthesis length and rate of stapedectomy success. Clin Med Insights Ear Nose Throat, 2015, 8: 23–31.

[5] Skrivan J, Cada Z, Kluh J, et al. Revision operations after previous stapes surgery for persisting hearing loss. Bratisl Lek Listy, 2014, 115(7): 442–44.

[6] Classification audiométrique des déficiences auditives. Bureau International d'Audiophonologie(BIAP),https://www.biap.org/en/component/content/article/65-recommendations/ct-2-classification/5-biap-recommendation-021-bis [Access: 23.04.2019].

[7] Puxeddu R, Ledda GP, Pelagatti CL, et al. Revision stapes surgery for recurrent transmissional hearing loss after stapedectomy and stapedotomy for otosclerosis. Acta Otorhinolaryngol Ital Organo, 2005, 25(6): 347–52.

[8] Bakhos D, Lescanne E, Charretier C, et al. A review of 89 revision stapes surgeries for otosclerosis. Eur Ann Otorhinolaryngol Head Neck, 2010, 127(5): 177–82.

[9] Gros A, Vatovec J, Zargi M,et al. Success rate in revision stapes surgery for otosclerosis. Otol Neurotol, 2005, 26(6): 1143–48.

[10] Rosen S, Bergman M. The first one hundred cases of hearing improvement in stapes mobilization: a long term report. Laryngoscope, 1959, 69: 1060–65.246

[11] Salvinelli F, Casale M, Rinaldi V, et al. External auditory canal after stapedotomy: packing or not? Eur Arch Otorhinolaryngol, 2007, 264(9): 1119–20.

[12] Hirvonen TP. How we do it: stapes surgery without postoperative packing of the external auditory canal. Clin Otolaryngol, 2005, 30(2): 205–57.

[13] Albers AE, Schönfeld U, Kandilakis K,et al. CO_2 laser revision stapedotomy. Laryngoscope, 2013, 123(6): 1519–26.

[14] Skarżyński H, Młotkowska-Klimek P, Mrówka M,et al. Assessment of chosen problems of stapes surgery in otosclerosis: analysis of 14443 ears. 3rd Intenational Symp Otosclerosis Stapes Surg, 2014.

[15] Skarżyński H. Surgical treatment of otosclerosis: expanding indications and new recommendations. J Hear Sci, 2018, 8(1): 9–12.

44 Treacher Collins 综合征听力损失的治疗

Alina Ratajczak[1], Piotr H. Skarżyński[1,3,4], Beata Dziendziel[1], Marek Porowski[2],
Henryk Skarżyński[2]

[1] Department of Teleaudiology and Screening, World Hearing Center,
Institute of Physiology and Pathology of Hearing, Warsaw/Kajetany, Poland
[2] Department of Oto-Rhino-Laryngosurgery, World Hearing Center, Institute
of Physiology and Pathology of Hearing, Warsaw/Kajetany, Poland
[3] Heart Failure and Cardiac Rehabilitation Department, Second Faculty of
Medicine, Medical University of Warsaw, Warsaw, Poland
[4] Institute of Sensory Organs, Warsaw/Kajetany, Poland

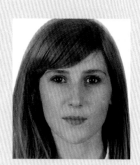

Alina Ratajczak

摘 要

Treacher Collins 综合征是一种罕见的先天性疾病，据估计其发病率约为 1 : 50 000。该病的特征是面部骨骼变形。多数情况下会出现外耳和中耳畸形，从而导致传导性或混合性听力损失。

本文报道了一例 8 岁的 Treacher Collins 综合征患儿，诊断为与外耳道闭锁的小耳畸形相关的双侧混合性听力损失。由于常规骨传导助听器无法给该患者带来听力和言语上的改善，患者植入了骨导植入物 Baha Connect。术前纯音测听检查双耳的气、骨导听阈，术后 17 年进行听力评估：包括辅助和非辅助条件下的测听，以及自由场阈值测听和自由场中的 Pruszewicz 单音节单词测试。采用 APHAB 调查问卷分别在有或无声音处理器情况下评价患者主观听力的改善。

患者 8 岁时植入 Baha Connect，唯一的并发症发生在手术后的第 13 年，即植入物连接处周围感染，需再次手术。自由声场测试的结果表明，使用 Baha Connect 后，听觉阈值和语音识别能力都有所提高。APHAB 问卷显示大多数情况下听力问题有所减轻。

Baha Connect 系统是治疗先天听力缺陷的有效方法（如 Treacher Collins 综合征）。由于 Baha Connect 属于穿皮骨传导装置，故常会发生术后植入物周围皮肤并发症，通常需要手术干预。

关键词

Baha Connect；Treacher Collins 综合征；骨传导装置；先天性疾病

引 言

Treacher Collins 综合征（TCS）是一种罕见的遗传病，属于常染色体显性遗传疾病。据估计在新生儿中的发生率约为 1 : 50 000[1]。TCS 的特征是面部骨骼变形，除此之外还表现为外耳和中耳畸形。因此，患者通常出现传导性或混合性听力损失[2]。这些缺陷需要进行耳鼻喉科评估，并给予正确的治疗。

案 例

本文报道了一例 8 岁的 Treacher Collins 综合

征患儿。该遗传性疾病在出生后即可确诊。随时间推移，可见面部骨骼的特征性变形，包括下颌骨和颧骨发育不良、眼睑向下倾斜、牙齿畸形和腭裂。此外，还伴有耳道闭锁的小耳畸形所具有的双侧先天性外、中耳畸形表现。

患者5岁时被诊断小耳畸形导致的双侧混合性听力损失。从诊断明确时起，患者一直使用固定在双侧眼镜架上的骨导助听器。几年使用中，没有达到患者对听力和语言理解改善的期望。8岁时，在经历完善的诊断流程（医学、听力和心理评估）后患者符合纳入标准，在右侧植入骨锚式助听器——Baha Connect。

方　法

采用纯音测听，分别在0.125 kHz、0.25 kHz、0.5 kHz、1 kHz、2 kHz、4 kHz和8 kHz频率和0.5 kHz、1 kHz、2 kHz和4 kHz频率下测量气导和骨导听阈（图1）。

术后第17年，分别在无辅助和有辅助条件下进行听力学测试，以此来评估听力改善情况。测试包括：

• 自由场阈值测听频率：0.25 kHz、0.5 kHz、1.0 kHz、2.0 kHz、4.0 kHz。

• Pruszewicz单音节单词测试在静默环境中进行，信噪比为+10 dB，信号为65 dB SPL。

此外，在无辅助和有辅助条件下，使用助听器效果缩略简表（APHAB）来评估听力的主观改善。APHAB是一种自我问卷，用于量化听力问题对一个人日常生活的影响，患者根据他们在沟通和感知环境声音方面的困难程度来填写问卷。它由24个项目组成，分为4个子量表：沟通便利（EC）、环境噪声（BN）、混响（RV）和厌恶（AV）。听力变化的计算方法是从没有使用该设备的结果中减去使用声音处理器获得的结果，差异越大，听力的改善就越明显。

结　果

2000年9月植入Baha Connect设备。按照标准的手术指南进行一期手术。术中未发现伤口出血等明显并发症。1个月后，患者由合格的听力师使用声音处理器进行随访检查。当时基座周围有轻微发红，但伤口愈合良好。2013年出现并发症：基座周围有炎症和疼痛，随即决定再次手术更换基座。术后骨性融合和愈合过程正常，患者未报道任何其他并发症。

术前纯音测听结果为双侧混合性听力损失。植入Baha Connect后，纯音测听阈值稳定。对比使用和未使用声音处理器的自由场测听结果，辅助条件下的听阈值提高了约40 dB（图2）。自由场中的单音节单词测试结果显示，使用Baha Connect可以显著提高语音理解能力（图3）。声强级为70 dB SPL时最大增益为100%。

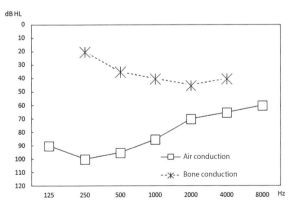

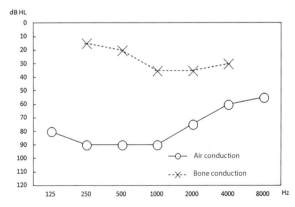

图1　术前纯音测听结果

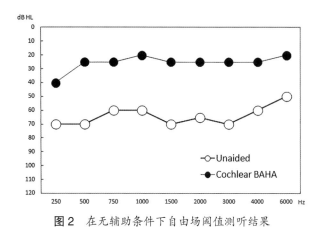

图2　在无辅助条件下自由场阈值测听结果

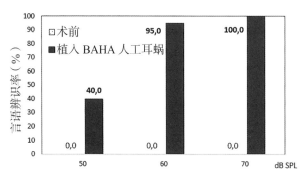

图3　在有辅助和无辅助条件下的自由场普鲁士单音节词测试的结果

对 APHAB 结果的分析表明，使用 Baha Connect 时，对于 3 个子量表（沟通便利、环境噪声和混响）所反映的内容，患者感觉到的听力问题有所减少（图4）。仅厌恶分量表的问题有所增加，这可能是在某些声学情况下听觉过敏性的结果。

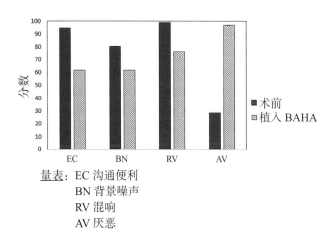

量表：EC 沟通便利
BN 背景噪声
RV 混响
AV 厌恶

图4　援助津贴 (APHAB) 在有援助和无援助的情况下听力简况的结果

讨 论

目前，世界上许多医学中心都为患有双侧小耳畸形伴耳道闭锁的儿童植入骨锚式助听器（Baha），这种治疗方法已经成为比外耳道重建术等其他治疗方案更有效的替代方案[3]。Baha 植入术越来越多地应用于患有先天性疾病的儿童，例如 Treacher Collins 综合征患儿。根据自身经验和相关文献资料，我们认为这种先天性疾病的患者需要通过合适的治疗方案来改善听力，与传统的骨传导助听器相比，Baha 的听力补充效果似乎更好[4]。

需要注意的是，植入传统的骨锚式助听器（Baha Connect）可能有术后并发症的风险。最常见的是植入部位的局部感染和炎症，部分病例需要再次手术，且多见于儿童[5]。

如今，经皮 BahaConnet 系统的另一种选择是 Baha Attract。这种经皮骨传导装置带来了令人满意的听觉效果，同时降低了皮肤并发症的风险[6]。

结 论

根据听力学检查和自填式问卷调查，患者植入 Baha Connect 后远期听力有明显改善。它证实了 Baha Connect 系统可以为 Treacher Collins 综合征儿童提供有效的听力补偿。然而，穿皮骨传导装置的植入可能会存在周围皮肤并发症的风险。如果发生这种情况，建议再次手术或更换骨传导装置。

（陈正侬　译）

参考文献

[1] Dixon MJ. Treacher Collins syndrome. J Med Genet, 1996, 32: 806–08.

[2] Trainor PA, Andrews BT. Facial dysostoses: etiology, pathogenesis and management. Am J Med Genet, 2013, 163C(4): 283–94.

[3] Giampietro R, Volpe AD, Faralli M, et al. Bone-anchored hearing aids (Baha) in congenital aural atresia: personal experience. Int J Pediatr Otorhinolaryngol, 2011, 75(3): 342–46.

[4] Marsella P, Scorpecci A, Pacifico C, et al. Bone-anchored hearing aid (Baha) in patients with Treacher Collins syndrome: tips and pitfalls. Int J Pediatr Otorhinolaryngol, 2011, 75(10): 1308–12.

[5] Tjellstrom A, Hakansson B, Granstrom G. Bone-anchoredhearing aids: current status in adults and children. Otolaryngol Clin North Am, 2001, 34: 334–37.

[6] Dimitriadis A, Farr MR, Allam A,et al. Three year experience with the cochlear BAHA attract implant: a systematic review of the literature. Ear Nose Throat Disord, 2016, 16: 12.

45 低龄耳硬化症患儿的治疗 – 纵向结果

Henryk Skarżyński[1], Beata Dziendziel[2], Joanna Rajchel[2], Monika Boruta[1],
Piotr H. Skarżyński[2,3,4]

[1] Department of Oto-Rhino-Laryngosurgery, World Hearing Center, Institute of Physiology and Pathology of Hearing, Warsaw/Kajetany, Poland

[2] Department of Teleaudiology and Screening, World Hearing Center, Institute of Physiology and Pathology of Hearing, Warsaw, Poland

[3] Heart Failure and Cardiac Rehabilitation Department, Second Faculty of Medicine, Medical University of Warsaw, Poland

[4] Institute of Sensory Organs, Kajetany, Poland

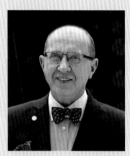

Henryk Skarżyński

摘 要

耳硬化症最常见于成人，多数病例是女性。该病在儿童中并不常见，在男性儿童中更为罕见。本章报道一例 5 岁男童，其症状为双侧传导性听力损失及耳鸣。经手术治疗后，平均气骨导闭合 25 dB HL，耳鸣消失。这一病例表明，无论患者的年龄如何，耳硬化症的手术治疗都是值得推荐的，特别是当它与严重的进行性听力损失、耳鸣和骨导阈值升高有关时。这一选择在术后 4 年的随访中得到了验证。此外，该患者对侧耳也有手术适应证。

关键词

青少年耳硬化症；镫骨足板开窗术

引 言

儿童耳硬化症（也称为青少年耳硬化症）发病率极低，尤其在男孩。由于进行性听力损失的特征往往缺乏充分的证据，故很容易被误诊为先天性镫骨硬化或其他先天性中耳缺陷[1]。Guild 的颞骨研究[2]发现 161 例 5 岁以下儿童的颞骨中只有 1 例为组织学耳硬化症，约占 0.6%，而在 5 ~ 18 岁的人群中，发病率上升到 4%。

CT 成像是评估卵圆窗、耳蜗、内耳道、前庭、听小骨和面神经的"金标准"[3-4]。CT 在成人耳硬化术前诊断中也有一定的作用——它可以诊断 85% 的耳硬化症[5]。虽然已发表的一系列病例表明 CT 有助于术前评估，但目前还没有文献直接证明 CT 在诊断耳硬化症方面的有效性[6]。然而，CT 被认为是一项强制性检查[7]，因为它可以预测手术干预的潜在效果。CT 还可以减少不必要的并发症风险，如外淋巴瘘，这可能导致神经性听力损失[8]。

镫骨足板开窗是一种有效的治疗方法。它包括去除镫骨上结构，在其足板（通常是固定且变厚了的）上开窗，然后在前庭中放置一个假体，一侧固定在镫骨，另一侧固定在砧骨长突。这种方法在成人中很常规，但不常用于患儿。尤其是幼小患儿的相关病例报道数量远远少于成人证明了这一点[9]。回顾儿童耳硬化症手术治疗相关文献，在小儿耳硬化症手术治疗方面具有丰富经验的学者有：

• Millman 等（1996）报道了 40 例镫骨足板开窗术患者，其中最小的是 7 岁 [10]；

• Lippy 等（1998 年）报道了 47 例儿童 60 侧耳科手术，其中年龄最小的只有 7 岁 [11]；

• de la Cruz 等（1999 年）报道了 81 例 18 岁以下的儿童和青少年，其中 95 耳接受了耳硬化症和先天性镫骨固定手术 [12]；

• Denoyelle 等（2010 年）报道了 35 例儿童镫骨足板开窗术，其中 25 例为先天性镫骨固定，6 例为耳硬化症，3 例为外伤后听骨损伤，1 例为成骨不全 [13]；

• Carlson 等（2013 年）报道了 44 例先天性镫骨固定或耳硬化症患儿的镫骨足板开窗术 [14]；

• Vincent 等（2016）报道了 41 例耳硬化症镫骨足板开窗术儿童，其中最小的为 8 岁 [15]；

• Skarżyński 等（2017 年）报道了迄今为止文献中规模最大的一组，278 例 18 岁以下儿童和青少年接受了镫骨足板开窗术，包括 213 例耳硬化症，44 例先天性镫骨或全听骨链固定，21 例外伤后听骨损伤 [16]。

本文的目的是回顾性地介绍文献中迄今为止描述的年龄最小的儿童，即因双侧传导性听力损失和耳鸣而接受手术的 5 岁男孩的病史和手术治疗结果。

病例报道

2016 年上半年，该患儿（当时年龄小于 5 岁）在世界听力中心做了鼓室探查术。他患有双侧进行性听力损失和耳鸣。左耳持续耳鸣，右耳间歇性耳鸣。询问时未见分泌性中耳炎病史。家族中无耳硬化或先天性缺陷的病例。在新生儿听力筛查测试中，患儿耳声发射（OAE）结果正常。后来，因长期呼吸道感染，在 1 岁 6 个月时行声阻抗测试，结果正常。由于怀疑言语发育延迟，进行了听觉脑干反应（ABR）测试，亦未发现任何异常。2 岁 6 个月时，在又一次患上呼吸道和双耳的感染后，父母他们怀疑孩子有听力障碍。感染消退后进行声导抗测试，双侧镫骨肌反射未引出，鼓室图 A 型。

使用 chirp 信号 ABR 进行随访，右耳听阈为 20 dBnHL，左耳听阈为 30 dBnHL。3 岁 4 个月时，再次 ABR 测试提示双耳听阈提高。右耳 500 Hz 听阈 20 dBnHL，2000 Hz 和 4000 Hz 听阈 30 dBnHL，左耳 500 Hz 听阈 40 dBnHL，2000 Hz 和 4000 Hz 听阈 30 dBnHL。由于持续存在的言语发育问题，患儿接受了言语和语言治疗，治疗师观察到孩子在听某些声音方面越来越困难。当患儿 3 岁 9 个月时，用 chirp 刺激 ABR 测试，显示右耳 30 dBnHL 和左耳 40 dBnHL 的双侧听力损伤。因此，推荐在听力较差的耳佩戴助听器，但无法配合。4 岁 2 个月时，他接受了第一次纯音测听，右耳气导听阈约 10 ～ 40 dB HL，左耳 25 ～ 60 dB HL（图 1）。该患儿仍然不能忍受任何助听器。在 5 岁时他再次接受纯音听力测试，获得了可靠的气骨导听阈，显示双耳传导性听力损失（图 2）。在出生第二年末和 5 岁以后进行的声阻抗测试均未检测到镫骨肌声反射。

此外，该患儿左耳慢性耳鸣，右耳周期性耳鸣。因此，在 5 岁 1 个月时，决定左耳行鼓室探查术，以评估中耳状况，并最终进行重建手术或镫骨足板开窗。术前进行 CT 扫描以排除中耳和内耳病变。CT 显示卵圆窗区有耳硬化灶。

采用典型的经外耳道到达中耳的入路进入鼓室腔。鼓室腔的视野略微加宽，卵圆窗区域暴露清晰后，可见镫骨明显固定，镫骨底板上存在硬化灶，卵圆窗龛变浅。经典方式切除镫骨上结构，用金刚石钻在变厚的镫骨足板上开直径 0.6 mm 的窗口。将直径 0.5 mm 长度 4 mm 的 Skarzynski Piston 假体放置砧骨长突上并夹紧。该假体在活塞长度方面与其他可用假体不同。最后活塞用血块封闭。术后无并发症。

术后 1 个月、6 个月和 12 个月随访检查，证实术（左）耳听力有显著改善。主诉未被术耳的耳鸣困扰，但仍抱怨对侧耳周期性耳鸣。纯音测听证实了患儿和父母所述的长期（1 年后）主观听力改善（图 3）。

术后 4 年的随访结果证实了选择手术的正确性，而对侧耳听力状态的恶化恰是镫骨足板开窗术的指征（图 4）。

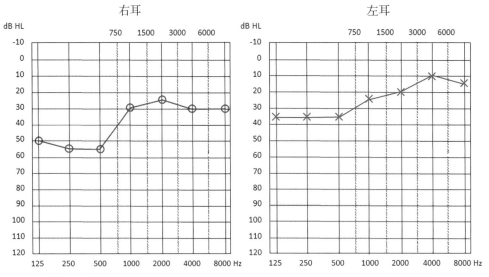

图1 患者4岁时进行的纯音测听结果显示右耳和左耳近似的空气传导阈值

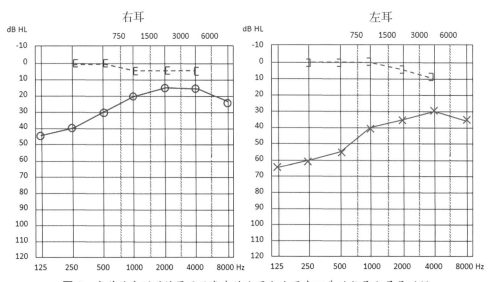

图2 术前纯音测听结果显示患者的右耳和左耳有可靠的气导和骨导听阈

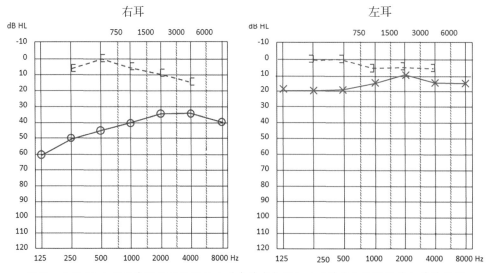

图3 术后12个月纯音测听结果显示右（未手术）耳和左（手术）耳的气导和骨导听阈

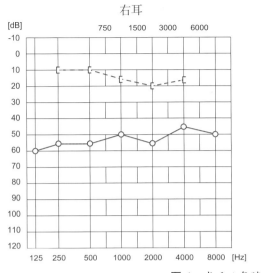
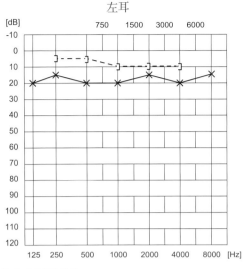

图4 术后4年随访纯音测听结果

讨 论

儿童耳硬化症非常罕见，这可能是儿童很少进行镫骨足板开窗的原因之一[9]。虽然手术是能产生良好稳定结果的治疗方法，但仍然存在争议。与其他作者类似[10, 12, 17-20]，Albert等[21]的研究指出，青少年耳硬化症患者进行镫骨足板开窗术比先天性镫骨固定或其他听骨链固定的患者术后效果更好[9,12,13,17-19]。

儿童镫骨足板开窗的合适年龄尚未确定。据作者所知，目前没有关于5岁以下儿童接受手术的详细报道。虽然进行镫骨手术的患儿听力结果可能会随着时间的推移而恶化，但Yun和Kwan Sun[22]发现，接受镫骨手术的儿童的ABG不会随时间推移而增宽。然而，由于青少年耳硬化症罕见，父母通常决定使用助听器而非手术，所以目前只有少数报道。

实施儿童镫骨足板开窗最令人担心的主要是存在外淋巴液瘘和感音神经性聋的风险。因此，尽管助听器成本高昂且需长期佩戴，仍应作为一种无风险的选择与家长讨论。一些作者建议待孩子达到一定年龄，在进行镫骨足板开窗术之前，他们自己可以做出明智的决定，尤其是在单耳病例[1]。

另一个解决方案是BAHA软带，虽需长期佩戴且昂贵，但无并发症风险。对于不能或不想接受镫骨足板开窗术，且使用传统助听器有问题的耳硬化症患者，是一种可推荐的解决方案[23]。

应该注意的是，只有镫骨足板开窗术才有机会减缓甚至阻止疾病的进展。在我们对术后1个月的测量结果进行分析，并在6个月和12个月随访中得到确认，均显示非常好的结果，反映在术耳的两个频率的气传导和骨传导阈值降低。还应注意，一些听阈偏离约5 dB，这在幼儿中是绝对正常和可接受的情况。

儿童的主观听力可能会受到术耳耳鸣感知水平的变化以及听力变化过程的影响。获得的稳定的听力水平与文献中描述的较大儿童和青少年获得的结果相当。值得注意的是，对侧耳听力下降，气导听阈升高相对较快[11-13, 16]，这可能意味着病理过程处于活动状态，也是需手术治疗的指征。

本例治疗结果表明，年龄不应成为外科治疗的禁忌。对这个病例来说，更重要的是，低频听阈显著增加而高频听阈升高相对较少的儿童[16]，不能忍受传统助听器放大效应。

根据我们自己的经验和文献回顾，我们提出儿童外科治疗的适应证：

a. 听力敏感性显著降低；

b. 存在气骨导间隙；

c. 耳鸣的存在和加重；

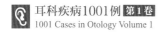

d. 骨导阈值增加。

建议在行任何外科手术之前，应行颞骨 CT 扫描，以排除先天性中耳和内耳畸形以及外伤后的听骨损伤。为获得最佳效果，手术应由经验丰富的耳外科医生在专科医院进行。

该方法的有效性经术后 3 年随访得到的确认。非手术耳的听力恶化是对该耳进行手术的指征。

结 论

耳硬化症的治疗与患者的年龄无关。这名 5 岁儿童可能是现有文献中年龄最小的患者，他被诊断为严重的进行性听力损失和耳鸣，骨导听力不断下降。术后 4 年的随访，听力测试显示术耳的听力稳定。

（陈正侬 译）

参考文献

[1] Neilan RE, Zhang RW, et al. Pediatric stapedectomy: does cause of fixation affect outcomes? Int J Pediatr Otorhinolaryngol, 2013, 77: 1099–102.

[2] Guild SR. Histologic otosclerosis. Ann Otol Rhinol Laryngol, 1944, 53: 246–66.

[3] Raveh E, Hu W, et al. Congenital conductive hearing loss. J Laryngol Otol, 2002, 116: 92–96.

[4] Syms CA 3rd, De la Cruz A. Pediatric otology. Otolaryngol Clin North Am, 1996, 29(3): 407–20.

[5] Tringali S, Pouget J-F, et al. Value of temporal bone density measurements in otosclerosis patients with normal-appearing computed tomographic scan. Ann Otol Rhinol Laryngol, 2007, 116: 195–98.

[6] Lescanne E, Bakhos D, et al. Otosclerosis in children and adolescents: a clinical and CT-scan survey with review of the literature. Int J Pediatr Otorhinolaryngol, 2008, 72: 147–52.

[7] Fisher NA, Curtin HD. Radiology of congenital hearing loss. Otolaryngol Clin North Am, 1994, 27: 511–31.

[8] Höhmann D, Dornhoffer J. Stapedectomy in congenital stapes fixation. HNO, 1995, 43: 65–69.

[9] Asik B, Binar M, et al. A meta-analysis of surgical success rates in congenital stapes fixation and juvenile otosclerosis. Laryngoscope, 2016, 126: 191–98.

[10] Millman B, Giddings NA, et al. Long-term follow-up of stapedectomy in children and adolescents. Otolaryngol Head Neck Surg, 1996, 115: 78–81.

[11] Lippy WH, Berenholz LP, et al. Otosclerosis in the 1960s, 1970s, 1980s, and 1990s. Laryngoscope, 1999, 109: 1307–09.

[12] De la Cruz A, Angeli S, et al. Stapedectomy in children. Otolaryngol Head Neck Surg, 1999, 120: 487–92.

[13] Denoyelle F, Daval M, et al. Stapedectomy in children causes and surgical results in 35 cases. Arch Otolaryngol Head Neck Surg, 2010, 136: 1005–08.

[14] Carlson ML, Driscoll CLW, et al. Implications of minimizing trauma during conventional cochlear implantation. Otol Neurotol, 2011, 32: 962–68.

[15] Vincent R, Wegner I, et al. Primary stapedotomy in children with otosclerosis: a prospective study of 41 consecutive cases. Laryngoscope, 2016, 126: 442–46.

[16] Skarżyński PH, Dziendziel B, et al. Surgery for juvenile otosclerosis: a literature review. J Hear Sci, 2018, 8(1): 15–21.

[17] Robinson M. Juvenile otosclerosis. A 20-year study. Ann Otol Rhinol Laryngol, 1983, 92: 561–65.

[18] House J, Sheehy J, et al. Stapedectomy in children. Laryngoscope, 1980, 90: 1804–09.

[19] Bachor E, Just T, et al. Fixation of the stapes footplate in children: a clinical and temporal bone histopathologic study. Otol Neurotol, 2005, 26: 866–73.

[20] An YS, Lee K-S. The surgical results of stapes fixation in children. Int J Pediatr Otorhinolaryngol, 2014, 78: 55–59.

[21] Albert S, Roger G, et al. Congenital staples ankylosis: study of 28 cases and surgical results. Laryngoscope, 2006, 116: 1153–57.

[22] Yun S, Kwang-Sun L. The surgical results of stapes fixation in children. Int J Pediatr Otorhinolaryngol, 2014, 78: 55–59.

[23] Hol MKS, Cremers CWRJ, et al. The BAHA Softband. A new treatment for young children with bilateral congenital aural atresia. Int J Pediatr Otorhinolaryngol, 2005, 69: 973–80.

46 Kostmann 综合征听力损失的治疗

Beata Dziendziel[1], Henryk Skarżyński[2], Elżbieta Włodarczyk[1], Piotr H. Skarżyński[1,2,3,4]

[1] Department of Teleaudiology and Screening, World Hearing Center, Institute of Physiology and Pathology of Hearing, Warsaw, Poland

[2] Department of Oto-Rhino-Laryngosurgery, World Hearing Center, Institute of Physiology and Pathology of Hearing, Warsaw/Kajetany, Poland

[3] Heart Failure and Cardiac Rehabilitation Department, Second Faculty of Medicine, Medical University of Warsaw, Poland

[4] Institute of Sensory Organs, Warsaw/Kajetany, Poland

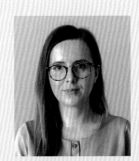

Beata Dziendziel

摘 要

Kostmann 综合征是一种罕见的原发性免疫缺陷综合征,血液中中性粒细胞浓度异常降低是严重细菌和真菌感染的重要危险因素。这类患者的中耳炎极难治疗,并发症可能导致永久性听力障碍。本章报道一例 16 岁女性 Kostmann 综合征患者,长期患有慢性化脓性中耳炎,并因此接受了多次耳科手术,包括双侧改良根治手术。唯一能有效改善患者听力的方法是植入骨传导装置,因此患者手术植入了 Baha Connect。由于术后并发症(基座区急性炎症),植入物被取出。第二次尝试植入 Baha Attract 系统成功,因为保留了皮肤表面的连续性,避免了前次术后的并发症。植入 Baha Attract 系统后,佩戴语音处理器时,50 dB SPL 的言语识别率为 80%,未佩戴时为 0%。在 65 dB SPL 时,最大增益为 75%。这一病例研究表明,在保证皮完整的情况下,应用骨传导植入物可以有效改善 Kostmann 综合征患者的听力损失。

关键词

Kostmann 综合征;听力丧失;中耳炎;骨传导植入物;Baha 系统

引 言

Kostmann 综合征涉及严重的先天性中性粒细胞减少,这是一组不同类型的原发性免疫缺陷疾病,其共同特征是中性粒细胞数量显著减少,小于 $500/\mu l$($0.5 \times 10^9/L$)。这是严重细菌和真菌感染的重要风险因素。据估计,先天性中性粒细胞减少症(SCN)的患病率为 $1 \sim 2 : 1\,000\,000$ 活产儿[1]。先天性中性粒细胞减少症导致严重的中耳感染,治疗非常困难,并发症可能会导致永久性听力损失,甚至耳聋[2-3]。

案例与方法

本病例报道描述了一例患有 Kostmann 综合征的 16 岁女孩。在她出生的第 2 个月,她患上了胆脂瘤——一种耳内的肉芽肿性炎症,导致患者进行了多次手术，包括双侧改良乳突根治术和随后的修正手术。在1岁时，该患儿接受了造血干细胞移植（HSTC）手术，血液学方面得到了改善且临床症状有所减轻。图1显示了患者血液学和耳外科治疗的时间表。

由于双耳听力受损（图2），患者从8岁起就开始使用固定在右侧眼镜架上的骨导助听器，

但在听力和言语理解方面的改善程度没有达到患者的预期。后来根据听力学测试、体格检查和植入标准，患者获得了右侧骨传导装置的植入资格。

患者分别于植入前和植入后12个月进行听阈测定。以自由声场听阈（0.25 kHz、0.5 kHz、1.0 kHz、2.0 kHz、4.0 kHz）为基础，在助听和无助听条件下评价助听器的听觉获益。在术前无助听

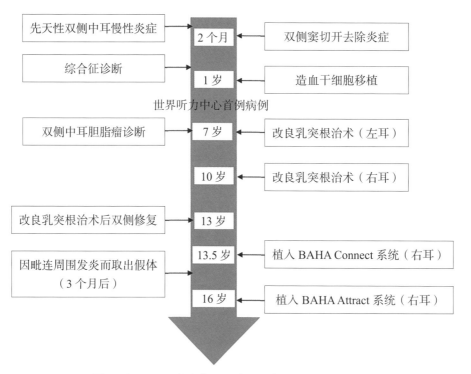

图1 本例SCN患者在血液科和耳外科治疗的时间轴图

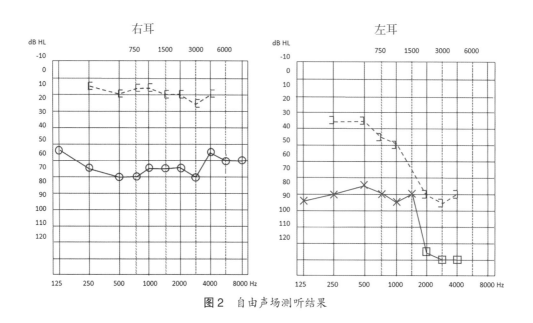

图2 自由声场测听结果

条件下和术后 12 个月在自由声场进行 Pruszewicz 单音节单词测试。测试在安静的环境下进行，信噪比为 +10 dB。信号呈现在 65 dB SPL。

结　果

患者于 2014 年 5 月行右耳 Baha Connect 植入手术。两周后，由于基座周围的化脓性炎症，进行了清创。由于后续的局部处理和药物治疗没有成功，基座和植入物在 4d 后被移除。2016 年 5 月，再次尝试在右耳植入骨传导装置。由于之前的并发症，决定使用一种不需要穿透皮肤的设备 Baha Attract。在保持皮肤完整的同时，将磁铁用螺丝固定于颅骨，将 Baha 声音处理器通过软垫连接到皮肤上的磁铁板上，以使皮肤表面受力均匀。

自由声场测听结果证实了 Baha Attract 声音处理器可以改善听力。在使用该设备 12 个月后，与没有放大的听力相比，听力阈值平均降低了 33 dB（图 3）。自由声场的言语辨别结果证实听力改善非常显著（图 4）。50 dB SPL 的语音识别率在使用装置时为 80%，在不使用装置时为 0%。65 dB SPL 的最大增益（佩戴和不佩戴该设备时言语辨别程度的差异）为 75%。

讨　论

根据文献报道，至今仅有 2 例因中耳及 / 或乳突发炎而须接受耳鼻喉科治疗的先天性免疫缺陷的儿童案例。

在 Matsubara 等[4] 报道了一例 2 个月大的男婴，其患有严重的 SCN，该婴儿因金黄色葡萄球菌感染而导致急性中耳炎。局部和药物治疗无效，早期并发症导致鼓膜次全穿孔，听骨链破坏和严重听力障碍。Martinez 等[5] 描述了一例患有罕见的白细胞黏附缺陷的 5 个月大的婴儿突发双侧急性融合性乳突炎的病例。尽管进行了静脉抗生素治疗和频繁换药清理耳分泌物，但患者的病情仍未好转。最后，行双侧乳突切除术，去除中耳和乳突区大量脓肿和肉芽组织。

本例即使在 HSTC 治疗成功后，耳部慢性炎症的治疗也是无明显效果。由于无法确定在出生后的 7 年中耳鼻喉科治疗的确切过程，不能排除长期反复的耳部细菌感染是胆脂瘤广泛变异的原因。在这种情况下，为了避免颅内并发症，唯一可能的治疗方法是双耳改良根治手术。在活动性中耳炎患者中，改善传导性或混合性听力损失的唯一方法是植入骨传导助听器。在本例患者 Baha Connect 植入后的早期因基座周围的急性炎症而导致取出植入物。术后并发症可能是 Kostmann 综合征所导致的细菌易感染性和伤口异常愈合。2 年后，再次尝试了植入手术。使用 Baha Attract，振动通过皮肤传递，术后维持皮肤组织的完整性，延长抗生素治疗时间，保证了创面的顺利愈合。1 年的随访期间，听力稳定提高，安静时的言语辨别力也有明显改善。

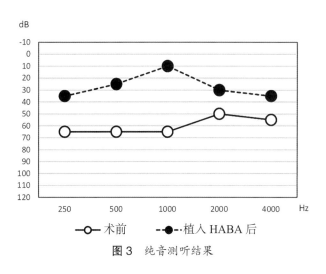

图 3　纯音测听结果

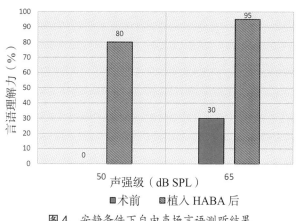

图 4　安静条件下自由声场言语测听结果

结 论

严重的先天性中性粒细胞减少症的诊断在中耳炎的治疗中至关重要，首先必须从改善血液系统入手。患有细菌性、非典型性和复杂性耳部反复发炎的儿童应考虑原发免疫缺陷的问题。在SCN患者中，使用骨传导装置可以有效地改善听力损失，但应考虑使用主动经皮装置。

（陈正侬　译）

参考文献

[1] Rosenzweig SD, Holland SM. Phagocyte immunodeficiencies and their infections. J Allergy Clin Immunol, 2004, 113: 620–26.

[2] Zetterström R. Kostmann disease-infantile genetic agranulocytosis: historical views and new aspects. Acta Paediatr, 2002, 91: 1279–81.

[3] Ahn S-H, Oh SH, Chang SO, et al. Prognostic factors of recidivism in pediatric cholesteatoma surgery. Int J Pediatr Otorhinolaryngol, 2003, 67: 1325–30.

[4] Matsubara K, Omori K, Baba K. Acute coalescent mastoiditis and acoustic sequelae in an infant with severe congenital neutropenia. Int J Pediatr Otorhinolaryngol, 2002, 62: 63–67.

[5] Martinez SA, Mcnellis EL, Weber PC, et al. Bilateral acute coalescent mastoiditis in an immunocompromised infant with a rare leukocyte adhesion deficiency. Otolaryngol Head Neck Surg, 1999, 120: 926–28.

47 鼓室副神经节瘤——鼓室腔内肿瘤的鉴别诊断

Luz Barona-Lleo, Cristina Zulueta-Santos, Manuel Manrique
ENT Department, University Clinic of Navarre, Pamplona, Spain

摘　要

　　副神经节瘤是一组生长缓慢、高度血管化、通常为良性的神经内分泌肿瘤，其起源于神经嵴细胞。副神经节瘤最常见的首发症状一般为搏动性耳鸣和传导性听力损失，耳镜检查通常显示鼓膜肿胀或中耳有红色搏动性肿块。本章报道一例典型的中耳副神经节瘤，并选取5例病例来说明与其他经常发生相似情况的疾病进行鉴别诊断的重要性。

关键词

　　副神经节瘤；中耳肿瘤；颈静脉；鼓室

引　言

　　副神经节瘤是一组生长缓慢、高度血管化、通常为良性的神经内分泌肿瘤，其起源于神经嵴细胞。副神经节瘤占所有头部和颈部肿瘤的0.6%，是中耳常见的良性肿瘤。副神经节瘤更多出现在左耳，女性多于男性，比例为4～6∶1[1]，女性多见的情况可能与雌激素影响有关[2]。文献对该肿瘤提出了不同的分类系统[3-4]。表1显示了Jackson和Glassock在1982年提出的分类[5]，根据颞骨副神经节瘤（俗称球瘤）的位置将其分为两组：鼓室球瘤和颈静脉球瘤。颈静脉球瘤起源于颈静脉球的外膜，鼓室球瘤沿中耳鼓室丛的Jacobson神经生长[6]。

表 1　Glasscock–Jackson 颞副神经节瘤分类

类型	鼓室球	颈静脉球
Ⅰ	局限于岬的小块	小肿瘤涉及颈静脉球，中耳和乳突
Ⅱ	肿瘤完全充盈中耳腔	内耳道下肿瘤延伸；可能有颅内扩张
Ⅲ	肿瘤充盈中耳并延伸至乳突	肿瘤延伸至岩尖；可能有颅内扩张
Ⅳ	肿瘤充盈中耳，延伸至乳突或经鼓膜充盈外耳道；可能延伸到颈内动脉前面	肿瘤延伸出岩尖进入斜坡或颞下窝；可能有颅内扩张

案例与方法

　　患者男性，54岁，因双侧听力损失，左耳更为明显，左耳出现不连续的搏动性耳鸣，于本院就诊。患者无严重的病史。耳镜检查显示右耳正常，左耳鼓膜前半部有微红色肿块样影（图1a）。右耳纯音测听（PTA）正常，左耳轻度混合性听力损失，平均36.5 dB HL（PTA由0.5 kHz、1 kHz、2 kHz和3 kHz四个频率的平均听阈计算）（图1b）。CT扫描显示一个7 mm×5 mm的边缘锋利的肿块，其基底部位于耳蜗鼓岬的底部，与锤骨接触。经顺磁增强剂后肿块有明显强化，提示可能为鼓室球瘤（图1c）。患者在1周后接受了肿块切除手术。采用耳后入路，开放外耳道（EAC）。切开皮肤后，保留上方皮瓣。对外耳道壁进行钻磨，以完全显示鼓环。保留鼓膜和锤骨柄之间的连接，进入中耳腔，可见肿瘤主要位于前上象限。采用双极电凝缩小肿瘤，并对跟蒂进行电凝。在保留听小骨的情况下实现了完全切除。鼓膜用颞筋膜修补加固，用可吸收止血性明胶海绵固定。

术后病理报告证实为鼓室球瘤。术后 1 个月，患者听力水平无明显变化（轻度混合性听力损失，平均左耳听力损失 40 dB）。3 个月后再次复诊，听力仍没有变化。

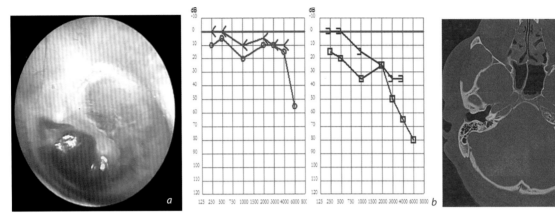

图 1　a. 术前左耳耳镜检查；b. 术前纯音测听正常结果；c. 术前轴向 0.6 mm 宽切片 CT 扫描

讨 论

所有回顾性研究都认为副神经节瘤是中耳最常见的肿瘤。组织学上，副神经节瘤是包膜良好的红棕色肿瘤，坚固不易移动，高度纤维性的间质中含有上皮样细胞簇（细胞巢，Zellbalen）[2]。搏动性耳鸣和传导性听力损失是患者最常见的首发症状，其次是眩晕、耳痛或耳漏。然而，有 15% 的病例没有症状[7]。耳镜检查很有特点：通常表现为鼓膜膨出或在鼓膜的透明处可见中耳有红色搏动性肿块。放射学检查是必需的，当怀疑副神经节瘤时，高分辨率 CT 是最好的选项，而磁共振成像（MRI）是检测软组织病变或明确诊断的极佳的补充检查。为了控制症状，只要患者能耐受全身麻醉，选择的治疗方法就是手术切除[2,4,6]。对于专业外科医生来说，这是一种发病率低、术后并发症少、复发率低的治疗方式。当肿瘤附着在重要的血管或神经结构（如颈静脉、面神经或颈动脉）上时，为了防止严重并发症可残留部分肿瘤[6]。副神经节瘤对放疗不敏感，但对于不能接受手术的患者来说，也可选择立体定向放疗。与其他在耳镜上表现为搏动性肿块或中耳占位性肿块的病变进行鉴别诊断至关重要。我

们报道 5 例有相似的术前发现，但术后却得到不同的诊断的病例。

病例 1　患者男性，52 岁，因持续性搏动性耳鸣并伴有长期听力损失 5 个月到本院就诊。患者无严重的病史。耳科检查显示右中耳有无搏动性占位（图 2a）。左耳耳镜检查正常。PTA 显示右耳轻度传导性听力损失，平均 35 dB HL，左耳听力正常。

CT 扫描显示右中耳占位 10 mm×7 mm×14 mm，几乎完全填满鼓室，没有侵蚀内耳骨质结构。磁共振血管成像（MRA）检查。增强影像提示存在鼓室球瘤。

采用耳后和耳内联合入路手术切除肿瘤（图 2b）。边界清楚的白色肿块几乎完全占据中耳，并包裹听骨链。肉眼检查并未提示鼓室球瘤，因此术中采 0.3 cm 的样本送检，病理结果为中耳神经内分泌腺瘤（图 2c）。肿瘤完全，听骨链完好无损。面神经裂位于其下方靠近镫骨的区域。肿瘤切除后，分别用 0° 和 30° 内镜观察术腔，未见肿瘤组织残留。

患者术后立刻出现右侧面瘫，经口服皮质类

固醇治疗，约6个月后症状完全消失。术后6个月，右耳耳镜检查正常，愈合良好，PTA较术前改善（右侧轻度感音神经性听力损失，平均25 dB HL），MRI检查无复发迹象（图2d）。手术4年后，核磁共振未显示复发迹象。

病例2　患者女性，59岁，左耳听力损失及搏动性耳鸣3～4个月。耳镜检查显示右耳正常，左侧下鼓室前区有红色肿块（图3a）。PTA显示左耳中度感音神经性听力损失（平均50 dB HL），

鼓室导抗图上可见双侧A型Jerger曲线。CT可见左耳中耳鼓岬尾侧一个小软组织成分，没有邻近骨质结构侵蚀的迹象，并延伸到岩骨气房（图3b）。

采用耳后入路手术切除，钻磨外耳道壁。肿瘤位于中下鼓室，侵犯迷路下区域，手术完全切除。

活检诊断为上皮性脑膜瘤。根据这一发现进行了MRI检查，显示硬膜外病变侵及左侧小脑桥脑角池，延伸至Meckel腔、外耳道、颈静脉孔和

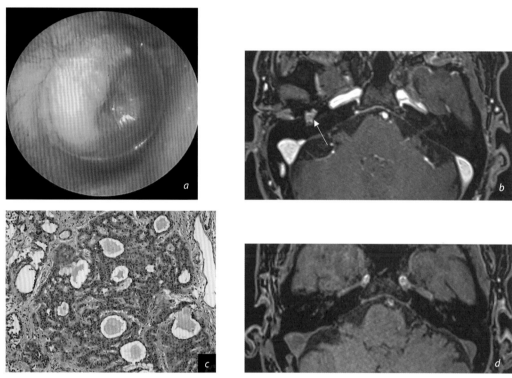

图2　a.术前右耳耳镜检查；b.术前轴向T1 VIBE 3 mm宽切片MRA；c.中耳神经内分泌腺瘤组织学图;d.术后轴位T1 VIBE 3 mm宽片MRI，无复发征象

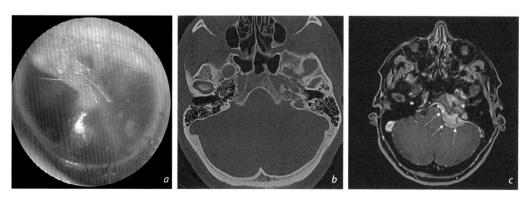

图3　a.术前左耳耳镜检查；b.术前轴向0.6 mm宽切片CT扫描；c.术后轴向T1 VIBE 3 mm宽切片MRI

颈动脉间隙，左颈静脉完全闭塞，肿瘤与左侧颈内动脉广泛接触。术后 PTA 显示左耳有 60 dB 感音神经性听力损失。患者被转到神经外科，行手术切除肿瘤。

病例3　患者男性，13 岁，自 3 岁起出现左耳进行性听力减退。耳鼻喉科病史报告数次急性中耳炎和两次左耳鼓膜切开，但无改善。左耳耳镜检查显示鼓室前下象限和后下象限有内陷。右耳检查正常（图 4a）。PTA 显示左耳中度传导性听力损失，右耳听力正常。CT 扫描：左侧鼓室内在靠近颈静脉球区可见一个肿块，胆脂瘤和副

神经节瘤待排除（图 4b）。

我们进行了耳后和耳内联合入路手术，打开中耳腔，在面神经的第二段发现一个软团块位于面神经裂上。手术中的样本被送去进行分析，病理报告描述中耳的异位唾液腺瘤，即"脊索瘤"。术中肿块被完全切除，检查听骨链，发现砧骨得以保留及镫骨足板固定（图 4c）。手术 2 个月后，耳镜检查显示令人满意的愈合过程，纯音测听显示中度传导性听力损失持续存在。2 年后，CT 扫描显示无复发迹象（图 4d）。

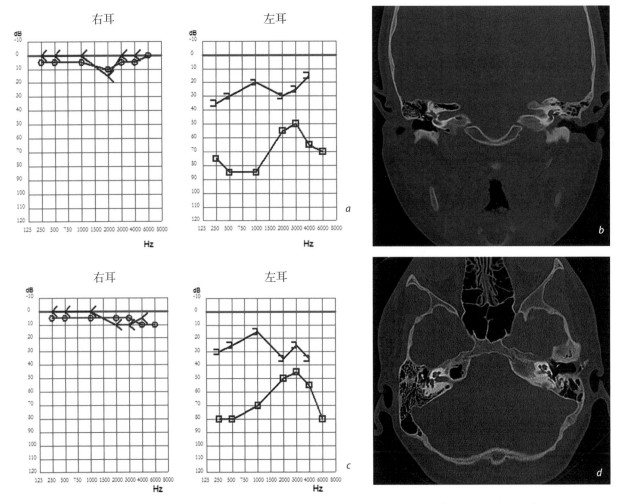

图4　a. 术前纯音测听正常结果；b. 术前轴向 0.6 mm 宽切片 CT 扫描；c. 术后纯音测听正常结果；d. 术后 2 年行轴位 0.6 mm 宽 CT 扫描，无复发征象

病例4　患者男性，38岁，来我们的诊室就诊，外院诊断为中耳肿瘤。病史记录了三次由于鼓膜穿孔而接受的右耳鼓膜成形术。右耳耳镜检查未见术后改变，左耳显示鼓膜完整，在下鼓室区域有一个圆形的血管性肿物。纯音测听显示右耳中度传导性听力损失，左耳轻度感觉神经性听力损失。CT扫描发现颈静脉孔扩张及鼓室内肿块提示副神经节瘤（图5）。动脉造影对CT扫描所见肿瘤的来源无法确定。鼓膜切开探查确认为颈静脉球突出。1个月后，左耳耳镜检查显示愈合

良好。最终的决定是采取保守的态度，定期进行复查。

病例5　患者女性，10岁，主诉右耳听力丧失，无其他相关症状，也没有复发性中耳炎病史。右耳下半鼓室可见白色肿物，左耳检查未见异常（图6a）。左耳听力正常，右耳轻度传导性听力损失。根据患者的年龄，CT扫描显示中耳占位提示胆脂瘤（图6b）。然而，放射科医生并未排除鼓室球瘤等其他疾病[8]。手术采用耳后入路，暴露上鼓室而不开放鼓窦。术后病理报告为胆脂瘤。

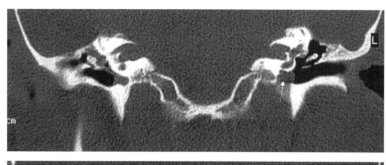

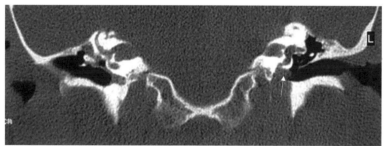

图5　术前轴向0.7 mm宽切片CT扫描

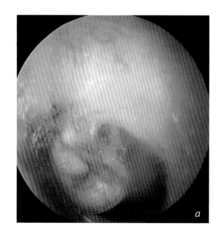
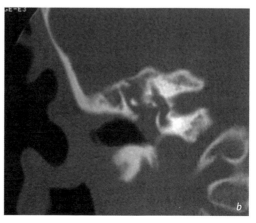

图6　a.术前右耳耳镜检查；b.术前冠状面0.7 mm宽切片CT扫描

结　论

当患者有听力损失和搏动性耳鸣病史，纯音测听显示传导性听力损失，耳镜检查示鼓膜后有血管红色肿块，放射影像检查显示中耳有肿块时，鼓室球瘤的诊断是显而易见的。回顾上述病例，我们认为进行充分和完整的鉴别诊断非常重要，因为其他可能出现在中耳或可能占据鼓室的肿瘤中也可表现为搏动性肿物。

（陈正侬　译）

参考文献

[1] Persky M, Manolidis S. Vascular Tumors of the Head and Neck// Johnson JT, Rosen CA. Bailey's Head and Neck Surgery. Otolaryngology. Fifth Edition. Baltimore (MD): Lippincott Williams & Wilkins, 2014:1999–2031.

[2] Noujaim SE, Pattekar MA, Cacciarelli A, et al. Paraganglioma of the temporal bone: role of magnetic resonance imaging versus computed tomography. Top Magn Reson Imaging, 2000, 11(2): 108–22.

[3] Pérez Plasencia D, Gutiérrez Fonseca R, Ramos Macías A. Clasificación de los paragangliomas cervicocefálicos. Acta Otorrinolaringológica Española, 2009, 60(Suppl 1): 29–33.

[4] Sanna M, Fois P, Pasanisi E, et al. Middle ear and mastoid glomus tumors (glomus tympanicum): an algorithm for the surgical management. Auris Nasus Larynx, 2010, 37(6): 661–68.

[5] Jackson C, Glasscock ME 3rd, Harris PF. Glomus tumors: diagnosis, classification, and management of large lesions. Arch Otolaryngol, 1982, 108(7): 401–06.

[6] Carlson ML, Sweeney AD, Pelosi S, et al. Glomus Tympanicum. A Review of 115 Cases over 4 Decades. Otolaryngol Head Neck Surg, 2014, 152(1): 136–42.

[7] Ramos Macías Á, Bueno Yanes J, Bolaños Hernández P, et al. Temporal Paragangliomas. A 12-Year Experience. Acta Otorrinolaringolnicum (English Edition), 2011, 62(5): 375–80.

[8] Manrique R, Sanhueza I, Manrique M. Aticoexposición-antroexclusión como técnica quirúrgica a la demanda para el tratamiento del colesteatoma. Acta Otorrinolaringológica Española, 2013, 64(1): 22–30.

48 镫骨假体过长致慢性眩晕的前庭研究：病例报道

Julián A. Ramírez, José A. Rivas

Clínica Rivas, Departamento de Investigación, Bogotá, D.C., Colombia

摘 要

病史 患者男性，48岁，双侧耳硬化症双侧镫骨足板开窗术后，噪声暴露诱发反复眩晕发作3年。

案例与方法 完善患者的听力和前庭检查。听力图显示双耳为以感音神经性聋为主的混合性听力损失，与术前测试相比有显著改善。CT扫描显示右侧镫骨足板开窗术假体位于前庭内。眼震电图显示轻度前庭反射亢进，前庭诱发肌源性电位测试（VEMP）显示受累侧潜伏期和阈值稍低。患者接受了再次手术，术中更换了假体。眩晕症状得到改善，其原有听力得以保留。

结论 再次手术改善了眩晕，保留了听力。VEMP对直接囊状刺激可能表现出较低的阈值。

关键词

眩晕；前庭疾病；耳硬化；眼震；手术并发症

引 言

耳硬化症是一种常见的耳科疾病，最常见的主诉是听力下降。

虽然这种耳科疾病的临床发生率很高，病例数量也很大，但恰当的手术操作仍然是一个挑战。手术的每一步都要求精确，解剖复杂，尤其是合适尺寸假体及其在砧骨和镫骨之间的最佳位置的选择。不合适的假体，无论过长或过短，都会导致术后听力不佳。本章报道了一例假体过长导致眩晕的病例，并且描述了听力和前庭检查、外科修正过程和最终结果。

方 法

患者男性，47岁，进行性双侧听力损失病史8年，主要为右侧。4年前接受右耳镫骨足板开窗术，2年后接受左耳镫骨足板开窗术。两个手术后听力明显改善。患者诉初次手术后反复发作眩晕，有时由噪声引起。体检发现鼓膜正常和韦伯试验居中、双侧Rinne试验阳性、Dixs-Hallpike和Romberg试验阴性。

纯音测听显示双耳中重度混合性听力损失，以感音神经性聋为主。言语听力测试显示，左耳70 dB和右耳80 dB时言语辨别率100%（图1）。

声导抗示双侧A型鼓室图，无镫骨肌反射。

CT扫描显示右侧内耳前庭可见镫骨足板开窗术植入的假体（图2，图3）。

眼震电图（ENG）、动眼和位置测试均为阴性，但右前庭反射亢进38%。

治 疗

患者接受了再次镫骨开窗术，将5.25 mm（Kurz）假体换成长4.75 mm的Bigeasy（Medtronic）假体（图4）。

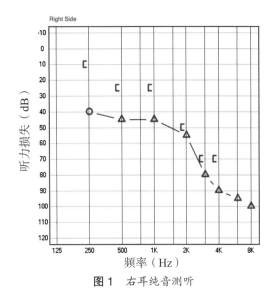

图1 右耳纯音测听

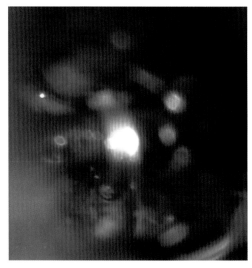

图4 新的假体长度适当（图片显示假体在镫骨底板的位置）

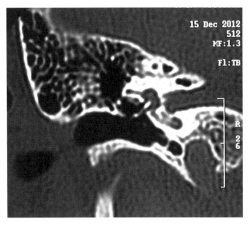

图2 右耳CT扫描：椭圆形窗冠状切面显示内耳前庭镫骨假体

患者在取出敷料后，出现轻度眩晕，并在1周内缓解。

术后听力图基本与术前相似，表现为中重度混合性聋，以感音神经性听力损失为主，气骨导间隙更小（PTA 48，75 dB时语音测听100%辨别）。

讨 论

耳硬化症可能易累及前庭，12%的患者患有眩晕[1-2]。镫骨足板开窗术后，12%～45%的患者出现术后眩晕，通常由头部运动引起，多在2～7d内消失[1-3]。

镫骨足板开窗术后眩晕是一种令人烦恼的症状，有学者建议在局部麻醉下进行手术，以尽量减少眩晕[4]。球囊距离进入前庭的假体较近，仅允许轻微的刺激。考虑到球囊和椭圆囊距离足板分别为1.1 mm±0.48 mm（标准差）和1.67 mm±0.31 mm，因此外科操作失误的容错范围非常小[3]。

ENG不常规用于术后短暂眩晕的检查。在持续性眩晕的病例中，最常见的发现是自发性眼球震颤，高达88%的病例会出现自发性眼球震颤，通常发生在手术后的最初几周内[1-2, 5]。在我们的病例中，唯一的病理发现是前庭反射亢进。

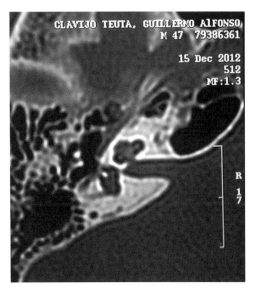

图3 右耳CT扫描：椭圆形窗轴向切面显示内耳前庭镫骨假体

术前和术后听力结果通常保持不变，就像再次镫骨足板开窗报道的一样。一些作者认为，术后眩晕通常与较低频段的高增益有关[1, 6]。

CT 扫描在镫骨足板开窗术后眩晕诊断中至关重要，以确定假体的位置。此外，在怀疑存在迷路瘘的情况下，CT 扫描通常显示前庭内的气泡或前庭内的软组织密度影，这是典型的肉芽形成过程[6-9]。

VEMP（表 1）显示过长假体一侧的反应阈值略有降低，P1-N1 波潜伏期轻度延长。这表明，像上半规管裂一样，来自较长假体的直接声刺激在低强度刺激下即可诱发前庭脊髓反射，而不是在预期强度下产生前庭脊髓反射。

表 1　前庭诱发肌源性电位 VEMP

右耳	P1=15.03 ms	阈值
	N1=23.03 ms	90 dB
左耳	P1=15.0 ms	100 dB
	N1=21.7 ms	

结　论

必须对镫骨足板开窗术后持续性眩晕的患者寻找原因。眩晕的原因包括迷路瘘管、对球囊的直接刺激、纤维化和前庭肉芽形成。当假体出现问题或怀疑迷路瘘管时，需再次手术。听力测试结果通常是不变的。ENG 可显示刺激性（对侧）或麻痹性（同侧）眼震。在本病例中，VEMP 显示反应阈值更低，潜伏期稍变长。然而，我们需要积累病例，以确认我们的发现与出现这种情况所具备的"典型"特点。

（陈正侬　译）

参考文献

[1] Morawiec-Bajda A, Durko T. [Vertigo and objective vestibular symptoms in computer analysis of ENG in otosclerotic patients and after stapes operations]. Otolaryngol Pol, 2000, 54(4): 415–21.

[2] Koizuka I, Sakagami M, Doi K, et al. Nystagmus measured by ENG after stapes surgery. Acta Otolaryngol Suppl, 1995, 520: 258–59.

[3] Wang ZM, Chi FL, Dai CF. Modified stapes prosthesis to limit postoperative vertigo. Otolaryngol Head Neck Surg, 2005, 132(1): 50–54.

[4] Hirvonen TP, Aalto H. Immediate postoperative nystagmus and vestibular symptoms after stapes surgery. Acta Otolaryngol, 2013, 133(8): 842–45.

[5] Ścierski W, Namysłowski G, Czerwińska G, et al. [Postoperative vertigo caused by too long stapes prosthesis-radiological diagnostics]. Otolaryngol Pol, 2012, 66(5): 363–67.

[6] Panda NK, Saha AK, Gupta AK, et al. Evaluation of vestibular functions in otosclerosis before and after small fenestra stapedotomy. Indian J Otolaryngol Head Neck Surg, 2001, 53(1): 23–27.

[7] Pickuth D, Brandt S, Berghaus A, et al. Vertigo after stapes surgery: the role of high resolution CT. Br J Radiol, 2000, 73(873): 1021–23.

[8] Albera R, Canale A, Lacilla M, et al. Delayed vertigo after stapes surgery. Laryngoscope, 2004, 114(5): 860–62.

[9] Kösling S, Woldag K, Meister EF, et al. Value of computed tomography in patients with persistent vertigo after stapes surgery. Invest Radiol, 1995, 30(12): 712–15.

49 前庭蜗神经损伤伴面神经麻痹：总是耳科诊断吗？

Andreas Anagiotos, Julia Seehawer, Karl-Bernd Hüttenbrink
University of Cologne, Medical Faculty, Department of Otorhinolaryngology,
Head and Neck Surgery, Cologne, Germany

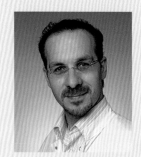

Andreas Anagiotos

摘 要

简介 面瘫1.5年伴急性听力下降、眩晕的患者。最初于外院按照贝尔麻痹进行治疗。

案例与方法 在外院初步放射学检查怀疑乳突炎。随后进行了乳突切除术，除分散在乳突气房中渗液外，未发现任何病理改变。虽然触诊腮腺正常，但进一步的放射学检查提示为腮腺恶性肿瘤。

结果 手术探查腮腺和随后的组织学检查发现腮腺导管癌伴侵犯周围神经。肿瘤沿面神经向上扩展到内听道，不仅引起面神经症状，而且还引起前庭蜗神经症状。

结论 前庭蜗神经损伤合并同侧面神经麻痹需要对临床和放射学表现进行全面评估。除颞骨外，在诊断过程中还必须考虑邻近结构，如腮腺。

关键词

面神经麻痹；听力损失；眩晕；腮腺癌；神经侵犯

引 言

由于前庭蜗神经和面神经在桥小脑角区和颞骨内的解剖位置邻近，有时可能受到相关的病变累及，发生复杂的临床表现：耳蜗和前庭功能受损并伴有周围性面神经麻痹，侧颅底的复杂解剖结构，使得对潜在的病变的诊断极具挑战性。

本章描述一例腮腺癌沿面神经向内听道内的结构扩散的病例，表现为前庭蜗神经损伤和面瘫。

案 例

患者男性，70岁，右耳听力损失和前庭功能障碍2个月。患者自述先前有面神经麻痹史1.5年，当时曾按特发性面瘫使用静脉注射皮质类固醇和伐昔洛韦治疗，无任何改善。

来我院就诊前两个月，患者因突发性耳聋和眩晕在外院接受治疗。外院报告耳镜检查结果正常。除已知的右侧面神经麻痹（House-Brackmann Ⅵ级），头颈部检查中未发现异常，包括腮腺触诊。右耳严重听力损失，前庭功能显示患侧变温反应减弱。莱姆病和水痘带状疱疹病毒（VZV）和单纯疱疹病毒（HSV）血清学试验均为阴性。腰椎穿刺结果也正常。颞骨高分辨率 CT 报告右侧乳突气房不连续阴影，其他结果正常。头颅 MRI 报告显示右内听道内有造影剂增强。怀疑系乳突炎和听神经瘤引起，决定静脉注射皮质类固醇和抗生素治疗，同时进行鼓室切开和乳突切除。根据手术记录，除鼓室黏膜轻度肿胀和分散的乳突气房渗液外，未发现其他病理学发现。圆窗龛由结缔组织封闭。

术后，患者症状未获改善，约 2 个月后，患者再次入院进一步检查。

方　法

根据 CT 和 MRI 图像所示怀疑右侧腮腺可疑新生物形成，从面神经近端沿着神经扩散。MRI 显示，右腮腺背内侧有一个界限不清的实体病变，轻微增强，最大径为 16mm。此外，还可见乳突渗出和内听道阻塞，并伴增强（图 1）。CT 显示内听道略微增宽。面神经自颞骨至进入腮腺的全程均显增粗（图 2）。

上述发现高度提示腮腺恶性肿瘤，其浸润面神经并扩散到颅底。在全身麻醉下行手术探查腮腺。腺体实质被弥漫性生长的肿瘤侵犯，肿瘤浸润面神经的主干和分支。除了对肿瘤进行活检外，还切除了完全浸润和麻痹的面神经额支并进行组织学检查。快速冰冻切片活检报告恶性肿瘤。由于高度怀疑神经受浸润直至侧颅底，因此手术到此结束。

结　果

包括组织化学技术在内的组织学检查最终证实为涎腺导管癌伴神经干浸润。根据临床和放射

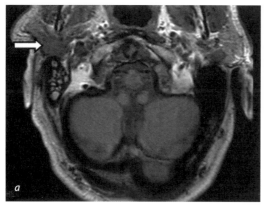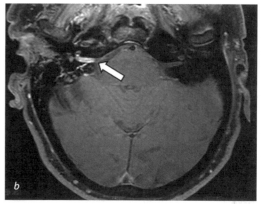

图 1　轴位 T1 加权磁共振成像 (MRI) 显示右侧腮腺实性病变 (a)，增强扫描显示内耳道闭塞 (b)

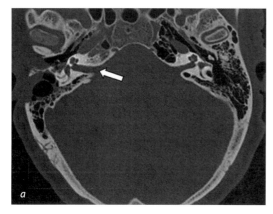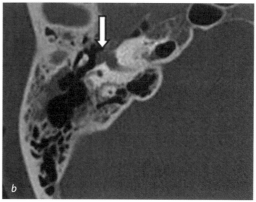

图 2　颞骨 CT 扫描显示右侧内耳道稍增宽 (a)，膝神经节区域神经肿胀 (b)

学证据所示，神经受到浸润直至内听道和侧颅底，肿瘤不可切除。患者接受了肿瘤区域和右颈部的低剂量分次放射治疗，总剂量为 66 Gy。

2 年后，患者出现吞咽困难和右侧面部麻木。临床检查发现舌咽神经和迷走神经麻痹。新的放射学评估显示颅底浸润扩展并累及半月神经节区域的三叉神经。然后对内听道和颅底进行碳离子放射治疗，总辐射剂量为 51 GyE。

目前，经最后一次照射 6 个月后，患者临床状态稳定，采用系列 MRI 对患者进行监测。

讨 论

前庭耳蜗损伤伴面神经麻痹患者的鉴别诊断包括多种疾病，其中一些非常罕见。例如，水痘–带状疱疹病毒（VZV）可能表现为典型的 Ramsay-Hunt 综合征，表现为半侧面神经麻痹、感音神经性听力丧失和 / 或前庭损伤[1]。此外，在罕见的病例（约 3%）中，前庭神经鞘瘤除了典型的听力损失、耳鸣和不平衡症状外，还可表现为明显的面神经受累。颞骨内其他不常见病变，如面神经神经鞘瘤、脑膜瘤或恶性肿瘤，也应考虑[2]。继发于慢性中耳炎或中耳胆脂瘤的面神经麻痹很少见，但可与听力丧失和眩晕共存。在这种情况下，耳分泌物和耳镜检查的典型发现可为诊断提供依据[3]。颞骨骨折也会影响内耳结构和面神经，导致类似症状。

本病例腮腺导管癌沿面神经向上扩散到内听道，不仅引起面神经症状，而且导致前庭耳蜗神经症状。腮腺肿瘤沿面神经扩散是一种已知但罕见的现象，此与疾病特异性低生存率有关[4]。腺样囊性癌有可能通过神经浸润转移到颞骨，在涎腺导管癌中也有类似表现。神经受累的机制包括沿神经周围间隙或神经实质的直接侵犯、对神经纤维的直接压迫和牵拉[5]。后两种机制可解释对内听道走行的相邻前庭耳蜗神经的影响。

听力丧失、眩晕和 / 或平衡失调与面瘫并存患者的鉴别诊断极具挑战。当临床表现不常见时，诊断程序可能会变得复杂，如本病例，腮腺已有肿瘤而触诊正常。像本文提示的那样，耳镜检查正常提示中耳没有病变。血清学和放射学检查的作用非常重要。放射学检查时，不仅要注意颞骨，还要注意邻近结构。因此，通过全面分析所有可能的原因，以避免不必要的操作，例如进行诊断性鼓室切开和乳突切除术。

结 论

面神经和前庭蜗神经在颞骨中的解剖位置相邻，容易发生相同的病理改变，从而出现复杂的临床特征。正确评估所有临床和放射学结果对于诊断至关重要。在诊断过程中必须考虑邻近结构，如腮腺，尤其是检查结果能排除原发性中耳或颞骨病变时。

（陈正侬 译）

参考文献

[1] Hohman MH, Hadlock TA. Etiology, diagnosis, and management of facial palsy: 2000 patients at a facial nerve center. Laryngoscope, 2014, 124(7): E283–93.

[2] Espahbodi M, Carlson ML, Fang TY, et al. Small vestibular schwannomas presenting with facial nerve palsy. Otol Neurotol, 2014, 35(5): 895–98.

[3] Quaranta N, Cassano M, Quaranta A. Facial paralysis associated with cholesteatoma: a review of 13 cases. Otol Neurotol, 2007, 28(3): 405–07.

[4] Mlika M, Kourda N, Zidi Y, et al. Salivary duct carcinoma of the parotid gland. J Oral Maxillofac Pathol, 2012, 16(1): 134–36.

[5] Selesnick SH, Burt BM. Regional spread of nonneurogenic tumors to the skull base via the facial nerve. Otol Neurotol, 2003, 24(2): 326–33.

50 卵圆窗内带有假体的振动声桥浮式质量传感器 (FMT)

Santiago Luis Arauz (Senior), Alfredo Pallante, Ezequiel Campo
Arauz Foundation

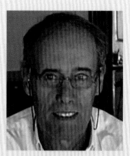

Santiago Luis Arauz

摘　要

听力损失患者需要额外的声音放大。振动声桥是一种振动系统，它可以补偿到达内耳的能量损失。最初，该设备仅用于感音性听力损失，Colletti 博士把设备放置在圆窗龛里，开创了一个新的领域：发现该设备可用于传导性和混合性听力损失的治疗。本章旨在说明如何寻找其他可能的刺激位置；VSB 可以置于卵圆窗。在听骨链缺失情况下，为了放大通过卵圆窗到达内耳的机械能，还可以利用圆窗来传递声音。

关键词

卵圆窗假体；将 FMT 固定在卵圆窗内的假体

引　言

该假体（VSB）在 2007 年由阿劳兹基金会设计，并在同年发表于耳鼻咽喉科学杂志[1]。慢性感染后听骨链病变的鼓室成形术、耳硬化症再次手术和大多数严重的先天性畸形的手术，其结果通常达不到患者的预期。

听骨链的状况越差，听力改善的效果就越差。因此，听骨链状况与听力改善效果密切相关，尤其是完整可活动的镫骨是改善听力的关键。

正常的中耳功能是，当声波到达鼓膜并通过听骨链放大，使声波以适当的强度到达内耳。此外，鼓膜和中耳其余部分只有在咽鼓管功能良好时才能充分发挥功能。

综上所述，当鼓膜和听骨链系统振动完整时，中耳具有正常的功能。

对于耳科医生来说，最困难的是以下手术：

a）慢性感染。

b）胆脂瘤术后的再手术。

c）耳硬化症的再次手术。

d）严重畸形。

感染可导致上鼓室钙沉积或新骨形成引起听骨侵蚀和 / 或固定。当固定发生在锤骨时，一般位于上鼓室前部；在砧骨，最常见的位置是上鼓室后部；而在镫骨中则与足板有关。砧骨长脚受侵蚀最为常见。

为了消除感染或改善听力而多次进行手术，可能会导致难以解决的改变。

案例与方法

目前听骨链重建的选择有几种[2]。在严重听骨链改变导致的混合性听力损失或直接感音性听力损失中，VSB 是一个极好的解决方案。1996 年 Fisch 教授进行了第一次圆窗振动成形术，2000 年 VSB 获得 FDA 批准，2005 年 Colletti 博士将 FMT 定位于圆窗龛[3]。

第一个将 FMT 直接放入卵圆窗的外科医生是 Streitberger[4]。如果足板具有良好的活动性，将设备置于足板上；如果不具活动性，将足板切除，以颞肌筋膜覆盖圆窗龛以固定 FMT。

振动声桥是一种中耳植入物。它有一个内部线圈，通过电线连接到一个漂浮的物体上。FMT 是一个小钛盒内带磁铁的线圈，它长 2 mm，宽 1.5 mm，重 25 mg。当电流到达 FMT 时产生振动，振动通过听骨链传递到内耳，通过圆窗或卵圆窗直接传递到内耳。外部线圈通过磁铁与内部线圈保持接触。体外部分包括麦克风、语音处理器和电池。语音处理器是一个数字芯片，通过皮肤将信号发送到内部线圈。

VSB 假体固定于卵圆窗

目标是将 FMT 放置于卵圆窗龛中，这是引入声音信息的最佳位置。此外，在圆窗未发育的畸形病例中，卵圆窗的使用必不可少（图 1）。

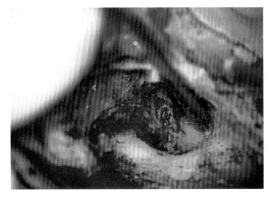

图 1　圆窗龛缺如

所用假体是基于 Campo Mercandino 博士的设计，该设计在镫骨足板开窗术中已应用 30 多年[3]。

为了能将 FMT 放置在卵圆窗中，特设计了一个由三部分组成的适配假体，如图 2～图 4 所示。

a）鼓室部（图 2a）呈杯状，FMT 将插入此处。杯的内径为 1.7 mm，外径为 2.3 mm。杯状体通过一个 0.4mm 的长杆与固定系统连接。杯口深度 1.5 mm，侧面有长 1.2 mm、宽 0.2 mm 的凹槽放置金属丝（图 3）。

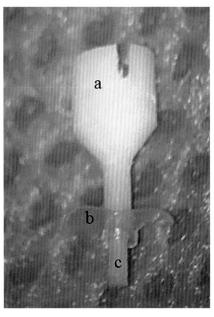

图 2　假体三部分 (a, b, c)

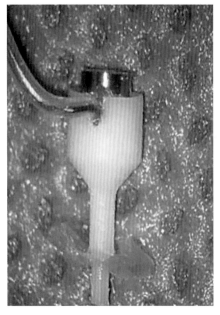

图 3　FMT 在杯中，金属丝位于凹槽中

b）固定系统（图 2b）。它是一个特氟龙材质的同心圆盘（直径 3 mm），有助于保持设备位于垂直的位置。

c）内部—前庭部（图 2c）长 1.4 mm，直径 0.5 mm。这个距离圆盘的长度可以保证内耳的安全。前庭部的长度可以根据足板状态进行调整。

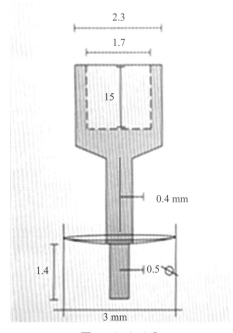

图 4　假体测量

手术技术

一般选择耳后切口。切开软组织，直到乳突皮层。然后，分离外耳道软组织，钻磨鼓室外侧壁以暴露卵圆窗。

根据卵圆窗龛评估面神经和鼓岬的位置，并观察镫骨的活动性和完整性。鼓窦切开并继续向上鼓室钻磨寻找砧骨短突和锤骨头。如果砧骨和/或锤骨不完整或活动性发生改变，将不会影响假体植入，我们可以使用其他技术。如果需要乳突腔开放，则将外耳道的骨壁切除，并根据镫骨头的高度钻磨面神经乳突段。

足板状态和前庭部长度

根据镫骨情况，使用不同的技术（图 5）：

1. 当足板形状和活动性正常时，先行激光足板切开（直径 0.8 mm），以插入适配假体前庭部。其长度为 1.2 mm（足板上方的圆盘为 0.6 mm，足板宽度为 0.4 mm，前庭内 0.2 mm）。如卵圆壁龛狭窄，足板活动正常时，用显微剪刀切掉假体前庭部，将固定系统转换为卵圆形。

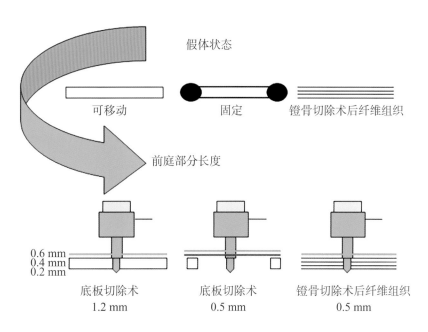

图 5　不同的假体放置技术

2. 当足板固定时，行全足板切除术，假体内FMT位于卵圆窗内。做一个中心带孔的圆盘形筋膜片，假体前庭部置于其中，然后将假体置于完全切除的足板空间处。

3. 如卵圆窗完全被纤维组织覆盖，由于之前足板已被完全切除，用激光在中心打孔，将假体放置其中，前庭部长度为 0.5 mm。

评估卵圆窗后即可进行组装，将 FMT 放置在适配假体杯中，将导线放置在凹槽中。然后使用金属刮片（利用磁铁吸力），将装置固定。旋转该装置以寻找最佳位置，而记忆金属丝有助于保持系统的位置。

在完璧式手术中（图6），金属丝朝向上鼓室（图7～图9），而开放手术中，金属丝一般位于面神经第三段。装置周围放置颞肌筋膜、软骨、软骨膜和肌肉覆盖 FMT 并填充鼓室。

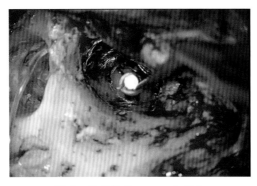

图 6 封闭技术：FMT 与假体

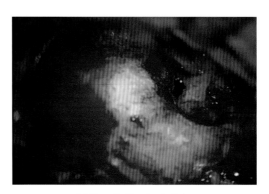

图 7 开窗：切除底板

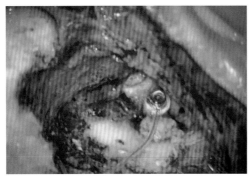

图 8 椭圆形窗假体位于颞筋膜周围

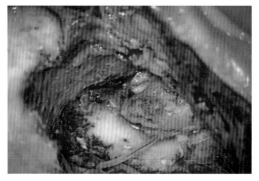

图 9 在 FMT 放置软骨和软骨膜

结 果

图 10 和图 11 展示了两个患者的结果。

2 号患者为左耳镫骨足板开窗术后。7 年后假体被自动清除，手术探查发现砧骨长脚缺失。卵圆窗内充满纤维组织，用激光制备出容纳 FMT 的小孔，通过上鼓室引入并固定（图12～图15）。

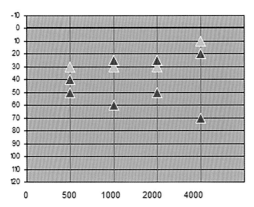

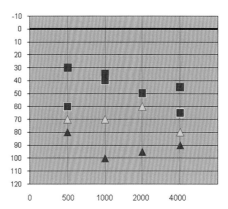

图 10 患者 1：严重畸形 - 踏板技术 - 铂切除术。红色三角形：术前空气传导；蓝色三角形：术后 (3 个月)；绿色三角形：术后 (1 年)

图 11 患者 2：镫骨切除术后 - 无砧骨 - 脚板纤维化。红色方块：术前骨导；红色方块白边：术后骨导；红色三角形：术前气导；绿色三角形：术后气导

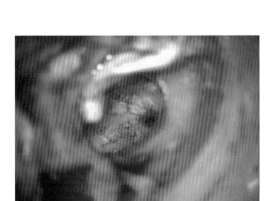

图 12 卵圆窗纤维化

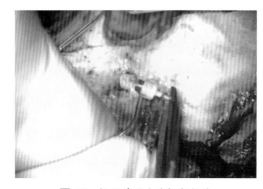

图 13 按照前面方法切断假体

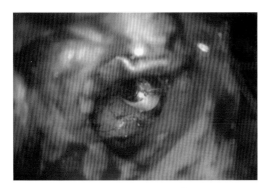

图 14 假体位于椭圆形窗口内

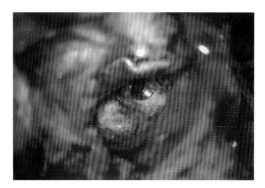

图 15 纤维组织和肌肉固定假体

结　论

假体提供了在其他位置固定 FMT 的可能性，如卵圆窗龛，允许声音以自然的方式到达内耳，共 7 个病例使用了该假体。除 1 例患者高频听力丧失外，其他病例的言语辨别力均有明显改善。一例头部外伤的患者，术后前两年的使用效果良好。

感　谢

我们感谢 Eduardo Campo Mercandino 医生提供他研发的假体作为模型基础。

（陈正侬　译）

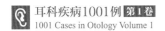
参考文献

[1] Arauz SL, Mercandino E, Arauz A,et al. Vibrant Soundbridge-ubicación del FMT en ventana oval utilizando prótesis ad-hoc. Otolaringológica, 2007, XXIX:10–14.

[2] Zernotti ME, Gregorio MF, Sarasty AC. Middle ear implants: functional gain in mixed hearing loss. Braz J Otorhinolaryngol, 2012, 78(1): 109–12.

[3] Colletti V, Soli SD, Carner M, et al. Treatment of mixed hearing losses via implantation of a vibratory transducer on the round window. Int J Audiol, 2006, 45(10): 600–08.

[4] Streitberger C. Surgical technique for oval window positioning of the Vibrant Soundbridge effector. VSB Symposium. Hannover, 2009.

51 振动声桥植入对镫骨足板开窗后耳硬化症的挽救性治疗

Henryk Skarżyński[1], Joanna Rajchel[2], Beata Dziendziel[2], Elżbieta Włodarczyk[2], Piotr H. Skarżyński[1,2,3,4]

[1] Department of Oto-Rhino-Laryngosurgery, World Hearing Center, Institute of Physiology and Pathology of Hearing, Warsaw/Kajetany, Poland

[2] Department of Teleaudiology and Screening, World Hearing Center, Institute of Physiology and Pathology of Hearing, Warsaw/Kajetany, Poland

[3] Heart Failure and Cardiac Rehabilitation Department, Second Faculty of Medicine, Medical University of Warsaw, Warsaw, Poland

[4] Institute of Sensory Organs, Warsaw/Kajetany, Poland

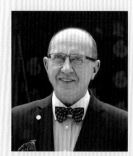

Henryk Skarżyński

摘 要

对于耳硬化症患者，手术干预（镫骨足板开窗术）是一种首选的治疗方法。但在某些情况下，耳硬化症的进展非常严重，会导致骨导阈值的恶化。对于持续的气骨导间隙，进行镫骨足板开窗术通常会显著改善听力。一部分患者可能经历过度闭合效应，不仅气导听阈改善，而且骨导听阈也有改善。然而，有时通过手术治疗听力改善并不充分，患者需要额外的声音补偿，即通过常规助听器或植入式中耳装置（视听力状况和病史而定），振动声桥(VSB)系统就是其中。本章报道了这种联合模式的治疗结果（镫骨足板开窗和挽救性使用振动声桥系统）。两次手术后患者对其听觉效果非常满意。

关键词

耳硬化症；镫骨足板开窗术；中耳植入

引 言

镫骨足板开窗术是早期和中晚期耳硬化症的首选治疗方法[1]。然而，在一些晚期或极晚期耳硬化症，或再次手术不成功的病例中，额外的声音补偿是必要的，这可以通过中耳植入实现[2]。

根据作者 25 000 例耳硬化症手术经验，表明镫骨足板开窗术结合传统助听器以及中耳植入物[如振动声桥（VSB）或 CODACS]、骨锚式助听器（如 Bonebridge）的效果是在一定程度上是可行的[3]。

在中耳装置应用之前，总是先进行镫骨切除，术后监测听力状态，验证传统助听器所能获得的潜在好处，模拟中耳种植体的刺激效果。在我们的临床实践中，当镫骨足板造孔术或改良镫骨足板造孔术后获得稳定的听力阈值时，可以使用 VSB。

本文旨在介绍接受镫骨足板开窗后植入 VSB

患者提高听功能的可行性。

案例与方法

患者男性，66岁，因耳硬化症双侧听力损失就诊。患者进行性听力丧失约20年。纯音测听显示左耳混合性听力损失，右耳感音神经性听力损失。患者有左耳镫骨手术和同耳的再次手术病史。

患者61岁时左耳接受了首次镫骨手术（镫骨足板开窗术）。由于听力改善短暂，两年后进行了再次手术。1年后接受了第二次修正手术。

干预后听力改善仅持续3个月，医生建议患者佩戴助听器，但患者拒绝接受。考虑到之前所有的手术都不能提供预期的远期效果，患者经转诊纳入可植入装置应用的临床程序。

2019年1月，患者植入了中耳植入系统 Med-EL振动声桥。

手术过程：耳后入路，开放乳突。切除皮质骨，并行上鼓室-鼓窦-乳突切开和后鼓室切开。然后，将浮动质量传感器（FMT）安装在LW耦合器上，放置在砧骨长脚上。愈合期后，佩戴音频处理器。

干预前后听力评估：隔音舱校准耳机纯音测听，自由场普鲁士单音节单词测试。对侧耳常规掩蔽。

结　果

术前手术耳和非手术耳的听力阈值见图1。术后气、骨导阈值无变化。在自由声场语音测听中，该装置显著提高了语音理解能力。单音节词的识别率在安静条件下从5%增加到75%，在噪声条件下从0%增加到50%（图2）。

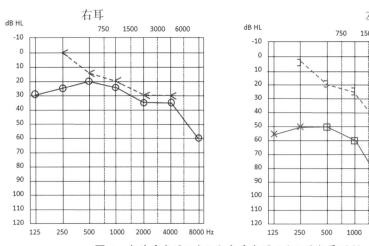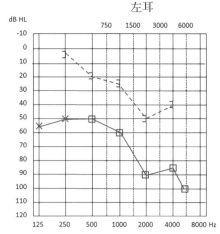

图1　术前手术耳（左）和未手术耳（右）的气导听阈

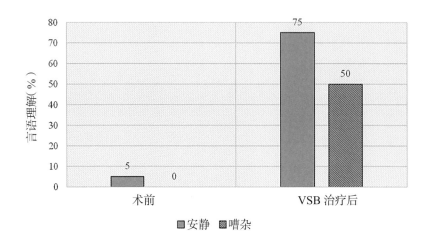

图2　单音节词测试结果，在安静和嘈杂环境下的语言理解

讨 论

与其他作者报道的结果相似，我们患者也取得了满意结果。Dumon[4] 描述了一例原发性混合性听力损失耳硬化症患者的 VSB 植入手术，显示了镫骨足板开窗联合 VSB 手术的增强效果。镫骨足板开窗植入活塞技术可以闭合气骨导间隙，VSB 可以放大残余感音神经性听力损失所需的声音。

患者术后听力阈值未见变化。Grégoire 等人[5] 也报道了类似的结果，他们观察到固定在砧骨长脚的 VSB 传感器对残余听力没有影响。从他们 20 年的经验来看，他们认为 VSB 是一种安全的装置，没有重大的并发症。

VSB 传感器的位置主要取决于个体的解剖条件。Bernardeschi 等人[6] 报道了一项包括不同原因的传导性或混合性听力损失患者的研究结果，他们得出结论，无论 VSB 传感器的位置如何，VSB 都是安全有效的。然而，在分析这些结果时应该考虑到，因为 Beltrame 等[7] 已经发现，在连续的由耳硬化症引起的混合性听力损失患者组中，耦合到耳蜗圆窗的 VSB 传感器所获得的结果是非常多样的。这可能是由于慢性病理改变导致的耳蜗反应不同。尽管如此，所有患者在手术后仍使用听力植入装备，无论听力恢复程度如何。

中耳植入手术是否应该一期还是两期完成，即同时进行或随后进行中耳植入，仍然存在疑问。一些作者倾向于同时进行[2, 8]，他们认为在镫骨足板开窗术前进行中耳植入可以获得更好的听力效果，并且可以防止对开放的足板造成创伤[9]。然而，应该提到的是，在做出治疗决定时应该非常谨慎，评估所有潜在的好处和风险，因为也有报道使用联合方法术后并发症的病例[9]。

在我们的病例中，没有观察到术后并发症。Venail 等[9] 报道了一例（25%）使用中耳换能装置（MET）术后迷路炎的患者。在该患者中，MET 的放大仍然无效，患者完全停止使用该设备。这些作者报道的另外两例患者没有术后并发症，术后主观听力改善。

结 论

基于上述结果，我们认为 VSB 对于因耳硬化症导致的混合听力损失患者是一种有效的挽救性治疗方法，而这些患者无法从传统助听器中获益。术前听阈的保存是非常重要，这是未来使用其他听力植入物的可行性基础。

（陈正侬 译）

参考文献

[1] Skarżyński H, Gos E, Dziendziel B,et al. Clinically important change in tinnitus sensation after stapedotomy. Health Qual Life Outcomes, 2018, 16: 208.

[2] Powell HRF, Pai I, Ghulam H, et al. An alternative approach to mixed hearing loss in otosclerosis: stapes surgery combined with an active middle-ear implant. J Laryngol Otol, 2018, 132: 457–60.

[3] Skarżyński H, Szkiełkowska A, Olszewski Ł, et al. Application of middle ear implants and bone anchored implants in treatment of hearing impairments. Now Audiofonol, 2015, 4: 9–23.

[4] Dumon T. Vibrant Soundbridge middle ear implant in otosclerosis. Otosclerosis Stapes Surg, 2007, 65: 320–22.

[5] Grégoire A, Van Damme J-P, Gilain C, et al. Our auditory results using the Vibrant Soundbridge on the long process of the incus: 20 years of data. Auris Nasus Larynx, 2018, 45: 66–72.

[6] Bernardeschi D, Hoffman C, Benchaa T, et al. Functional results of Vibrant Soundbridge middle ear implants in conductive and mixed hearing losses. Audiol Neurotol, 2011, 16: 381–87.

[7] Beltrame AM, Martini A, Prosser S, et al. Coupling the Vibrant Soundbridge to cochlea round window: auditory results in patients with mixed hearing loss. Otol Neurotol, 2009, 30: 194–201.

[8] Dejaco D, Riedl D, Gottfried T, et al. Modified-Power-Piston: Short-Incudial-Process-Vibroplasty and simultaneous stapedotomy in otosclerosis. Otol Neurotol, 2019, 40: 292–300.

[9] Venail F, Lavieille JP, Meller R, et al. New perspectives for middle ear implants: first results in otosclerosis with mixed hearing loss. Laryngoscope, 2007, 117: 552–55.

52 振动声桥植入和 SP 耦合器用于慢性粘连性外耳炎的远期疗效

Piotr H. Skarżyński[1,2,3,4], Elżbieta Włodarczyk[2],Marek Porowski[1,2], Maciej Mrówka[1,2], Roman Barylyak[1,2],Henryk Skarżyński[1,2]

[1] Department of Oto-Rhino-Laryngosurgery, World Hearing Center, Institute of Physiology and Pathology of Hearing, Warsaw/Kajetany, Poland

[2] World Hearing Center, Institute of Physiology and Pathology of Hearing, Warsaw/Kajetany, Poland

[3] Heart Failure and Cardiac Rehabilitation Department, Second Faculty of Medicine, Medical University of Warsaw, Poland

[4] Institute of Sensory Organs, Warsaw/Kajetany, Poland

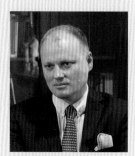

Piotr H. Skarżyński

摘 要

本文报道一例 31 岁的双侧外耳道粘连伴听力损失患者的治疗。多次恢复耳道通畅手术失败后，决定使用振动声桥中耳植入。为避免后鼓室切开对面神经的损伤风险，决定在波兰首次使用 SP 耦合器将 FMT 传感器固定在砧骨体和短突上。结果显示术后听力和语言理解水平显著提高，随访 5 年效果满意。

关键词

中耳植入；振动声桥；慢性中耳炎；慢性外耳炎

引 言

尽管外科技术取得了显著的进步，但仍有部分患者并未从传统听力重建手术获得明显改善，这些患者多为慢性炎症病变或先天性畸形、传导结构解剖异常[1-3]。越来越多的中耳植入装置被证明是上述患者的最佳解决方案，该装置是用于改善听力的电声系统，可全部或部分植入中耳[4-5]。振动声桥（VSB）在其中具有特殊的位置，它的结构允许它应用于先天性和获得性耳畸形。最初仅用于感音神经性听力损失，后来也用于混合性听力损失和外耳道闭锁等先天性畸形。外耳道发育不良或长期炎症后病变是一个特殊的群体，传统助听器不能使其获得满意的听力补偿[6-7]。对这类患者，最好的且唯一的解决办法是中耳植入，从而绕过阻塞的耳道。

将浮动质量传感器（FMT）固定在砧骨上的植入程序包括后鼓室切开、将电极引入中耳以及将 FMT 固定在砧骨长脚。其缺点是需要进行扩大的后鼓室切开，有面神经、鼓索神经损伤的风险。此外，不可避免的损伤或中断听骨引起传导性和 / 或混合性听力损失的风险。有时鼓室腔太小，缺少足够空间放置 FMT。在这种情况下，耦合器可提供某些方便。该装置可以将 FMT 固定在砧骨上，而不需要进行后鼓室切开。本章介绍了这种技术在慢性粘连性外耳炎的应用。

案例与方法

患者手术时 27 岁（现 31 岁），患有双侧慢性粘连性外耳炎寻求手术治疗。病史包括双侧外耳道逐渐闭塞数年，伴有双侧听力渐进性下降，左耳重，伴持续耳鸣。患者之前在不同的医院接受过数次双耳手术。每次手术后听力改善时间短，外耳道再次狭窄，听力恶化。检查见双侧外耳道完全闭塞，双侧混合性听力损失（图 1）。

鉴于患者之前多次手术未获得预期的长期效果，建议使用绕过外耳道直接刺激听骨链的中耳植入装置。由于左耳术前模拟试验中气骨导间隙较大以及预期听觉较好，故选择左耳植入。手术于 2014 年 12 月进行，从耳后切开暴露乳突，收集皮质骨骨片，从后方扩大上鼓室入口，直到可以清晰地看到砧骨短脚及砧骨、锤骨头。将 SP 型耦合器固定在砧骨短突和砧骨体上，切断挂钩并将 FMT 固定在耦合器上。鼓窦入口填充抗生素明胶海绵，覆盖组织胶和之前收集的骨片，植入装置的内部部分固定在颞骨表面露出的骨床中。缝合筋膜及皮肤，敷料包扎。手术的主要过程是将 FMT 放置于砧骨体上（如图 2 所示）。

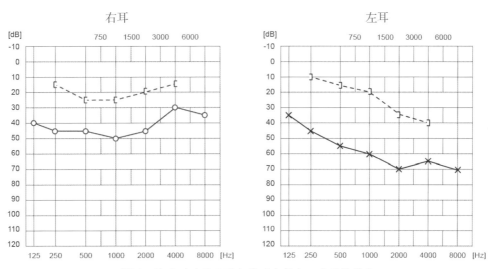

图 1　纯音测听显示混合性听力损失，左耳较严重

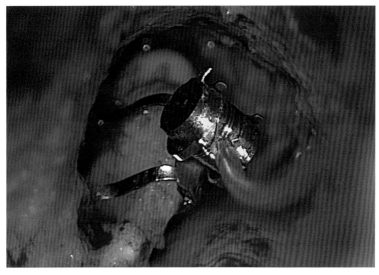

图 2　术中图像显示 FMT 附着在 SP 耦合器上，固定在砧骨体上

围手术期无并发症，患者术后第 2 天出院。在随访期间，伤口恢复正常。在术后 1 个月，测听显示气、骨导阈值无变化。然后，激活并安装植入体的外部处理器。首次开机患者的主观感受非常好。植入后 3 个月进行自由声场言语听力测试结果如图 3 所示。

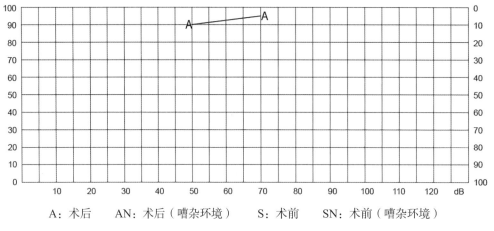

A：术后　　　AN：术后（嘈杂环境）　　　S：术前　　　SN：术前（嘈杂环境）

图 3　术后 3 个月进行自由声场言语测听结果，佩戴助听器

结　果

振动声桥植入装置是一种安全、多用途的设备，可用于感音神经、传导性或混合性听力损伤[4-5, 8]。需要后鼓室切开并在砧骨上放置 FMT 是该手术的弊端。其局限性在于解剖条件可能只允许做有限的后鼓室切开，如面神经走行异常，其他先天性中耳畸形以及 FMT 本身 2.3 mm×1.8 mm 和 25 mg 的体量等。后鼓室切开空间必须足够大，以便将 FMT 放入鼓室，并牢固地固定在砧骨的长脚。这样大的鼓室切开术并非总能达到。扩大的后鼓室切开可能会损伤Ⅶ神经或听骨，导致潜在的味觉功能障碍，Ⅶ神经麻痹或听力下降[9-11]。面神经完全麻痹是一种非常罕见的直接并发症。

振动声桥最初设计用于治疗感音神经性听力损失，原有设计适合于将其固定在砧骨长脚。活动的 FMT 很容易滑落，不能安装在砧骨上。为避免并发症风险，从而设计了特殊的耦合器。这种耦合器在切断自身挂钩后，可以连接到 FMT 上，从而将整套装置固定在砧骨体（图 2）。理论上，其自发滑脱或位移的可能性非常小。本病例是波兰首例，也是全球少数病例之一。因此，少有文献可参考。与传统手术相比，手术时间更短，且无面神经和鼓索神经损伤风险，听骨损伤风险只是在理论上。可以认为使用带有 SP 耦合器的振动声桥是一个很好的治疗方案。

结　论

对于需将 FMT 固定于砧骨上的患者，应用振动声桥结合 SP 耦合器是一种很有前途的治疗方法，尤其是对于外耳道阻塞或发育不良、中耳发育不良或外耳粘连性病变的患者。经 5 年多的纵向随访，现患者听力稳定。

（陈正侬　译）

参考文献

[1] Caruz ADL, Linthcum FH, Luxford WM. Congenital atresia of the external auditory canal. The Laryngoscope, 1985, 95: 421–27.

[2] Declau F, Cremers C, Van de Heyning P. Diagnosis and management strategies in congenital atresia of the

external auditory canal. Br J Audiol, 1999, 33(5): 313–27.

[3] Olszewski Ł, Ratuszniak A, Obrycka A, et al. Middle Ear Implant – a chance for elimination of certain restrictions on sound reception tied with the hearing aids in the partial deafness treatment. 10th ESPCI Athens, Medimond, 2011, 21–8.

[4] Boeheim K. Active Middle Ear Implants. Adv Otorhinolaryngol, 2010: 69.

[5] Tysome JR, Moorthy R, Lee A, et al. Systematic review of middle ear implants: do they improve hearing as much as conventional hearing AIDS? Otol Neurotol, 2010, 31(9): 1369–75.

[6] Kiefer J, Arnold W, Staudenmaier R. Round window stimulation with an implantable hearing aid (Soundbridge) combined with autogenous reconstruction of the auricle-a new approach. ORL J Otorhinolaryngol Relat Spec, 2006, 68(6): 378–85.

[7] Frenzel H, Hanke F, Beltrame M,et al. Application of the Vibrant Soundbridge to unilateral osseous atresia cases. Laryngoscope, 2009, 119(1): 67–74.

[8] Skarżyński H, Olszewski Ł, Skarżyński PH,et al. Direct Round Window Stimulation with the Vibrant Soundbridge (Med-El): 5-year experience using technique without fascia. Eur Arch Otorhinolaryngol, 2014, 271(3): 477–82.

[9] McManus LJ, Stringer MD, Dawes PJ. Iatrogenic injury of the chorda tympani: a systematic review. J Laryngol Otol, 2012, 126(1): 8–14.

[10] Fraysse B, Lavieille JP, Schmerber S, et al. A multicenter study of the Vibrant Soundbridge middle ear implant: early clinical results and experience. Otol Neurotol, 2001, 22(6): 952–61.

[11] Sterkers O, Boucarra D, Labassi S,et al. A middle ear implant, the Symphonix Vibrant Soundbridge: retrospective study of the first 125 patients implanted in France. Otol Neurotol, 2003, 24(3): 427–36.

内耳疾病
INNER EAR

1 双侧人工耳蜗植入：右耳前庭阶植入 / 左耳鼓阶植入

Santiago Luis Arauz (Senior), Leonor Aronson
Arauz Foundation

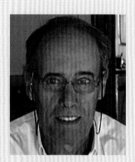

Santiago Luis Arauz

概　要

一名男性青年因车祸住院，期间罹患脑膜炎，致双侧极重度感音神经性听力损失。高分辨率 CT 显示：双侧耳蜗部分骨化。因右耳鼓阶部分骨化，故进行了右耳人工耳蜗前庭阶植入（植入体型号：MED-EL Combi 40+ 短电极），12 个电极植入位置于耳蜗底 - 中转。开机 2 个月后，患者仅使用声音处理器就能识别开放式的言语。

6 个月后，左耳植入相同型号人工耳蜗植入体（型号：MED-EL Combi 40+ 短电极）。该耳蜗底转下段存在骨化。当植入通过鼓阶前段时，12 个电极能插到耳蜗中 - 顶转，本病例电极放置到鼓阶中 - 顶转位置。

即使电极阵列完全位于耳蜗的不同区域，也可以实现音调的匹配。双侧不对称性可以通过在两侧植入体内适当的频率分配实现补偿。

分别用 0 dB、5 dB、10 dB 和 15 dB S/N 信号对单耳和双耳同时刺激，在安静和噪声条件下进行言语功能测试，言语测听材料包括元音内容、元音转换和日常句子。单侧左耳刺激的测试结果比单侧右耳刺激要差，而双耳同时刺激时，在噪声环境下的识别效果更好。

关键词

双侧植入；鼓阶植入；前庭阶植入

引　言

多通道人工耳蜗是目前治疗重度至极重度耳聋最有效的装置。

鉴于生理和解剖原因，如：便于进入鼓阶和插入电极阵列，特别是对于那些没有耳蜗渗透作用的脑膜炎病例，多通道耳蜗的电极阵列通常是鼓阶植入。而有不同程度骨化的耳蜗，插入电极阵列的操作面临挑战。

Paparella 和 Suguira[1] 研究认为耳蜗骨化性改变是脑膜炎的后遗结果。耳蜗骨化程度是影响电极能否进入和插入深度的因素，而听力学效果与插入蜗内电极数量直接相关，即取决于进入耳蜗内的电极数量。虽然 Brill 等[2] 证明，植入 6 ～ 8 个电极就足以获得听觉的高评分，但对于使用西班牙语的患者，即使植入超过 8 个电极似乎并不能得到额外的听觉反应[3]。

所有耳蜗骨化患者均植入多通道人工耳蜗，所有电极均插入到鼓阶，电极插入前庭阶仅作为鼓阶不能插入时的替代选择。

本文报道的病例，右耳植入 MED-EL Combi 40+S，电极插入前庭阶，植入侧获得良好效果。数月后，左耳植入同型号人工耳蜗，电极经鼓阶插入。随后，观察在安静和噪声环境下单侧和双侧同时刺激的听觉感知情况。

基于上述结果，可以了解经前庭阶植入的效果和双侧人工耳蜗植入的益处。

患者资料

一例听力正常的 20 岁男性，吉他手，车祸伤导致颅底骨折。住院期间，因感染了肺炎球菌，导致听力丧失。当患者转至 ICU 时，初次出现听力损失。在 ICU 期间，患者听力下降加重，48h 内完全丧失。1 年后来耳鼻喉科就诊。

听力学测试结果显示

平均听阈：极重度感音神经性听力损失。

声阻抗测试：镫骨肌声反射消失。

电反应测听：最大输出均无反应。

模拟植入体测试：无言语识别率。

高分辨 CT 显示双侧耳蜗基底转转弯处骨化（右耳比左耳略好）。

MRI 显示耳蜗神经完整，双侧纤维化。

右耳手术和开机（前庭阶植入）：在卵圆龛前下缘附近进行耳蜗开窗，直到前庭阶满意暴露，植入 MED-EL Combi 40+S（短电极），植入至底转前段和部分底转旋转升高段，直到电极完全插入。

术后 5 周进行声音处理器开机。总体来说，阻抗遥测显示每个电极数值在正常范围内（除 4 号和 5 号电极阻抗值略高），患者每次来院时均行电极阻抗检测。

左耳手术和开机（鼓阶植入）：右耳术后 6 个月，患者左耳进行相同型号人工耳蜗植入，左耳耳蜗底转拐弯处可见骨化，耳蜗其他部位可见纤维化。

在这种情况下，12 对电极只能放置在蜗底、中间和蜗顶转下降处鼓阶内，最初电极插入很复杂，但当第 6 对电极插入到耳蜗开窗处后，其余电极就很顺利地被完全放置进耳蜗内。

图 1 中，我们可以看到电极阵列在双侧耳蜗中的位置（斯氏位片）。图 2 更好地说明了双侧植入的耳蜗电极的差异；标记电极的接触状态。

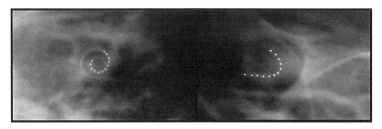

图 1 双侧斯氏位片，显示左右耳植入的耳蜗电极

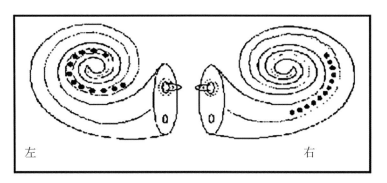

图 2 两个耳蜗中电极位置的示意图

左耳中的声音处理器在手术后 4 个月被激活。阻抗遥测值较高（除 2、8、9 和 10 号电极）。

双耳刺激：从开始激活左耳装置后，双侧刺激就开始了。每次调机时，我们进行各个系统的阻抗测试，每个装置都是自行调节。当调试完成后，我们控制两个装置之间的响度平衡。例如，如果我们通过 0° 方位角的扬声器发出具有相同特征（音调）的噪声，就会被视作来自患者前方的声源。在每个电极的最大感知下进行校正，直至达到平衡。

音调匹配：患者需报告比较两个耳蜗之间每个电极引出的频率感知的情况。利用每个装置的程序接口，从右耳第 12 号电极开始，对每个电极同时进行刺激。初看起来，虽然电极位于耳蜗的完全不同的区域，但患者能够平衡右耳的四个的蜗顶电极（n° 1、2、3、4）与左耳的四个蜗底电极（n° 9、10、11、12）产生的音调。下面这些左右耳的电极属于类同电极：右耳的第 1 号电极和左耳的第 9 号电极；右耳的第 2 号电极和左耳的第 10 号电极；右耳的第 3 号电极和左耳的第 11 号电极；右耳的第 4 号电极和左耳的第 12 号电极。我们采用了 MED-EL 系统的频率对数分布。

患者报告了从右耳最底转电极至左耳最顶端电极的音调下降范围（包括前面提到的重叠部分）。

动态范围比较

言语测试：应用一组为成人听觉植入患者设计的语音测试工具，由 Arauz 基金会的人工耳蜗及听觉康复部提供。使用 Shure SM58 麦克风，将其扬声器放置在距嘴 15 cm 进行声音捕捉收录。声音通过专业声音采集系统（Turtle Beach Multisound FIJI）对声音进行数字化处理，收录器为 20 位分辨率，采样频率为 48 kHz。所提供的信号 / 噪声关系优于 97 dB，总谐波失真小于 0.005%。

方 法

除辅音识别测试外，还使用不同的测试项目，为患者提供非重复性的测试材料。在没有任何视觉辅助或预先训练的情况下进行声刺激，刺激反应一次性呈现。刺激条件如下：单独右耳、单独左耳、双耳、安静和噪声环境（0 dB、5 dB、10 dB 和 15 dB）。对于每个刺激状态，患者都接受了不同项目的测试。

结 果

言语测试结果与第二个植入的人工耳蜗开机 6 个月后的测试结果一致。测试结果如下：

在人工耳蜗植入右耳后、第二个人工耳蜗植入左耳前，患者即可能够识别语音，并且在人工耳蜗开机近两个月的时间里可以不通过读唇语也能保持对话；患者长期使用该设备，3 个月后他可以辨认出以前他演奏的吉他旋律。

结 论

对于畸形、纤维化或骨化耳蜗进行人工耳蜗植入时，当无法进行耳蜗鼓阶植入，前庭阶植入是一种有效的替代方案。脑膜炎引起的耳蜗纤维化和骨化过程主要影响鼓阶，在前庭阶中植入电极刺激后的听觉反应，与在鼓阶中植入人工耳蜗的患者的听觉反应没有区别。

这篇论文发表在国际会议系列——人工耳蜗 2004 年 11 月，第七届国际人工耳蜗会议论文集。

（黄伟洛 龙栩永 周凤怡 张 杰 译）

参考文献

[1] Paparella MM, Suguira S. The pathology of suppurative labyrinthitis. Ann Otol 1967, 76: 554–86.

[2] Brill S, Gstöttner W, Helms J, et al. Optimization of Electrode Number and Stimulation Rate for the Fast Continuous Interleaved Sampling Strategy in the COMBI 40+. Am J Otol, 1997, 18: S104–06.

[3] Aronson L, Cansler A, Alietti M. Percepción del habla variando el número de electrodos activosy la velocidad de estimulación por canal en pacientes con prótesis coclear. Otolaringológica, 2000, XXIII: 21–29

2 耳蜗不全分隔Ⅲ型畸形儿童的双侧人工耳蜗植入

Marek Porowski[1,2], Henryk Skarżyński[1,2], Maciej Mrówka[1,2], Piotr H. Skarżyński[2,3,4]

[1] Department of Oto-Rhino-Laryngosurgery, Institute of Physiology and Pathology of Hearing, Warsaw/Kajetany, Poland

[2] World Hearing Center, Institute of Physiology and Pathology of Hearing, Warsaw/Kajetany, Poland

[3] Institute of Sensory Organs, Kajetany, Poland

[4] Heart Failure and Cardiac Rehabilitation Department, Second Faculty of Medicine, Medical University of Warsaw, Poland

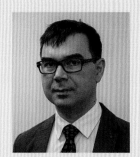

Marek Porowski

摘 要

耳蜗不全分隔Ⅲ型 (IP-Ⅲ) 是一种罕见的先天性内耳畸形，可导致严重的听力损失和先天性耳聋。人工耳蜗植入过程中持续的脑脊液漏是该病的一个特征。本研究旨在评估为这种畸形且双侧重度感音神经性听力损失的儿童进行双侧人工耳蜗植入的有效性。手术过程中均可见大量脑脊液渗漏，经固定和密封电极后缓解。未发生与耳蜗畸形或井喷相关的后续并发症。我们强调手术操作的安全性和对患者听力的获益。

关键词

人工耳蜗；内耳畸形；耳蜗不全分隔Ⅲ型；X-连锁性耳聋

目 的

评估对先天性 IP-Ⅲ耳蜗畸形且极重度双侧感音神经性听力损失的儿童进行人工耳蜗植入的有效性，研究聚焦于外科手术方面。

引 言

耳蜗不全分隔Ⅲ型 （IP-Ⅲ）是一种罕见的先天性内耳畸形，可导致严重的听力损失和先天性耳聋[1-3]。该畸形的特征性为耳蜗蜗轴和内听道底骨板缺失。在所有的具备这种特殊异常的先天性内耳畸形病例中，进行人工耳蜗植入手术时，须做好应对不同程度脑脊液井喷的准备，这种情况在所有病例中都会发生[4-7]。这类患者进行人工耳蜗植入时，脑膜炎风险将增加。

材料与方法

一例 2012 年出生的男婴，因怀疑耳聋来耳鼻喉科门诊。经重复进行的 ABR 测试等诊断性检查，证实为双侧极重度感音神经性聋。由于佩戴助听器无听觉反应，建议患者转诊接受人工耳蜗植入。两岁时患者左耳植入第一个人工耳蜗。术中直到进行耳蜗开窗出现大量的脑脊液井喷前，并未发现解剖结构的异常。植入耳蜗为电极通道呈对称性分布的软电极（Med-El 标准电极），在电极全部植入并小心封闭耳蜗开窗口后，脑脊液漏液完全停止。几年后（2019年）患者接受了对侧耳蜗植入，与之前的操作过程类似，术中也发生了脑脊液井喷，在插入并密封短电极（Med-El Form 19）后停止。

结果与讨论

经影像学证实的先天性内耳畸形患者在所有先天性耳聋患者中约占10%[2]。因此，这并不是一个普遍现象。当人工耳蜗植入中心的患者数量累计达到数千例时，这个数字就变得重要了。迄今为止，已有数十例IP-Ⅲ畸形患者的人工耳蜗植入的报道[4-8]，其中包括几例双侧植入[9]。

对于患有先天性畸形的儿童来说，手术本身会伴有某些特定的问题，例如在规划治疗时应考虑到手术增大了中耳、内耳的结构受损的风险，包括增加罹患脑膜炎的风险。

对耳蜗植入术中有大量脑脊液井喷的儿童，术后需进行颞骨计算机断层扫描（CT）检查，以评估耳蜗植入后的电极位置（图1，图2）。

本例经确定畸形耳蜗中电极阵列的位置，发现最后两个末端电极通道穿过耳蜗底部进入内听道（图2）。因此决定在耳蜗开机前先关闭这些电极通道。在第一次手术后，患儿佩戴人工耳蜗的康复过程顺利，尽管效果尚不如无内耳畸形者

明显。文献报道伴有先天性内耳畸形儿童的助听效果更差[3-8]。考虑到患儿康复效果良好、能够配合、父母的参与以及第一次手术后无并发症，再与孩子的父母讨论共同决定在对侧耳植入第二个人工耳蜗。对侧耳影像学也证实为典型的IP-Ⅲ畸形。第二次植入术后伤口愈合良好。进行CT扫描以确定植入电极的位置，并确认电极在耳蜗内（图3）。

由于电极比对侧的电极短，因此无需关闭最后一个通道。对侧植入人工耳蜗的初步效果是——当患儿只使用一个，即第二个植入的耳蜗设备时，对环境声音有反应。由于随访时间较短，最终结果还有待观察。

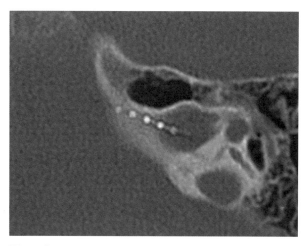

图2 左耳耳蜗电极植入后图像。耳蜗–内听道底板缺失；电极进入内听道

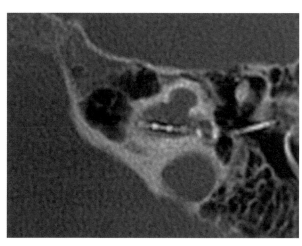

图1 左耳耳蜗电极植入后图像。耳蜗内可见电极通过耳蜗开窗处进入蜗管

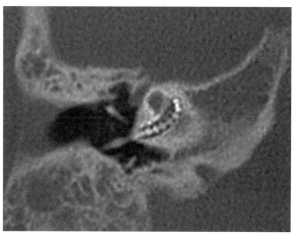

图3 对侧耳。植入的电极完全位于畸形的耳蜗内

结 论

本病例表明，对于伴有可导致耳蜗内压增高先天性内耳畸形患儿进行人工耳蜗植入是可行的。此外，由经验丰富的医生为儿童进行此类手术是安全的，患者可从中受益，术后听力效果明显优于助听器。

（黄伟洛 龙栩永 周凤怡 张 杰 译）

参考文献

[1] Choi BY, An YH, Song JJ, et al. Clinical observations and molecular variables of patients with hearing loss and incomplete partition type III. Laryngoscope, 2016, 126(3): e123–28.

[2] Sennaroğlu L, Bajin MD. Classification and current management of inner ear malformations. Balkan Med J, 2017, 34(5): 397–411.

[3] Corvino V, Apisa P, Malesci R,et al. X-linked sensorineural hearing loss: a literature review. Curr Genomics, 2018, 19 (5): 327–38.

[4] Sennaroglu L, Sarac S, Ergin T. Surgical results of cochlear implantation in malformed cochlea. Otol Neurotol, 2006, 27(5): 615–23.

[5] Smeds H, Wales J, Asp F,et al. X-linked malformation and cochlear implantation. Otol Neurotol, 2017, 38(1): 38–46.

[6] Sennaroğlu L, Bajin MD. Incomplete partition type III: a rare and difficult cochlear implant surgical indication. Auris Nasus Larynx, 2018, 45(1): 26–32.

[7] Saeed H, Powell HR, Saeed SR. Cochlear implantation in X-linked deafness-how to manage the surgical challenges. Cochlear Implants Int, 2016, 17(4): 178–83.

[8] Cosetti MK, Friedmann DR, Heman-Ackah SE,et al. Surgical techniques and outcomes of cochlear implantation in patients with radiographic findings consistent with X-linked deafness. Int J Pediatr Otorhinolaryngol, 2015, 79(10): 1689–93.

[9] Kim L, Wisely CE, Lucius S, et al. Positive outcomes and surgical strategies for bilateral cochlear implantation in a child with X-linked deafness. Ann Otol Rhinol Laryngol, 2016, 125(2): 173–76.

3 经上鼓室入路人工耳蜗植入

Santiago Luis Arauz (Senior), Alfredo Pallante, Ezequiel Campo
Arauz Foundation

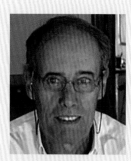

Santiago Luis Arauz

关键词

人工耳蜗植入技术；经上鼓室入路；人工耳蜗植入

前 言

当极重度感音神经性听力损失一经确诊，除了推荐进行人工耳蜗植入外，没有其他选择。虽然这意味着植入手术和随后的学习过程并不简单，但这种设备可能带给患者的获益是前所未有的，即使是耳蜗设计者和使用者本人都无法想象。

最初的人工耳蜗植入手术是经后鼓室切开入路植入电极。我们积累了包括经外耳道入路、经后鼓室切开和经上鼓室入路等几种耳蜗电极植入的经验。许多病例使用经上鼓室入路进行耳蜗植入是基于三种情况：患者为全聋、CT 提示面神经第三段(乳突段)走行变异、鼓阶骨化需要经前庭阶植入。

经上鼓室入路可较少磨除气房，术区离面神经较远且风险较低，因此手术速度更快。该技术的另一个优点是，当术者对鼓阶的情况有疑问时，可以采用镫骨手术的耳内切口进行耳蜗开窗。

切开皮肤和肌骨膜

最佳的切口能够以最小的尺寸获得最佳视野，另一个重要因素是保持血管完整性。耳后做平行于从耳垂至耳郭上极方向的切口，并于耳郭上极向后上方45°方向做延长切口，长约2～3 cm（图1）。

切开后，用电刀从骨膜下将皮肤层分离提起，在肌肉和骨之间作为切割平面制备一个口袋，用于放置植入体线圈。当完成口袋的上边和后边后，我们可使用假体评估深度和位置，必要时使用平凿使其更深（图2，图3）。

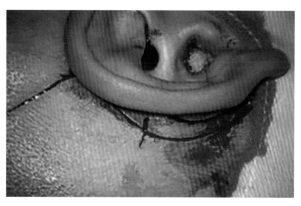

图 1

分离和鼓室腔进入

分离外耳道前可以切开或不切开外耳道壁。通常，在成人病例中，弧形切开外耳道壁，而在儿童中，我们直接将外耳道分离而不做任何切口（图4，图5）。

和其他手术一样，分离须同时在外耳道内多于半个周径范围进行，这样的操作非常重要，可避免皮肤撕裂。

当分离外耳道皮肤到达鼓膜时，沿鼓环下6点到12点分离并进入鼓室腔，以便有足够的空间磨骨并轮廓化，暴露砧镫关节、圆窗龛、鼓岬和锤骨柄的后缘。

关于砧骨，只需暴露出砧镫关节即可，不必全部暴露砧骨长脚，因为唯一的目标是将砧骨与镫骨分离，以便将其去除。至于圆窗龛，可根据鼓岬边缘来评估其大小和位置，当黏膜较厚或鼓岬表面血管分布较多时，有必要使用血管收缩药，以免出血使耳蜗切开操作复杂化。

耳蜗切开

在大多数情况下可通过鼓阶插入电极阵列，但必须准备遇到鼓阶骨化时改由前庭阶植入。

一旦圆窗暴露，须评估圆窗龛的形状和大小，以决定如何进入鼓阶。既可以进行不在鼓岬磨骨的所谓"直接"耳蜗切开；也可磨除圆窗龛，暴露圆窗膜和耳蜗钩区进行间接耳蜗切开。无论选择哪种方式，常规步骤是：

- 于鼓阶行耳蜗切开开窗，除非出现并发症。
- 使用低转速金刚石钻头和连续冲洗。
- 不能用吸引管置入耳蜗腔内。
- 将吸引管放置在耳蜗开窗口的边缘，避免骨屑进入鼓阶，从而造成插入困难。

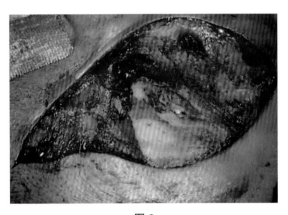

图2

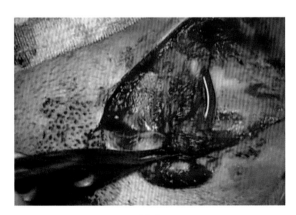

图3

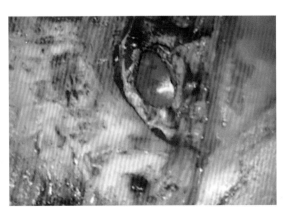

图4

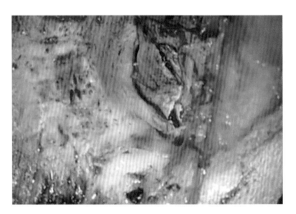

图5

当进行间接耳蜗切开时，磨除圆窗龛的边缘，从圆窗膜下部开始暴露圆窗膜，识别出蓝线和耳蜗钩回区域。

用术耳的反手操作，完成耳蜗钩回钻孔，暴露耳蜗螺旋板的下表面及其血管。

图 6 显示耳蜗切开中带有钻孔的鼓岬，图 7，图 8 显示耳蜗钩回，图 9 显示没有耳蜗钩回的鼓阶。

直接耳蜗造口操作中，在圆窗龛前下的前方鼓岬上直接钻孔。开始钻孔直到暴露蓝线，并且与之前的情况一样，改用较小尺寸的磨头继续钻孔，直到耳蜗开窗孔直径达 1.7 mm（图 10）。

气房腔磨除

磨除气房腔，对应扩大的鼓窦暴露上鼓室，显露听骨链，另一侧是扩大鼓窦朝向乳突腔。一旦进入鼓窦并暴露识别出半圆形通道，可继续向上鼓室钻磨以显露砧骨及锤砧骨关节。

植入体骨床

游离纤维－肌骨膜组织，磨出骨性平台，以便放置植入体线圈。

该手术过程取决于患者是成人还是儿童。成年人颅骨足够厚，可以磨出骨龛，以便准确放置植入体线圈。如患者是儿童，颅骨较薄，操作易暴露和损伤硬脑膜。

在第二步，需将骨床与鼓窦（皮质下）贯通，但应避免两侧骨缘的融合。

植入电极：用术耳的反向手持电极阵列穿过鼓窦切开处，沿着去除砧骨后暴露的区域将其插入鼓室（图 11）。

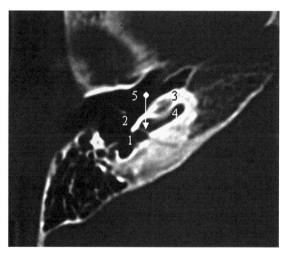

图 6　CT 图像。1：圆窗壁龛，2：鼓岬边缘，3：耳蜗的顶转，4：耳蜗的基底转，5：箭头

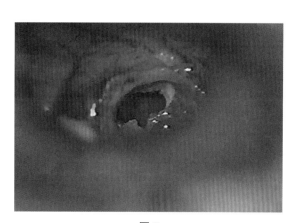

图 7

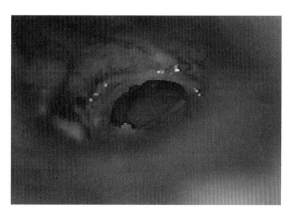

图 8

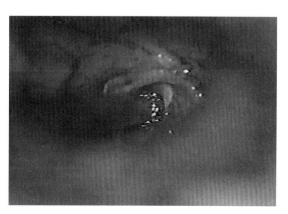

图 9

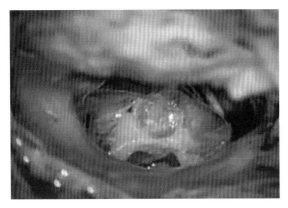

图 10　Linea azul en 耳蜗切开蓝线

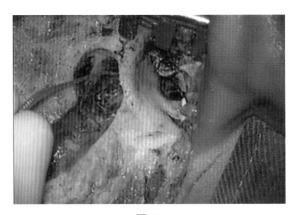

图 11

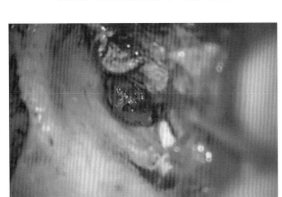

图 12

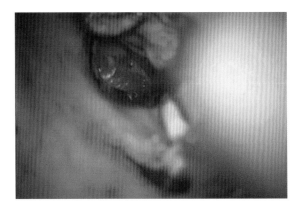

图 13

末端标记与耳蜗开窗口平齐。最后用颞肌筋膜密封耳蜗开窗口，以避免脑脊液漏的风险（图 13，图 14）。

关闭切口

　　分层关闭术腔，尽量做到整齐和细致，虽然这不是手术的关键环节，但任何错误都可能影响手术效果。一旦植入体裸露或局部感染都会将电极取出，这种并发症意味手术失败。

　　（黄伟洛　龙栩永　周凤怡　张　杰　译）

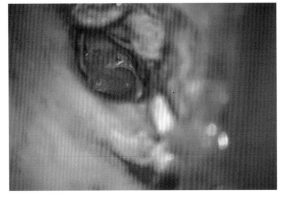

图 14

　　使用小镊子，将电极阵列通过外耳道滑动到耳蜗造口术开口并插入（图 12）。一般来说，用拇指和食指旋转电极时，前 4 或 5 个电极就能轻松进入鼓阶。然后，改用镊子夹住电极阵列的后部和／或前部区域完成电极插入，直到电极的

4 畸形耳的人工耳蜗植入

Santiago Luis Arauz (Senior), Alfredo Pallante
Arauz Foundation

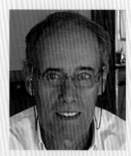

Santiago Luis Arauz

关键词

畸形耳蜗的植入；蜗窗缺如

引言

报道一例 4 岁儿童，左耳患有胆脂瘤及慢性中耳炎、右耳患单纯性化脓性中耳炎。该病例最近 6 个月来右耳鼓膜穿孔伴持续流脓，左侧面瘫并有双侧耳聋。颞骨影像提示双侧耳蜗病变，耳蜗转数只有一圈半，双侧未发现可识别的卵圆窗结构。考虑到患者的年龄，以及左耳需清除上鼓室胆脂瘤，且达到足够适合耳蜗植入要求所需的时间，决定行右侧耳蜗植入。

修复 – 重建期

右耳经过 3 个月的药物治疗已经达到干耳。

经耳后切口暴露乳突，行上鼓室鼓窦乳突切除并清除中耳的肿胀黏膜。术中证实外耳道（EAC）后壁、上壁不完整性以及听小骨缺失，显然是反复感染所致。术中还证实了圆窗和卵圆窗龛缺失，这一点在术前的 CT 影像中有所怀疑。

中耳彻底清理后，用肌肉和止血海绵填充乳突腔和鼓室腔，以防止颞筋膜不会与鼓岬粘连。当完全干耳后，可用于放置人工耳蜗植入体。

人工耳蜗植入术

患儿 5 岁半时，完全干耳 6 个月，植入条件良好，可以耐受新的手术时，即可实施人工耳蜗植入手术。

之前的 CT 显示耳蜗只有一圈半（妊娠 6 周时发生的变异），伴有卵圆窗缺如（图 1）。

通过磁共振成像（MRI）对患者耳蜗的不全结构进行了评估和确认（图 2）。

植入的人工耳蜗为：Nucleus 22（Cochlear 公司）。

手术过程

切口采用向上和向后延伸的耳前切口，将肌筋膜组织沿骨膜下分离，并将肌筋膜瓣从骨面游离。

制备骨槽以放置植入体线圈，去除纤维结缔组织，直到找到前次手术遗留的空腔；清除填充于乳突腔、鼓室腔的组织完全松解游离，以利于植入。除之前提到的解剖变异外还发现：类似于镫骨肌腱锥隆起不是位于面神经第三段（乳突段）上1/3处，而是位于面神经第二段（水平段）的后方区域（图3a），圆窗和卵圆窗的窗龛缺如。

CT显示前庭与内耳道（IAC）之间没有直接连通，如有则可能导致将电极阵列插入内听道，而进入蛛网膜下腔。

术中显露现鼓岬及其后下区域，在此通常可以找到圆窗，用金刚石钻钻磨出一个龛（图3b）。用一个较小的金刚石钻钻孔，逐渐钻磨这个区域，直到确定蓝线和耳蜗位于鼓室的拐弯部分（图3d）。当打开没有外淋巴出口的耳蜗时，证实了耳蜗导水管完好，并且明确前庭壁和内听道的关系。

植入的Nucleus 22电极阵列（图3e）完全插入（图3f），植入后即刻进行了评估，获得了正常的结果。

继续监测耳蜗植入后的变化，如阻抗值以及由于电极刺激无反应或面神经受刺激，这样需要关闭一些电极。

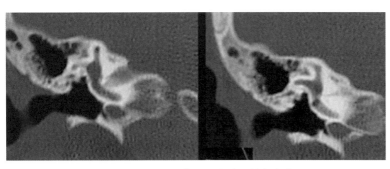

图1　CT扫描示蜗窗缺如和耳蜗转数变异

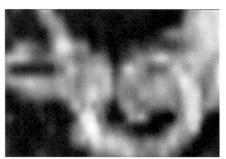

图2　耳蜗MRI图像，确认耳蜗的解剖结构

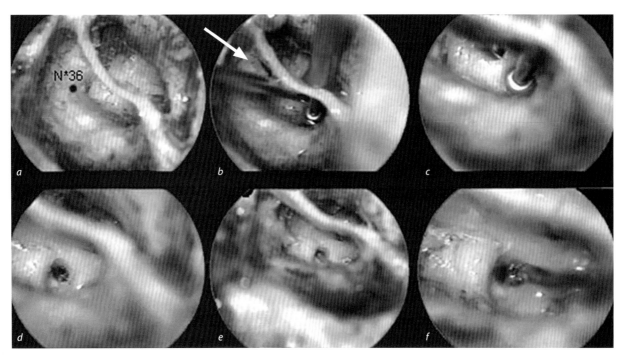

图3

结 果

根据患者听觉能力的发展情况，可使用量表对它们进行分类评估，其中每个评估部分都有一个特定的分数，最高 100 分。根据由 Arauz 基金会指定的针对西班牙语系的 9 个听觉类别或能力来确定每位患者的最终得分。

装置：Nucleus 22；关闭的电极：5 个；植入时间：21 年；言语识别率 85%。

讨 论

从综合人工耳蜗电极特性和患者自身情况看，所用第一代人工耳蜗的效果超过预期。患者成功地接受小学、中学和高等教育，并能够去学习另一种语言。

（黄伟洛　龙栩永　周凤怡　张　杰　译）

5 颞骨多重畸形的人工耳蜗植入术

Therese Ovesen[1], Jacob Tauris[2]

[1] Department of Otorhinolaryngology, Head and Neck Surgery,
Aarhus University Hospital, Aarhus, Denmark

[2] Department of Clinical Medicine, Aarhus University Hospital, Denmark

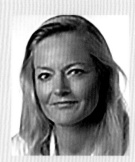

Therese Ovesen

摘 要

引言 患者女性，40岁，从婴儿期开始出现双侧进行性听力损失，佩戴助听器(HA)效果不佳。由于先天性肾畸形，8岁时进行了单侧肾切除术。

材料与方法 根据听力学检查，患者符合人工耳蜗植入（CI）标准。CT和MRI显示中耳听小骨畸形、耳蜗发育不全（一圈半、直径缩小）、前庭导水管扩大、前庭扩大以及两侧颅骨板障静脉广泛扩张。

结果 经神经放射科三维定位坐标以避开扩张的静脉，该患者左耳成功植入了Advanced Bionics公司的HiFocus™ Mid-Scala电极。

讨论 得益于植入电极性能和影像技术的提高，即使有多重颞骨畸形的患者，也可以成功植入人工耳蜗。对于这些有挑战性的病例，建议术中辅助影像导航。

关键词

人工耳蜗植入；术中成像

引 言

目前人工耳蜗植入（CI）手术适应证逐渐扩大，这得益于高分辨率成像技术的发展、更为先进的电极和编码策略、疫苗免疫项目、手术技术的改进。即使在有复杂的听力学、耳科学问题的病例，不乏效果良好的报告[1-4]。然而，畸形的存在仍是耳科手术的挑战，约20%的颞骨手术会遇到畸形[5-6]。根据畸形类型和严重程度不同，可能会发生植入电极错位、面神经损伤和脑脊液漏等并发症[1-2, 4]。术前须应进行个体化风险评估，并纳入对患者/父母的沟通内容。无论如何，CI仍是迄今对耳聋或严重听力受损患者的标准化的治疗选择。

材料与方法

患者女性，40岁，就诊于奥尔胡斯大学医院耳鼻喉头颈外科。患者于婴儿期就有双侧进行性听力损失，两岁半开始接受助听器（HA）治疗。由于效果不佳，患者左耳已有数年不使用HA。患者的亲属中只登记了老年性听力损失病例。患者8岁时由于先天性肾畸形进行了单侧肾切除，她两岁的儿子患有双侧听力障碍、耳前瘘管和右侧肾发育不全。

患者有右侧耳廓前瘘管，听力测试显示左耳全聋，右耳重度听力损失（图1），HA助听下的言语识别率为44%。听觉脑干反应（短声刺激）稀波阈值为70～90 dBnHL，密波阈值为90 dBnHL，V波的潜伏期正常，未引出耳蜗微音电位。

颞骨的CT和MRI显示了双侧的多重畸形：中耳听小骨畸形、耳蜗发育不全（1.5圈、直径减少）、前庭扩大、前庭导水管扩大和乳突后颞颅骨板障静脉扩张（直径8 mm），并与横窦相通（图2a，图2b），半规管和耳蜗前庭神经显示正常，前庭功能检查显示左侧功能减低。

根据上述发现，加之其儿子也发现的畸形，疑似为鳃裂－耳－肾综合征（BOR综合征），但患者拒绝进行基因检测。

尽管左耳长期耳聋，患者仍选择在左侧植入Advanced Bionics公司HiFocus™ Mid-Scala耳蜗电极。

手术中脑脊液井喷明显，经圆窗前耳蜗切开。16个电极中有13个通过圆窗前缘的1.0 mm处耳蜗开窗植入，造口处用骨粉混合纤维蛋白胶进行完全密封，参考放射科指定的听小骨水平三维定位坐标，在不损伤颅骨板扩张静脉情况下，置备植入体骨床。术中神经反应遥测反应良好。术后CT显示发育不良的蜗内有13个电极，植入体放置良好，未接触板障静脉（图2c），患者术后24h出院。

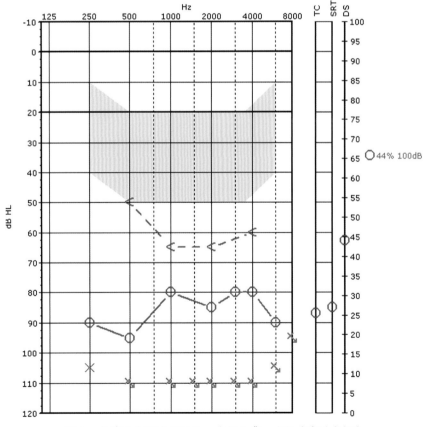

图1 术前听力测试图显示：左侧全聋，右侧重度听力损失

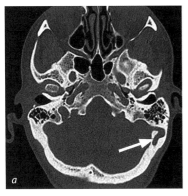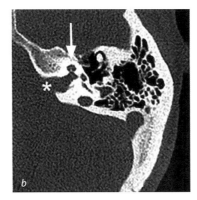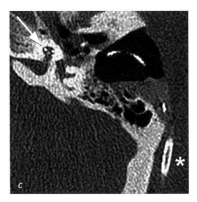

图2 a.异常扩张的颞后板障静脉（箭头）；b.内耳畸形（箭头）显示耳蜗转数 1.5 圈，前庭导水管扩大（星号）；c.Advanced Bionic HiFocus Mid-scala 植入体（星号），电极位于左耳蜗底转（箭头）

讨 论

本病例提示人工耳蜗植入的两个重要问题。首先，即使伴有多重颞骨畸形，也可成功植入耳蜗。其次，先进的成像技术可以改善患者的植入效果。

颞骨畸形对耳科外科医生确实具有挑战性[1-5]。Papsin 报道，有 24% 的儿童患者，为他们实施手术是更具挑战性的[2]。然而，颞骨解剖结构异常的病例中，与 CI 相关的各种障碍可以通过多种方式来处理。由于人工耳蜗设备的技术改进，电极阵列可有多种设计和不同外形规格，使得设备选择可以高度个性化，以获得最佳的植入深度和神经刺激反应。HiFocus 电极是市场上最细的预弯曲电极阵列，即第 1 个电极接触点直径为 0.5 mm，第 16 个电极接触点直径为 0.7 mm。正因为此，考虑到本例患者耳蜗的发育不全，该电极成为理想的选择。根据相关的耳蜗畸形类型和严重程度等影像学信息，可以选择最佳手术路径以到达耳蜗底转，多数情况下都可通过标准方法完成，即既往所报道的面隐窝入路[1]。电极插入后用肌肉、筋膜或骨来封闭耳蜗开窗造口处，以控制井喷和脑脊液漏，防止发生脑膜炎的风险，还可以预防性进行肺炎疫苗免疫[1, 5]。

大约 15% 的耳蜗前庭解剖异常患者会出现面神经走行异常，但在耳蜗发育不全、共同腔等严重畸形的情况下，高达 50% 的患者可能会出现面神经异常[1-5]。因此，面神经监测和术中刺激在所有 CI 病例中都是必要的，可以降低神经损伤的风险，并引导外科医生选择最佳手术路径。尽管本病例有严重畸形，但面神经走行正常无异常分支。

在这个病例中，必须解决两个额外障碍：电极植入错位风险和避开扩张的板障静脉。电极有可能被误放入扩张的前庭或内耳道中[1, 3, 5]。植入深度是从耳蜗开窗口到插入时遇到阻力的位点，这样以避免发生植入错位[3]。也就是说 16 个电极中只有 13 个电极被插入并符合影像显示的耳蜗电极植入的深度。通过神经遥测反应良好来确认正常位置。借助三维 CT 成像，可以避开扩张的板障静脉。

总之，上述所有的选择和策略都能通过术前影像来预测并评估。此外，术后 CT 不仅证实了电极位置，而且还证实植入体位置距扩张的静脉较远。术中影像有很多优缺点[5-6]，但鉴于 CI 适应证的扩展，可推荐在特定病例中可结合术中影像，以优化手术路径方案，将风险降到最低。从长远看，可以降低需取出人工耳蜗和再植入手术的时间和费用成本。

结 论

多数颞骨畸形的人工耳蜗植入是可以完成的，包括伴有严重内耳和颞骨畸形，这样的病例建议使用术中影像导航。

（黄伟洛　龙栩永　周凤怡　张　杰　译）

参考文献

[1] Sennaroglu L, Sarac S, Ergin T. Surgical results of cochlear implantation in malformed cochlea. Otol Neurotol, 2006, 27: 615–23.

[2] Papsin BC. Cochlear implantation in children with anomalous cochleovestibular anatomy. Laryngoscope, 2005, 115: 1–26.

[3] Hang AX, Kim GC, Zdanski CJ. Cochlear implantation in unique pediatric populations. Curr Opin Otolaryngol Head Neck Surg, 2012, 20(6): 507–17.

[4] Pakdaman MN, Herrmann BS, Curtin HD, et al. Cochlear implantation in children with anomalous cochleovestibular anatomy. Otolaryngol Head Neck Surg, 2012, 146(2): 180–90.

[5] Sennaroglu L. Cochlear implantation in inner ear malformations-a review article. Cochlear Implants Int, 2010, 11(1): 4–41.

[6] Mukerji SS, Parmar HA, Ibrahim M, et al. Congenital malformations of the temporal bone. Neuroimaging Clin N Am, 2011, 21(3): 603–19.

6 人工耳蜗植入同期岩尖囊肿引流

Chong Sun Kim

Department of Otorhinolaryngology-Head and Neck Surgery,
Seoul National University College of Medicine, Seoul, Korea

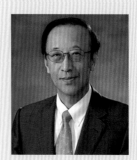

Chong Sun Kim

概 要

患者女性，22 岁，于 2005 年 10 月出现双侧极重度对称性听力损失，低频仍有残余听力。患者 2 岁起左耳一直使用助听器，计划为右耳植入人工耳蜗，以提供双模式听觉刺激。影像学显示右侧岩尖囊肿。植入电极为 Nucleus 24R (CA)，同时经面后和耳蜗下入路行岩尖切开术，同时行囊肿引流。该入路采用经乳突和经内听道联合入路。术后计算机断层扫描颞骨，显示岩尖处有含气腔，蜗内电极位置良好。据我们所知，这是岩尖囊肿引流同期植入人工耳蜗的首例报道。

关键词

岩尖；人工耳蜗植入；听力损失

引 言

岩尖病变并不常见，耳蜗植入术中同期处理岩尖囊肿很罕见。在人工耳蜗植入术前评估时，发现右侧岩尖囊肿。患者自述偶尔会出现右耳钝痛和头痛，双侧对称性听力损失，左耳一直使用助听器。右耳耳蜗植入术时，需同期进行岩尖囊肿引流，以免囊肿扩大。这是第一例人工耳蜗植入同期岩尖囊肿引流的案例。

患者病史

患者女性，22 岁，因双侧对称性听力损失而就诊，2 岁起就存在听力损失。左耳使用助听器 20 年，此后听力逐渐恶化，最终导致双侧极重度听力损失。患者右耳偶尔有深部钝痛。纯音听力图显示双侧斜坡型极重度听力损失。500 Hz、1000 Hz、2000 Hz 和 3000 Hz 的平均听阈（PTA）右耳为 90 dB，左耳为 82.5 dB。双耳 108 dB 下单音节单词识别率 12%，在右耳为 82 dB 和左耳为 80 dB 下双音节单词识别率为 50%（图 1）。使用韩文聋人项目测试，双耳裸耳可懂开放词句测试为 48%，左耳佩戴助听器为 88%。

颞骨 CT 显示右侧岩尖局灶性囊性病变（图 2）。磁共振成像（MRI）显示，右侧岩尖有一个直径为 1.0 cm 边界清晰的病变，T2 加权图像上呈高亮信号，提示胆固醇肉芽肿瘤可能。双侧内耳结构均无异常。

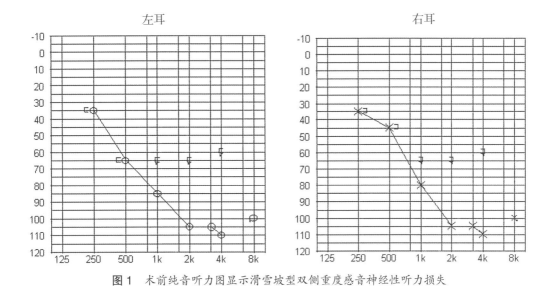

图1 术前纯音听力图显示滑雪坡型双侧重度感音神经性听力损失

图2 颞骨CT显示右侧岩尖有一个边缘扩张性病变（白色箭头）。T2加权MRI显示非均匀的高内部信号和外周低强度信号环（红色箭头）

外科治疗

人工耳蜗植入前的筛查测试后，建议患者双侧佩戴助听器，直到听力下降到开放式句子测试评分低于50%（符合韩国人工耳蜗植入标准和国家医保制度）。然而，患者及其父母强烈希望在听力较差的右耳植入人工耳蜗。2005年8月16日实施了人工耳蜗植入。术中乳突切除术、制备植入体骨床和后鼓室切开，备耳蜗开窗造口。同期经乳突、内听道和耳蜗下联合入路，结合面神经管桥式技术行岩尖切开引流岩尖囊肿（图3）。乳突切除术后，

经耳道和耳蜗下入路，在由耳蜗基底部、颈静脉球和颈内动脉升支的围成的三角形空间下，定位岩尖囊肿囊壁，打开囊壁并引流，引流出浓稠的褐色液体。通过面部后径路将不透射线的硅橡胶引流管插入囊状腔内。由于面隐窝狭窄，经后鼓室切开入路术野较小而无法行耳蜗开窗，行鼓索神经向前移位约1.0 mm。在鼓岬下方的圆窗龛进行耳蜗开窗，将电极完全插入，未遇阻力。耳蜗造口用小块软组织封闭，常规关闭切口。

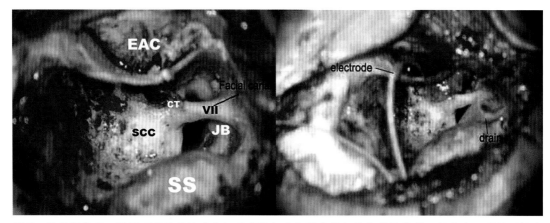

图3 使用经乳突、耳蜗下径路通过岩尖切开术进行岩尖引流结合输卵管桥技术。经乳突、耳蜗下径路可提供引导至岩尖囊壁，胆固醇囊肿引流后，插入硅橡胶引流管，耳蜗在耳蜗造口术部位进行植入。CT：鼓索神经；EAC：外耳道；SCC：半规管；SS：乙状窦；JB：颈静脉球；electrode：电极；drain：引流管；Facial canal：面神经管

结　果

Nucleus CI24R（CA）人工耳蜗电极阵列经耳蜗开窗鼓阶植入；所有电极均已完全插入。术后恢复顺利，无任何耳蜗或前庭症状。岩尖囊肿引流良好，术后 CT 扫描见引流管显影于含气腔（图4）。

术后平均听阈 PTA 为 110 dB，右耳单音节和双音单词识别率为 0%。植入 9 个月后，植入人工耳蜗的右耳的开放式句子测试评分提高到 94%，使用助听器的左耳的开放式句子测试评分提高到 90%，双侧使用助听下开放句子评分提高到 100%。到

2014 年，右侧植入耳的 PTA 为 35 dB，左耳助听器助听下为 57.5 dB，双侧助听为 32 dB。右耳人工耳蜗助听 72 dB 的单音节识别率为 40%，左耳助听器 70 dB 助听时的单音节识别率为 24%。双模式助听 72 dB 时单音节识别率为 44%。右耳人工耳蜗助听下 32 dB 时双音节词识别率为 50%。右侧植入耳开放式语句测试评分为 94%，左侧佩戴助听器耳为 90%，双侧使用助听达 100%。因此，强烈推荐患者使用双模式助听，左右耳分别使用人工耳蜗和助听器。

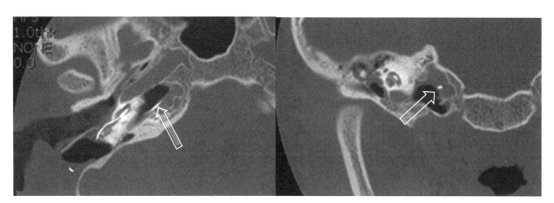

图4 术后颞骨 CT 显示岩骨中硅橡胶引流管（白色箭头）岩尖通气改善。人工耳蜗的电极也很好地插入耳蜗

讨 论

应使用最合适的助听器恢复患者的残余听力和语音识别能力，但如果在最佳助听器条件下，言语表达能力降至<50%（根据开放句评分），则应选择植入人工耳蜗，以电–声联合刺激保留残余听力，维持低频功能。该患者一生中大部分时间都在使用左侧的助听器，因此要求在右侧植入人工耳蜗，并继续在左耳使用助听器。术前影像检查显示右侧有一个症状轻微的岩尖囊肿。因此，人工耳蜗植入术的同时引流岩尖病变。通过耳蜗造口术途径植入人工耳蜗。颞骨岩尖不足三分之一处被气化[1]。最常见的病变包括胆固醇肉芽肿、胆脂瘤、黏液囊肿、岩尖综合征、Paget病、纤维发育不良、浆细胞瘤、朗格汉斯细胞组织细胞增生症、颈内动脉瘤、头颅膨出、脑膜瘤、三叉神经鞘瘤、软骨肉瘤和转移[2]。有文献报道岩斜软骨肉瘤切除同期人工耳蜗植入，属偶然发现[3]，人工耳蜗植入是通过中颅窝入路进行。

胆固醇肉芽肿是由细胞阻塞和反复出血引起的岩尖部较常见的囊性病变。手术引流是治疗岩尖胆固醇肉芽肿的首选方法。方法包括无听力耳经迷路入路和听力耳经耳蜗下入路[4]。在本例中，采用面神经骨桥技术和耳蜗下入路来保护面神经和保持听力。该技术已被用于治疗慢性耳部疾病和颈静脉孔肿瘤[5-6]。避免传导性听力损失和保护面神经功能是该技术的主要目标。通常，用这种方法可以保存面神经和后半规管。最近开展的内镜鼻内入路具有发病率低[7]与放置引流管减少复发等优点[8]。

结 论

人工耳蜗可以安全放置，同时引流岩尖胆固醇肉芽肿。应用面神经骨桥技术，经乳突、经耳道和耳蜗下联合入路为岩尖引流并为植入耳蜗提供足够的空间。

（黄伟洛　龙栩永　周凤怡　张　杰　译）

参考文献

[1] Moore KR, Harnsberger HR, Shelton C, et al. 'Leave me alone' lesions of the petrous apex. AJNR Am J Neuroradiol, 1998, 19: 733–38.

[2] Razek AA, Huang BY. Lesions of the petrous apex: classification and findings at CT and MR imaging. Radiographics, 2012, 32: 151–73.

[3] Lin EM, Ray ME, Telian SA. Cochlear implantation with ipsilateral petroclival chondrosarcoma. Otol Neurotol, 2006, 27(3): 337–41.

[4] Brackmann DE, Toh EH. Surgical management of petrous apex cholesterol granulomas. Otol Neurotol, 2002, 23: 529–33.

[5] Pensak ML, Friedman RA. Fallopian bridge technique in surgery for chronic ear disease. Laryngoscope, 1997, 107: 1451–56.

[6] Pensak ML, Jackler RK. Removal of jugular foramen tumors: the fallopian bridge technique. Otolaryngol Head Neck Surg, 1997, 117(6): 586–91.

[7] Eytan DF, Kshettry VR, Sindwani R, et al. Surgical outcomes after endoscopic management of cholesterol granulomas of the petrous apex: a systematic review. Neurosurg Focus, 2014, 37(4): e14.

[8] Hoa M, House JW, Linthicum FH Jr. Petrous apex cholesterol granuloma: maintenance of drainage pathway, the histopathology of surgical management and histopathologic evidence for the exposed marrow theory. Otol Neurotol, 2012, 33: 1059–65.

7 单耳蜗或泡性腔体人工耳蜗植入

Santiago Luis Arauz (Senior), Alfredo Pallante
Arauz Foundation

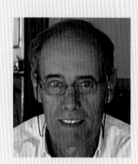

Santiago Luis Arauz

摘 要

据估计约 4.5% 极重度听力障碍儿童与严重耳蜗畸形或泡性耳蜗有关。泡性耳蜗是指耳蜗由单腔体组成，鼓室和前庭之间没有正常分隔。

这些病例的术前 CT 扫描对于确定耳蜗畸形程度以及是否存在与内耳道（IAC）和蛛网膜下腔直接交通非常重要。

泡性耳蜗中神经节细胞不像正常情况位于耳蜗内，而是位于腔壁上。因此，电极的位置应尽可能多地与泡性腔壁接触。

结果是难以预测的，因为患者的泡体拥有的神经节细胞数量可能有很大差异。在这些病例中，双侧植入很重要，因为重复的信息点可能会产生更好的听觉效果。

泡性耳蜗是一种听觉病理学疾病，可以通过耳蜗植入手术来改善。由于淋巴周围区域和蛛网膜下腔之间的关系，脑脊液（CSF）漏很常见。因此，空腔密封对于防止 CSF 漏至关重要。

关键词

泡性耳蜗；电极插入；漏液密封

引 言

泡性耳蜗（图 1）是一种由遗传和 / 或先天性原因（妊娠期的风疹或沙利度胺等药物）引起的畸形。在图 1 中，我们可以在 CT 和 MRI 中看到泡体形态。

通常，耳蜗有两个管道：声音振动由前庭阶进入，经鼓阶减压。蜗管为第三腔（即中阶），呈三角形，两侧为透明前庭膜、基底膜及其外表面与血管纹相邻。前庭阶与鼓阶填充的液体是外淋巴液，蜗管充满内淋巴液。在泡性耳蜗中的脑脊液（CSF）来自蛛网膜下腔，在多数情况下，泡体和内耳道（IAC）之间存在交通（图 2，箭头）。

外科手术

当处理泡性耳蜗时，耳蜗植入流程与任何其他耳蜗植入类似。本章介绍在耳蜗腔中放置正常电极阵列的方式，以及在脑脊液漏情况下，如何通过封闭交通。

区分泡性耳蜗和正常耳蜗造口方法的区别有三个要点，是泡性耳蜗正确放置电极的基础。

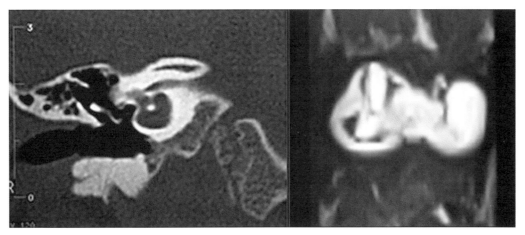

图 1　泡性耳蜗的 CT（左）和核磁共振（右）图像

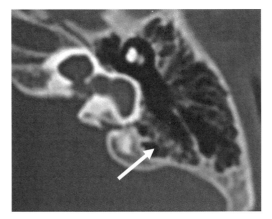

图 2　疤体和 IAC 之间的连通（箭头）

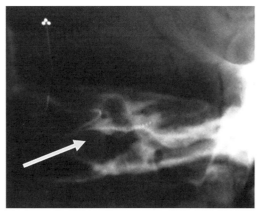

图 3　泡性耳蜗电极阵列正确放置要点一：以直接方式引入，不接近 IAC（箭头）

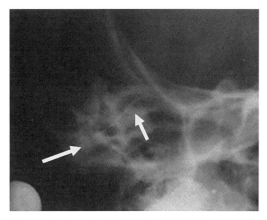

图 4　在泡性耳蜗中正确放置电的要点二：避免电极穿透 IAC 达桥小脑（箭头）

　　首先，电极阵列不应以直线方式引入，因此避免接近 IAC（图 3），甚至穿入桥小脑角（图 4，白色箭头）的风险。其次，电极必须与神经节细胞所在泡壁接触。再次，必须密封泡腔，以阻止 CSF 外漏。

　　有几种蜗造口方法可供选择，常用的两种方法如下：

　　第一种：在圆窗龛前直接造口，经此引入电极阵列，然后通过圆窗引出（图 5）。使用肌肉组织，通过上述耳蜗造口逐渐引入电极，不施加任何压力，避免将肌肉挤入 IAC 中。防止因压迫血管和 / 或对面神经导致即时或晚期并发症。使用肌肉组织和生物胶填充可防止脑脊液漏。插入

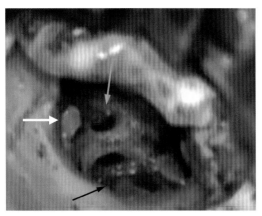

图 5 术中图片显示镫骨（白色箭头）、耳蜗造口（蓝色箭头）和穿过圆窗角（箭头）膜的电极（黑色箭头）

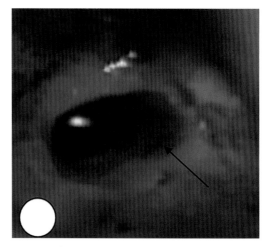

图 6 术中图片（右耳）显示第二种耳蜗造口：圆窗龛（白色圆圈）和足够的耳蜗造口（箭头）

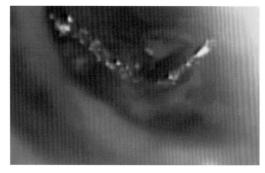

图 7 电极放置在耳蜗的造口凹槽中

所有基底电极后，引入四个顶端电极，使其与泡壁接触。在图 5 中，可以看到镫骨（白色箭头）、耳蜗造口（蓝色箭头）和从圆窗膜（黑色箭头）中穿出的电极。

第二种：在窗龛前钻孔，然后继续钻孔，直到造孔形状呈斜坡状。在图 6 中，可见第二种耳蜗造口术，白色圆圈表示圆窗龛的位置，箭头表示足够的耳蜗造口（右耳）。将电极放置在耳蜗的开放凹槽中，使蜗顶电极位于前部（图 7），与之前的方法类似，填入带有肌肉的底周电极，最后置入电极尖端，将所有电极都植入在耳蜗内，并且消除脑脊液漏。

图 8 显示如何放置电极，箭头表示肌肉填充泡腔位置，同时逐渐置入电极。上述两种技术的差异在于耳蜗造口的设计，而腔体插入和密封方法完全相同。

图 9 显示电极与泡壁相对位置。蜗顶电极成角，在 Shuller Ⅱ 或双影像对比中，电极与腔壁脱离接触。这种情况可于术后测量发现，并表明某个电极短路。

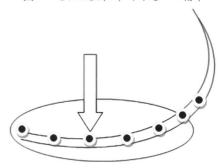

图 8 显示电极正确放置，箭头表示用肌肉填充位置，同时逐渐置入电极

结 果

我们已完成 32 例泡性耳蜗患者的人工耳蜗植入，其中双侧植入 8 例，以下其中两姐妹的结果，可以代表本组患者的情况。

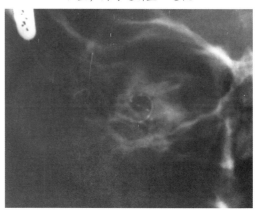

图 9 电极相对于泡壁的位置

1. 患者 M.R.

- 右耳植入 Medel Pulsar 和左耳植入 Medel Sonata。

- 双耳植入，每侧耳植入 9 个有效电极。

- 康复正常，但发音和语言能力差；学习困难，进步非常缓慢。

- 许多时间独自在家，与人交流少。

- 其父母仍在工作（母亲是医生），在学校很少使用。

2. 患者 V.R.

- 右耳植入 Medel Pulsar 和左耳植入 Medel Sonata。

- 右耳植入 5 个有效电极，左耳植入 8 个电极。

- 尽管右耳植入电极时有故障，但左耳植入电极工况良好。

- 拥有良好的语言和词汇量。

- 虽然右耳表现不佳，但明显有助于一般的听觉感知。

结 论

尽管泡性耳蜗人工耳蜗的植入效果并不理想，如同以前的报道。但仍有可能获得可接受的良好效果。在某些情况下，为增加可激活神经元的数量，建议鼓励家长接受双侧植入。

（黄伟洛　龙栩永　周凤怡　顾兴智　译）

拓展阅读

[1] Liu FC, Chen PY, Huang FL, et al. Recurrent bacterial meningitis in a child with Mondini dysplasia. Clin Pediatr (Phila), 2009, 48(9): 975–77.

[2] Tullu MS, Khanna SS, Kamat JR, et al. Mondini dysplasia and pyogenic meningitis. Indian J Pediatr, 2004, 71(7): 655–57.

[3] Phelps PD, Coffey RA, Trembath RC, et al. Radiological malformations of the ear in Pendred syndrome. ClinRadiol, 1998, 53(4): 268–73.

[4] Toutain A, Plée Y, Ployet MJ, et al. Deafness and Mondini dysplasia in Kabuki syndrome. Report of a case and review of the literature. Genet Couns, 1997, 8(2): 99–105.

8 病例报道：锤骨固定伴双侧上半规管裂相关先天性传导聋

Julián A. Ramírez, José A. Rivas

Clínica Rivas, Departamento de Investigación, Bogotá, D.C., Colombia

摘 要

病史 本病例患者39岁，儿童时期听力损失，畏声，无耳痛或耳溢液史。本章介绍了这例先天性锤骨固定伴双侧上半规管裂患者的术前检查、术中所见和治疗方案。

材料与方法 描述术前听力学测试（纯音测听、声导抗）、CT影像、治疗过程和听力康复效果。

结论 特发性锤骨固定并不常见，近1.6%的镫骨手术病例合并有锤骨固定。本病例即伴有双侧上半规管裂（SSCD），该患者虽未实现完全无气骨导差，但听力恢复的结果仍是理想的。

关键词

传导性听力损失；锤骨；砧骨固定；听小骨；外科手术

引 言

由于耳硬化症和多发听骨链畸形的存在，对于不伴有慢性中耳炎的传导性听力损失患者进行诊断和治疗是一大挑战。在这些病例中，最大的挑战之一是明确病因，因为在计算机轴向断层扫描（CT扫描）成像上评估砧镫关节异常很困难。目前，大多数听骨链异常可以使用听小骨成形术假体进行重建，但当无法重建时，会使用气导助听器或骨传导植入式助听器，本文阐述了一例与硬化症无关的传导性听力损失患者的术前诊断和治疗过程。

资料与方法

病史：患者39岁，儿童时期非进行性左耳听力损失病史，与耳痛或耳溢液无关，否认眩晕或畏声史。临床检查发现鼓膜是正常和完整的，测听结果：右耳中低频轻度感音神经性听力损失，PTA（纯音平均听阈）23 dB（图1）；左耳重度传导性听力损失，气骨导差40 dB，PTA为57 dB。右耳50 dB下言语分辨率100%，左耳则为85 dB下言语分辨率100%（图2）。

声导抗测试显示，右耳鼓室图为As，左耳为B型图，左耳无镫骨肌反射（表1）

表 1　声导抗

右耳	
容积	1.0 ml
声顺	0.1 ml
梯度	155 dapa
鼓室图类型	As
左耳	
容积	1.0 ml
声顺	无记录
梯度	无记录
鼓室图类型	B

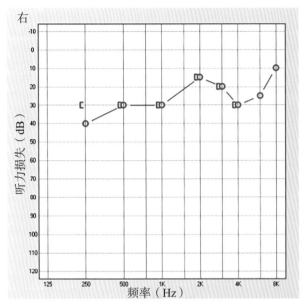

图 1　右耳术前纯音测听显示轻度感音神经性低频听力损失，PTA 为 23.8 dBHL 度传导性听力损失，PTA 为 57.5 dBHL

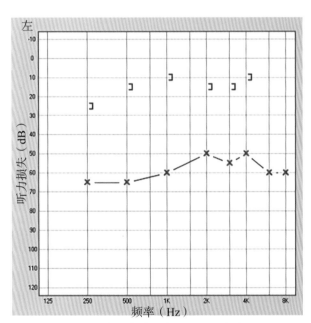

图 2　左耳术前纯音测听显示中重

CT 扫描显示左耳锤骨头部固定（图 3），附带发现双侧上半规管裂开（SSCD）（图 4）。基于上述发现，建议患者进行听骨链成形术。

步　骤

常规掀开鼓膜皮瓣探查鼓室及听骨链，见砧骨和锤骨固定。上鼓室切开（砧骨和锤骨头切开

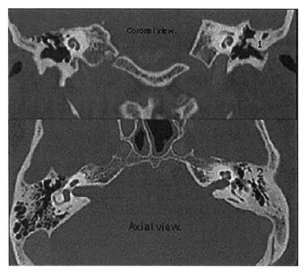

图 3　CT 冠状位和轴位视图，鼓室上隐窝内锤骨头固定

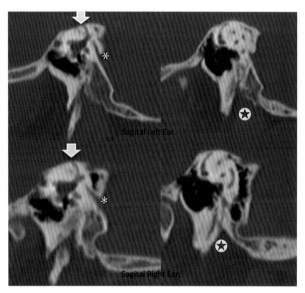

图 4　双侧矢状切面观。上半规管裂开（箭头），前庭导水管（星号），茎乳孔处面神经（五角星）

术），并置入 Kurz 3.5 mm 部分听骨假体和软骨，鼓膜复位。1 周后取出敷料，术后无眩晕，患者主诉听力有改善，无声音触发的眩晕症状。

术后 4 个月发现听力有所改善，但持续存在轻度传导性听力损失（图 5）。

讨　论

该病例展示了先天性砧骨和锤骨固定以及双侧无症状 SSCD 相关传导性听力损失的诊断和治

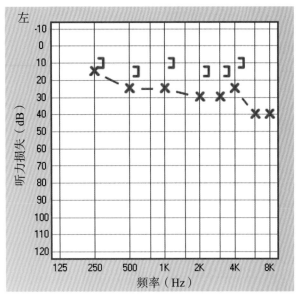

图5 术后4个月听力图

疗方法。通过上鼓室切开和听骨链成形，患者术后听力得到改善。尽管仍有轻度传导性听力损失，在SSCD中很常见，但未发生声刺激引发的术后眩晕。

该病例展示了听骨畸形中传导性听力损失的第二大常见原因，即砧骨异常[1]。CT检查可以协助术前诊断[1-2]，易于制定手术方案，但在大多数情况下，术中所见决定最终决策。

听骨链畸形通常是特发性的，其促成因素包括上鼓室发育不全、既往中耳炎或鼓室上隐窝低而窄[3-6]。据报道，在镫骨切除病例中，这种情况的发生率为1.6%[6]。既往曾使用不同分类方式描述这些异常畸形，例如Park描述的21个类别[4]。

Seidman[6]曾阐述，针对这些畸形通常通过听骨链成形术和假体植入[7]或用骨水泥重建，或选择激光松解听骨链来治疗[6]。

结　论

先天性和特发性锤骨固定是导致传导性听力损失的一种较罕见疾病。在绝大多数病例中，确诊依靠术中诊断；在多数情况下，CT扫描可能会显示听骨链异常。在本病例中，术后虽然未达到气骨导差完全闭合，但正如在上半规管裂患者所预期的，听骨链成形可以改善患者听力状况。

（黄伟洛　龙栩永　周凤怡　刘　薇　译）

参考文献

[1] Kanazawa Y, Naito Y, Shinohara S. [Preoperative diagnosis and surgical strategy in congenital auditory ossicular malformation of 26 ears]. Nihon Jibiinkoka Gakkai Kaiho, 2012, 115(3): 158–64.

[2] Xu X, Jiang Z, Ma H, et al. [The study between temporal bone HRCT and operations in congenital abnormality of external and middle ear]. Clini Otorhinolaryngol, 2013, 27(7): 355–58.

[3] Miller ME, Kirsch C, Canalis RF. Congenital familial fixation of the malleus. Ann Otol Rhinol Laryngol, 2010, 119(5): 319–24.

[4] Park K, Choung YH. Isolated congenital ossicular anomalies. Acta Otolaryngol, 2009, 129(4): 419–22.

[5] Martin C, Timoshenko AP, Dumollard JM, et al. Malleus head fixation: histopathology revisited. Acta Otolaryngol, 2006, 126(4): 353–57.

[6] Seidman MD, Babu S. A new approach for malleus/incus fixation: no prosthesis necessary. Otol Neurotol, 2004, 25(5): 669–73.

[7] Hashimoto S, Yamamoto Y, Satoh H, et al. Surgical treatment of 52 cases of auditory ossicular malformations. Auris Nasus Larynx, 2002, 29(1): 15–18.

9 上半规管裂

Richard Gacek

Department of Otolaryngology, University of Massachusetts Medical School

Worcester, USA

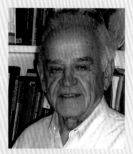

Richard Gacek

摘 要

暴露于噪声或者压力后出现的眩晕较少见，可能的原因：①镫骨足板和椭圆囊斑之间的纤维化变，②上半规管骨性裂。水平位及冠状位颞骨CT可用于上半规管裂开的影像学确诊。上半规管顶部是常见的裂开部位，而上半规管后肢裂开也有报道。水平位CT上更易辨别裂开部位。

关键词

眩晕；上半规管裂

引 言

上半规管骨裂使骨迷路产生"第三窗"，有助于解释声音暴露后的眩晕[1]，这种现象长期被认为是Tullio现象。该现象也见于迷路前庭部其他的骨质缺损。强声刺激后出现眩晕是上半规管裂的典型临床表现，其他表现和体征有：Valsalva动作后眩晕、自声增强、传导性听力下降[2]。

案例与方法

男性，43岁，强声暴露后眩晕10月。30岁时，行右侧乳突开放术和Ⅲ型鼓室成形术。强声刺激出现的眩晕一般持续10 min左右。颞骨CT提示右侧上半规管顶部骨质缺损（图1）。经颅中窝入路骨蜡封堵骨质缺损（图2）。患者诉头晕症状有减轻，听力略有改善。

讨 论

上半规管裂是一种特殊形式的眩晕疾病。它不是因为前庭神经或感受器病变所致。半规管骨性缺损的原因不清。临床观察到此类疾病几乎只发生在成人而不是儿童，故半规管骨质缺损的发生是渐进性的。一种可能的机制是：静脉压力变化产生的脑脊液压力变化导致上半规管顶部骨质"潮汐性"损伤。这种缺损的修复可用软组织或骨蜡封闭（堵塞）管腔。骨蜡是首选材料，因为它填充和密封管腔将会较完整和安全。手术可经乳突或者经颅入路。作者倾向于采用经颅入路，因为其可以直接暴露缺损区域，而采用乳突入路必须将半规管解剖出来才能填塞。

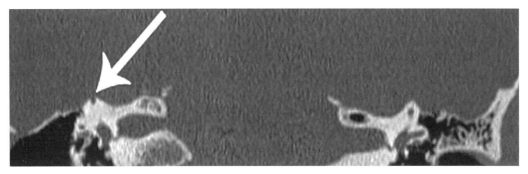

图1 颞骨CT显示骨性缺损位于上半规管顶部

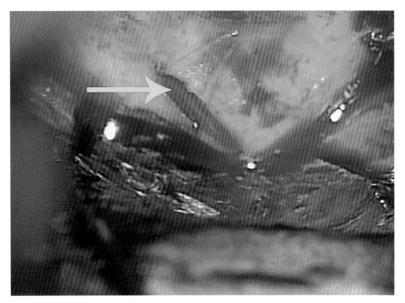

图2 骨蜡封堵裂口前，经中颅窝暴露上半规管。透过骨壁可见膜性半规管

结 论

如果患者出现强声刺激或者 Valsalva 动作后的眩晕，需要考虑上半规管裂诊断。

（李艳红 陈 敏 张 杰 译）

参考文献

[1] Minor LB, Solomon D, Zinreich JS, et al. Sound and/or pressure induced vertigo due to bone dehiscence of the superior semicircular canal. Arch Otolaryngol Head Neck Surg, 1998, 124: 249–58.

[2] Minor LB, Carey JP, Cremer PD, et al. Dehiscence of bone overlying the superior canal as a cause of apparent conductive hearing loss. Otol Neurotol, 2004, 25: 121–29.

10 病例报道：蜗神经发育不良的人工耳蜗植入

Domenico Cuda, Alessandra Murri
Department of Otorhinolaryngology "Guglielmo da Saliceto" Hospital,
Piacenza, Italy

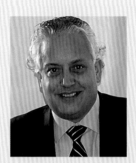

Domenico Cuda

摘 要

简介 蜗神经的存在是人工耳蜗植入术的绝对前提。蜗神经未发育或重度发育不良是耳聋不常见的原因。此类疾病是否可作为人工耳蜗植入术的适应证尚存争议。

案例与方法 本文描述一位极重度感音神经性聋的耳蜗植入患儿，术前影像学诊断为内听道狭窄和耳蜗神经发育不良。

结果 耳蜗植入术后第二天，言语处理器进行开机，尽管神经反应遥测缺失和蜗神经发育不良的影像学诊断，但电刺激产生了良好的主观感觉。术后 2 年，患者能够区分没有唇读帮助下的语言（CAP 4）和大多数音素对。术后 4 年，他的听力水平稳定，但未见任何言语技能发展。

结论 蜗神经发育不良不是人工耳蜗植入术的绝对禁忌证。CT 和 MRI 具有重要的预后判断价值。

引 言

人工耳蜗植入是耳聋患儿的金标准治疗。听神经的存在是人工耳蜗植入成功的前提。听神经未发育或严重发育不全是耳聋相对不常见的原因。这种疾病通常与内耳畸形有关，是否植入人工耳蜗尚存争议。疾病的诊断有赖于术前颞骨 CT 和内耳 MRI 等影像学技术。既往耳蜗－前庭神经的缺失是人工耳蜗植入的绝对禁忌证[1]。但是近年，有作者报道某些耳蜗－前庭神经未发育或重度发育不全者也可能获益于人工耳蜗[2-3]。

本文介绍一位植入耳蜗的极重度感音神经性聋患儿，术前影像学诊断为内听道狭窄和蜗神经发育不良。

案例与方法

男性患儿，1.5 岁，孕产期平顺，否认家族遗传史，先天性左侧面神经麻痹，新生儿听力筛查未通过。5 月龄时首次诊断为极重度感音神经性听力损失。5.5 个月时患者接受助听装置和康复训练。17 个月龄转诊我院接受听力学评估。此患儿存在生长发育迟缓。耳镜检查结果显示正常。未发现连接蛋白 –26 和 –30 基因突变。双侧 TEOAE 未通过。短声诱发的听性脑干反应（auditory brainstem response, ABR）在 90 dB nHL 刺激下未引出反应波。E-ABR 测试显示没有反应。裸耳和助听情况下视觉强化测听（visual reinforcement audiometry, VRA）对声音无反应。以下为国际通用的方法测量的听觉和语言能力：

- 听力进展概况（Listening in progress profile, LiP），评估听觉–语音感知早期阶段；

- 听觉表现能力（Capacity of auditory performance, CAP），包括听觉接受能力的等级量表能力从 0 到 9；

- 幼儿有意义听觉整合量表（Infant Toddler Meaningful Auditory Integration Scale, IT-MAIS），旨在评估儿童的自发听觉行为；

- 婴儿产生评价量表（Production of Infant Scale Evaluation, PRISE），用于评估发声。

- 听觉语音评估（Auditory speech sound evaluation, A§E），用于测试语音对的辨别力；

- 言语智力分级（Speech Intelligibility Rating, SIR），一种 5 分级的量表，可以用于量化言语生成；患者在听力测试（表 1）中的分数非常低，并且没有言语能力。

岩骨内听道的 CT 扫描采用冠状位和轴位，1.30mm 切面；使用 1.5 T，1mm 切面，连续轴位和冠状位中对大脑进行 MR 成像扫描，重点是内耳、内听道和桥小脑角。

影像学检查（CT 和 MRI）显示内耳畸形（图 1，图 2）。显示耳蜗 IP-I 型，具有空的囊性耳蜗结构、扩大的前庭、异常的半规管和直径 <1.5 mm 的狭窄内听道。在 MRI 扫描中，只能观察到细小的神经束，可能是面神经和前庭神经，耳蜗分支的存在非常可疑（图 2）。

表 1　听力和言语技巧

方法	术前	术后 3 个月	术后 12 个月	术后 24 个月	术后 48 个月
LiP	0/42	10/42	30/42	30/42	30/42
IT-MAIS	4/40	16/40	30/40	30/40	30/40
CAP	0	1	4	4	4
SIR	1/5	1/5	1/5	1/5	1/5
PRISE	10/44	22/44	40/44	44/44	
A§E		15% (only: /a/-/r//m/-/f//u/-/a/)	95% (no /v/-/z/)	95% (no /v/-/z/)	95% (no /v/-/z/)

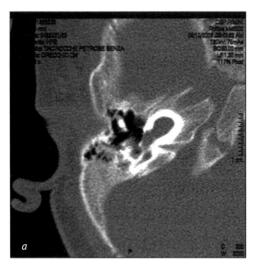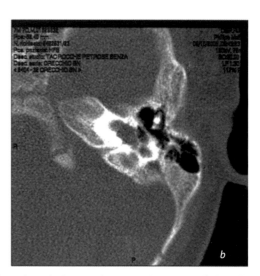

图 1　颞骨 CT 扫描（1.30 mm）轴位：右耳（a）和左耳（b），不完全分隔类型 1，具有空的囊性耳蜗结构，扩大的前庭和狭窄的 IAC（直径 <1.5 mm）

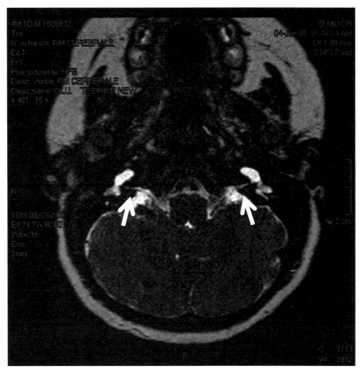

图2 MRI (1.0 mm) 轴位。IAC 内仅可见一根神经（白色箭头）：耳蜗和前庭分支的典型"V形"分叉不可见

在另一家医院，考虑到 MR 提示的听神经未发育情况，建议进行右侧听觉脑干植入。孩子的父母拒绝听觉脑干植入，并强烈要求采取更保守的治疗方法。我们提出了人工耳蜗植入术（CI），并充分告知患儿父母听神经未发育患儿 CI 预后不良。他们接受 CI，并按照例行的儿童 CI 手术和测试标准程序签署了知情同意表。

18 月龄时患儿右耳植入 Nucleus 多导耳蜗电极（Cochlear Ltd, Sydney, Australia），术中使用了面神经监测。考虑到内耳畸形和解剖的复杂性，我们选择了开放式乳突切除的手术方式。如术前预期，患儿面神经鼓室段裸露，且向前、下移位，耳蜗造口时严重"井喷"。耳蜗电极完全植入。所有电极阻抗遥测正常，但未检测到可识别的神经动作电位。封闭咽鼓管，腹部脂肪填塞乳突腔，并进行外耳道缝合以防止外淋巴漏和术腔污染。耳后切口分三层缝合。术后患儿保持头部抬高 30°，头部加压包扎 72h。术后无脑脊液漏、无面瘫。手术后 2d，语音处理器开机，电刺

激立刻产生清晰的声音感知。患儿随后参加了强化听力康复训练。如表1所示，患儿听觉技能随时间逐渐提高，社交行为方面进步良好。术后 2年，他能够在没有唇读的情况下区分语音（CAP 4）和除 / v /-/ z / 以外的大多数音素对（A§E）。4 年后，听觉能力保持稳定，但孩子的语言能力没有任何进一步发展。出于这个原因，他的主要交流方式仍然是教育环境中的手语和肢体语言。患者定期佩戴语音处理器，这似乎有助于提高其沟通水平和生活舒适度。

讨 论

本文报道的这个儿童病例，神经影像学显示耳蜗畸形 IP-I、内听道狭窄和耳蜗神经缺失复合畸形。神经放射科没有提供位听神经听觉分支存在的明确证据，而位听神经的存在是人工耳蜗的基础。由于 MRI 显示耳蜗神经发育不全，因此认为该患儿不适合植入人工耳蜗。然而，患儿 CI 术后的助听听力图和听觉发育表明听觉神经纤维

的存在，这说明影像学中神经未发育或不良的标准有待商榷。这是一个重要的问题，因为听神经的有无会影响聋儿进一步听力管理和康复计划的决策。

正如 Jackler 所报道，影像学中内耳畸形约 12% 与内听道狭窄相关[4]。在某些情况下，狭窄的内听道中只包含面神经。但内听道直径并不总是与位听神经的存在与否相关[1]。CT 扫描的准确性在某些病理情况下受到限制。一些作者文献提到即使使用轴位、冠状位和旁矢状位的 MRI，也无法确认耳蜗神经分支的有无[3, 5]。他们还报道了一些位听神经未发育或发育不全的患者，接受 CI 手术后听力获益。我们的临床病例进一步支持了这些观察结果；事实上，患儿表现出良好的声音检测和频率辨别能力，尽管他从未发展过语言或口头交流。也许内听道基底部存在残余耳蜗神经或位听神经的少量耳蜗分支纤维，但并不能通过 MRI 识别。对于存在先天性面瘫的严重感音神经性聋患者，临床医生警惕位听神经缺失或发育不良的可能性。一些作者强调使用电生理检测来补充 MRI 检查的必要性[6]。在本病例 E-ABR 没有反应，但由于该测试缺乏反应时并不能排除功能正常的耳蜗神经[7]，故很难做出是否进行人工耳蜗植入的决定。

结 论

目前的 MRI 成像分辨率无法区分狭窄 IAC 中的耳蜗分支和其他神经。如果 CI 靠近神经放置，该患儿植入人工耳蜗是可能有意义的。因此，位听神经未发育 / 发育不全并不是人工耳蜗的绝对禁忌证。然而，CT 和 MRI 可能具有重要的预后价值。在这些情况下必须给家长提供充分的咨询，因为患者可能从 CI 中获益有限，并且需要经过长期的康复。

（李艳红 陈 敏 张 杰 译）

参考文献

[1] Casselman JW, Offeciers FE, Govaerts PJ, et al. Aplasia and hypoplasia of the vestibulocochlear nerve: diagnosis with MR imaging. Radiology, 1997, 202: 773–81.

[2] Govaerts PJ, Casselman J, Daemers K, et al. Cochlear implants in aplasia and hypoplasia of the cochleovestibular nerve. Otol Neurotol, 2003, 24(6): 887–91.

[3] Bamiou DE, Worth S, Phelps P, et al. Eighth nerve aplasia and hypoplasia in cochlear implant candidates: the clinical perspective. Otol Neurotol, 2001, 22(4): 492–96.

[4] Jackler RK, Luxford WM, House WF. Congenital malformations of the inner ear: a classification based on embryogenesis. Laryngoscope, 1987, 97(3 Pt 2, Suppl 40): 2–14.

[5] Zanetti D, Guida M, Barezzani MG, et al. Favourable outcome of cochlear implant in VIIIth nerve deficiency. Otol Neurotol, 2006, 27(6): 815–23.

[6] Mason SM, O'Donoghue GM, Gibbin KP, et al. Perioperative electrical auditory brain stem response in candidates for paediatric cochlear implantation. Am J Otol, 1997, 18(4): 466–71.

[7] Brown CJ, Abbas PJ, Fryauf-Bertschy H, et al. Intraoperative and postoperative electrically evoked auditory brain stem responses in nucleus cochlear implant users: implications for the fitting process. Ear Hear, 1994, 15(2): 168–76.

11 成人部分聋人工耳蜗植入的电刺激补偿治疗：长期听力结果

Henryk Skarżyński[1], Beata Dziendziel[2], Elżbieta Włodarczyk[2], Artur Lorens[3], Piotr H. Skarżyński[2,4,5]

[1] Department of Oto-Rhino-Laryngosurgery, World Hearing Center, Institute of Physiology and Pathology of Hearing, Warsaw/Kajetany, Poland

[2] Department of Teleaudiology and Screening, World Hearing Center, Institute of Physiology and Pathology of Hearing, Warsaw/Kajetany, Poland

[3] Implants and Auditory Perception Department, World Hearing Center, Institute of Physiology and Pathology of Hearing, Warsaw/Kajetany, Poland

[4] Heart Failure and Cardiac Rehabilitation Department, Second Faculty of Medicine, Medical University of Warsaw, Warsaw, Poland

[5] Institute of Sensory Organs, Warsaw/Kajetany, Poland

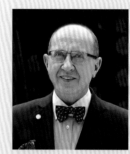

Henryk Skarżyński

摘要

世界上第一例部分聋的成人人工耳蜗植入（cochlear implantation, CI）手术是由 H.Skarżyński 于 2002 年完成的。患者在 125～500Hz 频率范围具有有效的残余听力，而在其他频率听力下降明显。这种类型的听力损失治疗被称为部分聋的电刺激补偿治疗（partial deafness treatment–electric complement stimulation, PDT-EC）。本章介绍了第一例使用 PDT-EC 治疗的成人 CI 患者的长期听力结果。2002 年患者首先接受了左耳的 CI 手术，随后在 2010 年患者又进行了右耳 CI 手术。两次植入均按 Skarżyński 的 6 步手术方案进行。术前和术后进行了纯音测听，并用 Skarżyński 提出的听力保留计算法获得听力保留评分（hearing preservation score, HP）。在自由声场中使用 Pruszewicz 单音节词测试来评估听觉获益（auditory benefit）。

结果（左耳术后 17 年和右耳术后 9 年）显示双耳由完全到部分的听力保留过程。在整个随访过程中，HP 均超过 60%。手术前后进行的单音节词测试显示：在安静和噪声环境下，患者言语理解力稳步提高。双耳电刺激时的听觉益处最大。

长期随访结果显示术前的听力阈值得到了很好的保护，CI 使患者达到了显著的听觉获益。如果部分聋的患者从助听器中无法获益，选用 CI 对现有听力进行电补偿是一种有效的方法。

关键词

人工耳蜗植入；部分聋的治疗；电补偿刺激；听力保留

引 言

人工耳蜗植入（CI）的最初标准仅为双侧极

重度听力损失或耳聋。依据观察到的听觉获益以及存有术前非功能性残余听力的可能性，CI 适应证也在不断扩大。特别是随着 CI 技术的进步和圆窗入路耳蜗植入的新手术方案的推进带来了 CI 入选标准的显著拓宽。

第一个里程碑是对同一个部分聋患者的通过佩戴助听器和人工耳蜗进行声电联合刺激治疗的报道[1]。被称为部分聋的患者其听力损失的特征为低频听阈正常或接近正常，而中高频听力极重度下降或耳聋。单纯通过声学放大来补偿这种听力损失通常是无效的，这就意味着患者超出了仅使用助听器进行有效治疗的范畴。2002 年以前这类患者还没有被考虑进行 CI 手术，因为人们担心这种干预会损害耳蜗的原有功能部分。根据 Skarżyński 等人提出的部分聋的分类，这类患者只在中高频需要电刺激耳蜗，而在低频（500Hz 以内）保持其自然听力。这种治疗方式被称为部分聋的电补偿刺激（PDT-EC）治疗。2002 年，一例患有部分聋的成年患者首次接受了命名为

部分聋人工耳蜗植入术（partial deafness cochlear implantation, PDCI）[2]。

本研究目的是介绍世界上首例进行 PDT-EC 人工耳蜗植入的成人患者听力保留评分（HP）的远期结果。Skarżyński 等人在 2003 年对此病例进行过详细报道[2]；但此报道中发表的听力结果为术后 3 个月的短期随访结果。而在本章中，我们介绍了患者使用 CI 17 年后的听力结果。

病 例

本章介绍的患者是一例 25 岁的女性，患者在 125～500Hz 的频率范围内双侧听力基本正常，在其他频率上听力下降程度为极重度至全聋（图 1）。双侧听力损失为语前聋，但病因不明。患者在 4 岁时即被诊断为高频极重度听力损失。患者主诉为主观听力的缓慢恶化。尽管现有的低频听力水平相对较好，实施人工耳蜗植入的决定是基于患者对其言语理解力仍然不够满意。

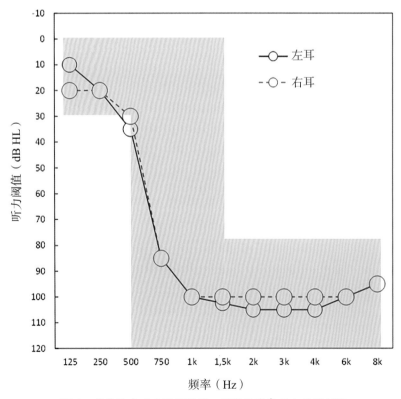

图 1 术前纯音听力测试阈值，阴影区域表示电补偿刺激

方 法

第一次人工耳蜗植入 第一次 CI 手术是在 2002 年。患者左耳植入了 Med-El Combi 40+ 标准电极。手术过程遵循 Skarżyński 的 6 步操作方法以防止低频听力的损失[2-3]；该操作于圆窗膜上行微小切口将电极微创植入鼓阶。实施的部分电极插入，插入深度约为 20mm（10 个电极）。

第二次人工耳蜗植入 尽管第一次 CI 在改善言语理解上取得了较好的听觉获益，患者还是要求对右耳进行第二次 CI，并接受了 CI 的诊断评估。2010 年，患者的右耳植入了 Med-El Pulsar 系统，使用的是 FlexEAS 电极。手术也是按照 Skarżyński 的 6 步操作方法进行的。电极通过圆窗部分植入鼓阶，深度约 25 mm（10 个电极）。

术前和术后的听力评估使用校准的听力耳机在隔音室内进行纯音听力测试。Skarżyński 等人提出了一种新的听力保留（HP）分类体系[4]，根据术前和术后纯音测听阈值计算听力保留情况。

在手术前评估助听器的听觉获益是通过在自由声场中进行 Pruszewicz 单音节词测试。同样的自由声场测试也被用来评估人工耳蜗植入后的听觉获益。

结 果

左耳和右耳的气导阈值如图 2 所示。左耳 HP 计算显示 24 个月内为完全保留，在较长观察期内（16 年时）为部分保留。右耳 HP 术后 12 个月内观察到完全保留，术后随访 7 年时为部分保留。更为重要的是：在整个术后随访期间双耳 HP 均超过 60%。

手术前后进行的单音节词测试显示术后安静和噪声状态下的言语理解力均有稳步提高，而最大获益在双侧电刺激时出现的（图 3）。

讨 论

近年来，越来越多的证据表明残余听力有助于更好地言语识别和定向能力，因此在人工耳蜗植入患者中保留残余听力已成为一个日益重要的问题[5-7]。此外，这也可能是助听器技术未来发展所必需面对的课题[8]。术前残余听力保留越好，CI 使用者获益越大。Gfeller 等人曾报道：植入人工耳蜗后残余听力的保留也能改善音乐感知能力[9]。

该病例于 2003 年被报道为世界上第一例接受人工耳蜗植入术的部分聋进行电补偿刺激治疗的患者。考虑到患者只需要通过电刺激来补尝中高频听力，手术需要保留术前听力，因此人工耳蜗的植入对手术医生是一个相当大的挑战。长期观察的结果已证实该患者进行 CI 的决定是非常正

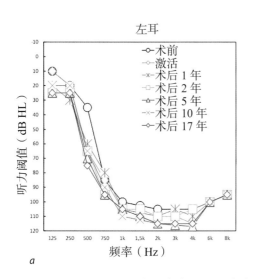

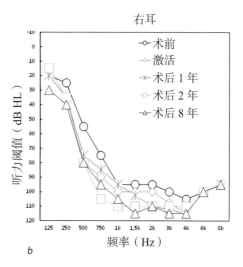

图2 左耳（a）和右耳（b）术前及术后纯音听力测试听阈

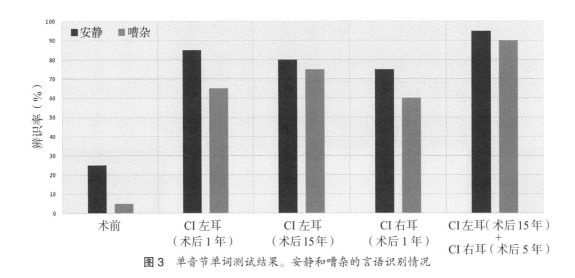

图3 单音节单词测试结果。安静和嘈杂的言语识别情况

确的。在本章中，我们介绍了植入17年后的听力结果。在整个随访期间，双耳HP均在60%以上，从完全保留到部分保留。为了减小术中对耳蜗的损伤，非常关键的步骤是通过圆窗进行电极植入，并使用最柔软的电极。此外，手术医生的经验对于保留听力也是至关重要的。

提高言语理解力是对于全聋和部分聋的患者治疗的重要目标。因此，双耳聆听越来越受到人们的重视。双侧CI带来的双耳良好听力水平可能带来更大的益处[10]。结果表明：该患者在复杂的听力环境下言语理解能力有了显著的提高。患者在噪声中的语音理解测试结果也证实了这一点。

结 论

长期结果显示，植入人工耳蜗既可以很好地保留残余听力也可以达到显著的听觉获益。对部分聋的患者中使用CI对现有听力进行电补偿刺激（the electric complementation）治疗是一种有效的听力改善方法。

（李诗兰 杨 杨 张 杰 译）

参考文献

[1] Ilberg C von, Kiefer J, Tillein J, et al. Electric-acoustic stimulation of the auditory system. New technology for severe hearing loss. ORL J Otorhinolaryngol, 1999, 61(6): 334–40.

[2] Skarżyński H, Lorens A, Piotrowska A. A new method of partial deafness treatment. Med Sci Monit, 2003, 9(4): CS20–24.

[3] Skarżyński H, Matusiak M, Piotrowska A, et al. Surgical Techniques in Partial Deafness Treatment. J Hear Sci, 2012, 2: 9–13.

[4] Skarżyński H, Van de Heyning P, Agrawal S, et al. Towards a consensus on a hearing preservation classification system. Acta Otolaryngol Suppl, 2013, 3–13.

[5] Lorens A, Zgoda M, Skarżyński H. A new audio processor for combined electric and acoustic stimulation for the treatment of partial deafness. Acta Otolaryngol (Stockh.), 2012, 132: 739–50.

[6] Skarżyński H, Lorens A, Piotrowska A, et al. Hearing preservation in partial deafness treatment. Med Sci Monit, 2010, 16: CR555–62.

[7] Skarżyński H, Lorens A, Zgoda M, et al. Atraumatic round window deep insertion of cochlear electrodes. Acta Otolaryngol (Stockh.), 2011, 131: 740–49.

[8] Kisser U, Wünsch J, Hempel J-M, et al. Residual Hearing Outcomes After Cochlear Implant Surgery Using Ultra-flexible 28-mm Electrodes. Otol Neurotol, 2016, 37: 878–81.

[9] Gfeller KE, Olszewski C, Turner C, et al. Music perception with cochlear implants and residual hearing. Audiol Neurootol, 2006, 11(Suppl 1): 12–15.

[10] Gifford RH, Driscoll CLW, Davis TJ, et al. A within-subject comparison of bimodal hearing, bilateral cochlear implantation, and bilateral cochlear implantation with bilateral hearing preservation: high-performing patients. Otol Neurotol, 2015, 36: 1331–37.

12 儿童部分聋的电刺激补偿治疗：远期听力效果

Henryk Skarżyński[1], Beata Dziendziel[2], Elżbieta Włodarczyk[2], Artur Lorens[3], Piotr H. Skarżyński[2,4,5]

[1] Department of Oto-Rhino-Laryngosurgery, World Hearing Center, Institute of Physiology and Pathology of Hearing, Warsaw/Kajetany, Poland

[2] Department of Teleaudiology and Screening, World Hearing Center, Institute of Physiology and Pathology of Hearing, Warsaw/Kajetany, Poland

[3] Implants and Auditory Perception Department, World Hearing Center, Institute of Physiology and Pathology of Hearing, Warsaw/Kajetany, Poland

[4] Heart Failure and Cardiac Rehabilitation Department, Second Faculty of Medicine, Medical University of Warsaw, Warsaw, Poland

[5] Institute of Sensory Organs, Warsaw/Kajetany, Poland

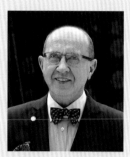

Henryk Skarżyński

摘要

2002 年以前，由于低频残余听力功能尚好，部分聋患者并未考虑人工耳蜗植入。此类患者在 125 ～ 500 Hz 频率范围内的听力正常或接近正常，而在 500 Hz 以上频率范围呈重度 – 极重度的听力损失。根据 Skarżyński 对部分聋治疗（Partial Deafness Treatment, PDT）的分类标准，该类型的部分聋被定义为可采用电刺激补偿治疗的部分聋（Partial Deafness Treatment-Electrical Complement, PDT-EC）。2002 年，Skarżyński 首次为一例成年 PDT-EC 患者植入了人工耳蜗，时至 2004 年一例儿童患者得到了同样治疗。在本章中，我们报道了一例被诊断为部分聋的青少年的人工耳蜗植入效果：其低频（500 Hz 以下）听力良好，电刺激有效地弥补了 500 Hz 以上听力损失。我们发现该患者在术后十年间听觉上获得了有效增益。

关键词

人工耳蜗植入；部分聋治疗；电刺激补偿；听力保留

引 言

确定补偿患者听力损失的适当方案始终是一个需要特别关注的问题，尤其对于儿童而言，任何程度的听力损失都可能导致言语发育延迟和学习成绩下降[1]。

自 1997 年以来，儿童及成人人工耳蜗植入术后残余听力保留都是越来越好，促进人工耳蜗适应证的持续扩大并定义新的目标群体，特别是儿童患者。

直到 2002 年，还有一类患者因为在低频范围内留有功能性的残余听力（即所谓的部分聋）而未被考虑为人工耳蜗植入的合适人选。此类患者表现为在 125 ～ 500 Hz 频率范围内的听力正常或接近正常，而在 500 Hz 以上表现为重度 – 极重度的听力下降。根据 H. Skarżyński 提出的部分聋治疗（PDT）的最新分类，这类部分聋是电刺激补偿听觉（EC）的适应证[2-3]。对于改善这类的听力损失，助听器并不是一种有效的方式，因为无法仅仅在中高频范围内进行声音的显著放大，这会导致声音严重失真。在 2002 年，H. Skarżyński 在世界上首次为 EC 型部分聋的成人患者施行了人工耳蜗植入手术[4]，并于 2004 年给一例同类型的儿童患者植入了人工耳蜗。手术的成功促使了 H. Skarżyński 及其同事对通过人工耳蜗植入治疗部分聋这一概念的推广[2,5]。这曾是一个挑战，但最终被证实可以为许多患者听力改善提供了很好的机会。

本章介绍了一例被诊断为部分聋的青少年患者接受人工耳蜗植入后的效果。我们就观察长达 10 年的听力学结果后发现，通过对 500 Hz 以上频率范围内的电刺激作用，其 500 Hz 以下的低频听力得到了有效补充。

材料与方法

患者为 16 岁的男孩，其双耳在 125 ～ 500 Hz 听力完全正常，而在其他频率表现为极重度听力损失甚至全聋。该患儿在新生儿期未曾做过听力筛查，直到 5 岁左右，患儿才因为语言发育迟缓，首次被怀疑听力受损。最终在 6 岁时，患儿被诊断为双侧部分聋。听力损害的病因尚不明确，同时排除了遗传因素。

该患者一直没有使用助听器，因为在尝试验配助听器时，其主观上对言语的理解没有改善。患者在一所普通学校的综合班学习，并学习学校提供的为帮助残疾儿童心理和学习的额外课程。但是，他表示在嘈杂环境下自己对言语的理解比较差。这种令人不满意的言语辨识水平正是我们决定为他在升入普通高中之前施行人工耳蜗植入的原因。

在 2009 年，我们为其右耳植入了人工耳蜗。选用的是 Med-El 公司的 Pulsar CI100。手术按照以下 6 个步骤进行，包括：

1. 保守性乳突切除。
2. 开放后鼓室，暴露圆窗。
3. 刺穿并划开圆窗膜。
4. 将电极（最长为 21 mm）插入鼓阶。
5. 使用组织胶将电极固定于圆窗龛，暴露部分圆窗膜以保证电极的移动性。
6. 将人工耳蜗的植入体固定在磨好的颞部骨槽中。

通过术前和术后听力学测试以评估人工耳蜗植入所获得的听觉增益，测试包括在隔音测听室内应用校准过的测听耳机进行的纯音听力测试和在自由声场中的 Pruszewicz 单音节单词测试。

对听力保留（Hearing Preservation，HP）的评估是根据 Skarżyński 等人提出的新的 HP 分类标准来进行的[6]。在该分类中，HP 的保留率是基于术前和术后的纯音测听中 11 个频率（125 Hz、250 Hz、500 Hz、750 Hz、1000 Hz、1500 Hz、2000 Hz、3000 Hz、4000 Hz、6000 Hz 和 8000 Hz）计算得出的。HP 率的计算公式如下：

$$HP = \left(1 - \frac{PTApost - PTApre}{PTAmax - PTApre} \right) *100(\%)$$

在这个公式中，PTApre 是术前测量的纯音听阈的平均值，PTApost 是术后测量的纯音听阈的平均值，PTAmax 是标准听力计产生的最大声强（通常为 120 dB HL）。结果可以分为以下几类：

• 听力丧失（无法检测到听力）。
• 最小 HP（范围 1% ～ 25%）。
• 部分 HP（范围 26 ～ 75%）。
• 完全 HP（HP > 75%）。

结 果

双耳术前的气导阈值如图 1 所示。计算结果显示，术后 5 年内，术耳的保留率都到达完全 HP（表 1）。在观察期至 10 年，发现气导阈值略有下降（图 2a），其保留率是 69%，为部分 HP。同时，在非手术耳也观察到低频听力的减退（图 2b）。

表 1　按照 Skarzynski's 听力保留分类显示术后听力保留结果

时期	听力保留 (post-op) %	评估
刚植入	87.7%	完全 HP
1 年后	79.0%	完全 HP
2 年后	81.5%	完全 HP
5 年后	77.8%	完全 HP
10 年后	69.1%	部分 HP

术前进行最佳辅助条件（双侧佩戴助听器）下的言语测听证实，安静条件下患者的言语可懂度较差，而在噪声环境下患者更是缺乏言语可懂度（图 3）。在术后 12 个月的短期康复过程中，患者在言语可懂度方面得到显著改善，尤其在噪声条件下。然而，观察发现患者在术后 10 年，其言语可懂度才会达到最佳状态。

讨　论

感知低频声音可促进对言语的理解并有助于其形成，而对周围环境声音的感知则有助于识别潜在的情绪。然而，仅有低频听力仍然不能实现日常生活中的有效沟通，尤其处于嘈杂的聆听环境下[7]。对于患有此类听力障碍的人来说，最重要的成就和突破是 2002 年对人工耳蜗植入手术适应

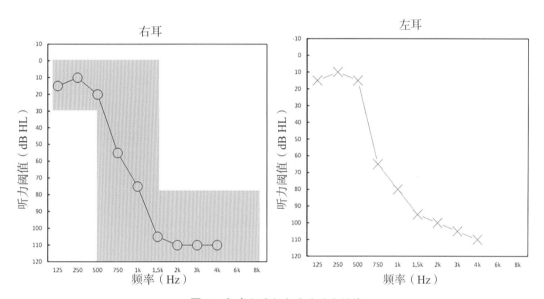

图 1　术前右耳和左耳的听力阈值

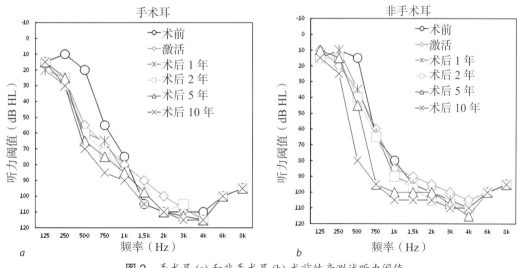

图 2　手术耳 (a) 和非手术耳 (b) 术前纯音测试听力阈值

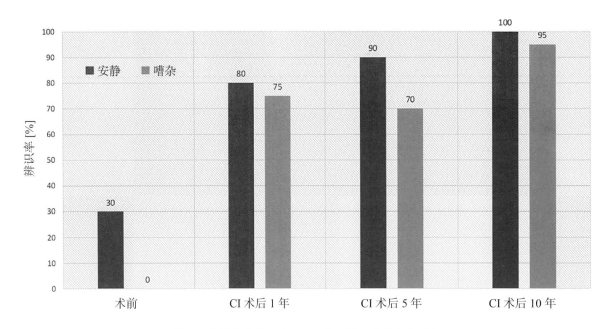

图 3　安静和噪声环境下，语言可懂度的单音节测试

证标准的扩展，当时进行了世界上第一例对成人残余听力进行电刺激补偿的人工耳蜗植入术。随后，在 2004 年，对一名儿童也进行了相同的治疗。

本报道中的患者是从一组患有部分聋的青少年中选择的，这例患者双耳低频听力良好，其他频率为重度 – 极重度听力损失，且应用助听器并未带来有效的听力增益。该患者在人工耳蜗植入术后的结果表明，术前的残余听力可以实现长期保留，这证实了开发和使用 EC 模式是合适的。外科手术旨在保护内耳结构，为患者保留在将来有选择其他治疗方式的机会。对于该患者，我们选择的术式是圆窗入路，根据听力生理学和病理学研究所超过 17 年的部分聋治疗经验中，圆窗入路已被证明是保护耳蜗内结构的最佳方案。这也符合 HEARRING 组成员国际合作中制定的指南[8]。每一个符合人工耳蜗植入条件的患儿都应该遵循经圆窗入路的方式进行手术，这样可以最大程度地保留术前的残余听力。

需要强调的是，青少年患者植入人工耳蜗的主要目的是提高言语的理解能力。本组 EC 患者在术前缺乏对高频（理解修饰语必不可少的音频）的感知。经过 12 个月的随访，与术前仅佩戴助听器相比，中高频电刺激使患者的言语理解力在安静和噪声环境下分别提高约 50% 和 75%。经过长达 10 年的观察，患者双耳的残余听力都出现了下降。即便如此，患者认为人工耳蜗植入令其获益匪浅，言语测听的结果也证实了这一点。

一直以来，关于青少年在接受人工耳蜗植入术后低频残余听力保留状况的相关文献并不多见。众所周知，早期植入人工耳蜗可为耳聋儿童带来诸多好处，其中也包括言语发育基本正常的儿童。而对于存在语前聋的年龄较大儿童及青少年来说，人工耳蜗植入的指征并不是很强。Santarelli 等人[9]的研究表明，已经具有口语交流能力的部分聋患儿行人工耳蜗植入可以明显改善其听力情况。治疗部分聋的最主要目标是恢复其在复杂的环境中听力和言语理解能力。在学校，良好的言语理解是非常重要的，能够让部分聋的患儿在学校这样存在噪声干扰的环境下感知声音是一项非常具有挑战且艰巨的任务。

总　结

对使用助听器效果不佳的 PDT-EC 成人和儿童行人工耳蜗植入将是一种改善患者听力的安全有效的方法。

（刘珊珊　郝津生　张　杰　译）

参考文献

[1] Zgoda M, Lorens A, Skarżyński H. Partial Deafness Treatment in children: educational settings after 5 to 7 years of cochlear implant use. J Hear Sci, 2012, 2: 70–74.

[2] Skarżyński H, Lorens A, Piotrowska A, et al. Hearing preservation in partial deafness treatment. Med Sci Monit, 2010, 16(11): CR555–62.

[3] Skarżyński H. Ten years' experience with a new strategy of Partial Deafness Treatment. J Hear Sci, 2012, 2: 8–11.

[4] Skarżyński H, Lorens A, Piotrowska A. A new method of partial deafness treatment. Med Sci Monit, 2003, 9(4): CS20–24.

[5] Skarżyński H, Lorens A, Piotrowska A. Preservation of low-frequency hearing in partial deafness cochlear implantation. Int Congr Ser, 2004, 1273: 239–42.

[6] Skarżyński H, Van de Heyning P, Agrawal S, et al. Towards a consensus on a hearing preservation classification system. Acta Otolaryngol Suppl, 2013, 3–13.

[7] Skarżyński H, Lorens A, Piotrowska A, et al. Partial deafness cochlear implantation provides benefit to a new population of individuals with hearing loss. Acta Otolaryngol, 2006, 126(9): 934–40.

[8] Rajan G, Tavora-Vieira D, Baumgartner W-D, et al. Hearing preservation cochlear implantation in children: the HEARRING Group consensus and practice guide. Cochlear Implants Int, 2018, 19(1): 1–13.

[9] Santarelli R, Filippi RD, Genovese E, et al. Cochlear Implantation Outcome in Prelingually Deafened Young Adults. Audiol Neurotol, 2008, 13(4): 257–65.

13 电－自然声刺激（ENS）治疗部分聋：长期病例研究

Henryk Skarżyński[1,2], Elżbieta Włodarczyk[2], Beata Dziendziel[2], Artur Lorens[2],
Piotr H. Skarżyński[1,2,3,4]

[1] Department of Oto-Rhino-Laryngosurgery, World Hearing Center, Institute
of Physiology and Pathology of Hearing, Warsaw/Kajetany, Poland

[2] World Hearing Center, Institute of Physiology and Pathology of Hearing,
Warsaw/Kajetany, Poland

[3] Heart Failure and Cardiac Rehabilitation Department, Second Faculty of
Medicine, Medical University of Warsaw, Poland

[4] Institute of Sensory Organs, Warsaw/Kajetany, Poland

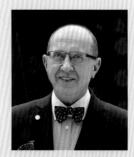

Henryk Skarżyński

摘 要

简介 有相当一部分老年患者听力损失的特点是低中频（1500 Hz以下）正常或阈值轻度升高，高频几乎全聋，通常助听器治疗无效。人工耳蜗植入是一种经证实有效的新方法，它在保护植入耳的低中频听力的同时恢复高频听力（电－自然声刺激 PDT-ENS）。然而，为了在具有这种部分聋特点的患者中推广这种治疗方法，长期的听力保护的随访至关重要。

病例报道 这项研究报道了一例75岁的患者，其在125～1500 Hz范围内有较好听力，在其他频率全聋。患者接受了人工耳蜗植入术（ENS），目前术后随访接近9年。

结论 结果表明，使用圆窗手术技术可以保护低中频听力（最高1500 Hz）。当单侧的电刺激与双侧的声刺激结合时，也观察到言语识别率的显著提高。可以将人工耳蜗植入的适应证扩展到适合ENS的老年患者。长期随访结果证实了此类部分聋患者手术干预的有效性。

关键词

部分聋治疗；听力保护；电－自然声刺激；声刺激；人工耳蜗植入

引 言

正常或社交无障碍且无需放大的低、中频听力，可以和重度或全聋的高频听力下降共存这种类型的部分聋在任何年龄段均可诊治[1-10]，老年人群体占比最大。事实上，在65岁及以上的老年男性中，这种类型的听力损失是最普遍的慢性老年病，在老年女性患病中排名第四（仅次于关节炎、心血管疾病和视力障碍）[11]。

通常，65岁受试者的听力下降情况表现为1.5 kHz以下范围为10～40 dB，以及高频听力陡降[12]。使用人工耳蜗植入电刺激来补偿低中频（1500 Hz以下）正常的患者是改善这种听力下

降的唯一解决方案。这种处理被称为内耳的电 –
自然声刺激（ENS）。

在先前的报道中，我们已经证明了使用人工
耳蜗对内耳全部（或几乎全部）的非活跃区域施
加电刺激，能够补偿并保留低频听力，它被称为
部分聋的电刺激补偿治疗（PDT-EC）[13-14]。在

Skarżyński 于 2002 年提出的概念中，它可以治疗
的频率可至 500 Hz，这是一项重大的突破，扩展
了之前广为接受的人工耳蜗植入适应证。基本理
论的研究随后展开，2010 年对 PDT-EC 进行了详
尽的描述和记录[15-16]（图 1）。

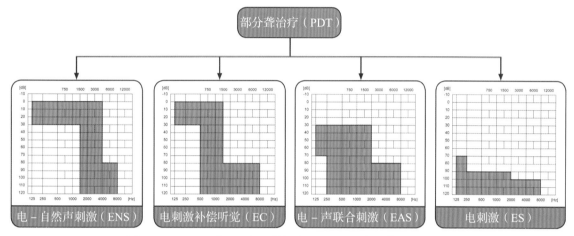

图 1　Skarżyński 最初的部分聋概念加上了电 – 自然声刺激 (ENS)

在我们的术语中，"部分聋"指的是部分内
耳完全正常（或部分正常，需要声学放大），从
而保有一些残留的听力，即使是非功能性的。同
时，另一部分的听力在中高频范围全聋（或听力
损失的程度无法通过使用经典助听器或中耳植入
这样的声学放大方式来恢复）[17-20]。

2013 年，Skarżyński 等人[21]改进了这种部分
聋的治疗方法，他们提出通过增设术前听力保留
评估的新方法。

本文报道一例成人的部分聋的治疗结果，在
这位患者中，1500 Hz 以上频率的听力通过电刺
激补偿。人工耳蜗作为电 – 自然声刺激（ENS），
这代表着向前迈出了新的一步，表明扩大目前人
工耳蜗植入适应证，将其应用于部分聋治疗的可
能性。

案例描述

该病例是一例 75 岁患者，其 125 ～ 1500 Hz
范围内为有效听力，其他频率全聋（图 2）。听

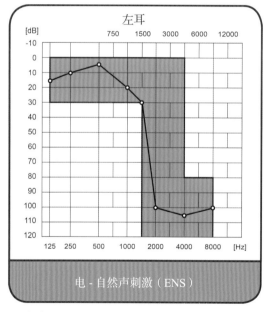

图 2　患者术前的听力结果基于覆盖内耳电 - 自然声刺激
(ENS) 区域的纯音测听

力损失是双侧，其诊断为后天进行性功能障碍，
具体病因不明。

因为患者低中频听力只需要自然声即可满
足，植入术对外科医生来说是一个巨大的挑战，

因为手术需要保护术前听力。同时，外科医生认为，如果听力进一步恶化，也至少要进行一侧耳的耳蜗植入。尽管该患者的听力水平相对较高，但对语言的理解水平不如人意，所以决定为该患者植入人工耳蜗。在相对早期进行手术，利于患者术后听力康复。

手术是按照 Skarżyński 发展的 6 步手术法[13,19]：

1. 传统的乳突切开术，在此之前从乳突皮质取一块骨片，用于之后封闭中耳腔；

2. 后鼓室切开术，暴露圆窗；

3. 在圆窗膜中心刺入并切开；

4. 小心插入，先用手继而用钳子将柔性活性电极（Med-El Flex EAS 型）通过圆窗插入鼓阶，深度为 18mm；

5. 用组织胶和筋膜将电极固定在圆窗龛内；

6. 将植入体的内部固定到钻孔中，用手术开始时采集的骨片封闭乳突腔，缝合切口。

在近 9 年随访期内，对以下两个方面进行了评估：①术耳和非术耳术前听力保留情况；②听力的改善。术前听力保留结果的评估根据 Skarżyński 等人的量表[21]。图 3 呈现了术后 1 个月、6 个月、1 年、3 年、5 年和 8 年后的水平。

Skarżyński 等人[13,19] 所述的手术方法，使得通过人工耳蜗手术电刺激补偿中低频正常的部分聋成为可能。在 5 年的随访中，术前听力完全保留（根据评分标准[21]）。纯音测听阈值轻度下降但没有对言语识别获益产生负影响，术后 8 年，言语识别稳定提高。

这一成功表明，人工耳蜗植入的适应证可以扩大到一个新的目标患者群体。令人欣慰的是，术耳和非术耳的术前听力都得到长期保护。植入耳术后 3 年平均纯音听阈（术后 PTA）仅增加 5 dB。观察到双耳听力的轻微下降，可能与不明原因的进行性听力下降有关。图 4 显示后续随访在安静和噪声条件下言语理解的结果。

术后 12 个月，在安静条件下单音节词识别率从 60% 增加到 100%，噪声条件下从 5% 增加到 85%。

我们的病例显示，植入体开机后的最初 12 个月中听力有很大的改善，特别是在噪声条件下。这归功于 ENS 而不是单纯的电刺激听觉，因为低频的声学信号是噪声环境下获得良好的言语辨别

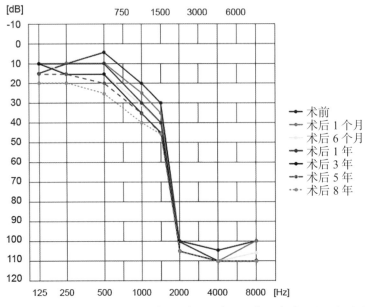

图 3 术后 1 个月、6 个月、1 年、3 年、5 年和 8 年的术前听力保留结果

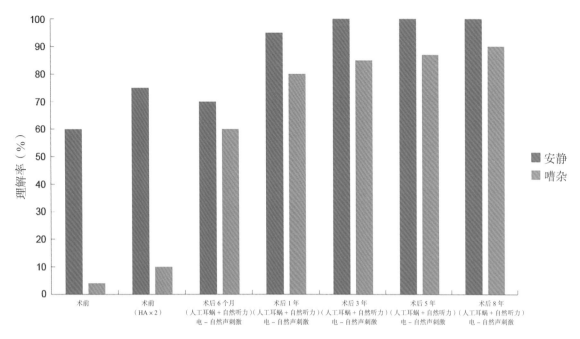

图 4 安静和噪声中的言语理解 (单音节词测试)

水平所必需的 [22]。12 个月后，无论是在安静还是噪声条件下，表现都趋于平稳，在这段时间之后，分数只增加了 5 个百分点。但言语识别在 12 个月后稳定下来，听力在 3 年内略有恶化但并不会降低 ENS 的益处。

根据公式 [21] 计算术后平均听阈（PTA）的百分比变化，可以看出在术后 3 年内总听力损失只有 9%。91% 的听力仍然存在，可以推测大多数对言语识别重要的低频信息仍可获得，并在植入 3 年内因 ENS 获益。在 12 个月到 3 年间，言语识别率长期小幅增长，一种可能的解释是长期学习效应。长期 ENS 可能会促进大脑的可塑性，并帮助大脑学会利用 ENS 提供的外周输入。

研究结果证实了术前听力能够长期保留，说明手术决定、手术方式以及 ENS 模式的使用是正确的。这一案例表明，人工耳蜗植入的适应证确实可以扩大到不同程度的部分聋患者，甚至包括与年龄相关的老年性耳聋，这将成为一个日益严重的治疗问题。这与 Moran 等人的研究结果一致，他们认为患有高频陡降型听力损失的语后聋成年患者有可能从耳蜗植入中获益 [23]。

结 论

1. 对植入人工耳蜗的部分聋患者的长期随访表明，人工耳蜗植入的适应证可以扩大到术前低中频听力正常的部分聋患者。

2. 术前听力保留的长期效果和积极作用证实了采用圆窗入路和最大程度软电极植入策略的正确性。

（ 王晓旭　邵剑波　张　杰　译 ）

参考文献

[1] Blamey P, Artieres F, Başkent D, et al. Factors affecting auditory performance of postlinguistically deaf adults using cochlear implants: an update with 2251 patients. Audiol Neurootol, 2012, 18(1): 36–47.

[2] Dorman MF, Gifford RH. Combining acoustic and electric stimulation in the service of speech recognition. Int J Audiol, 2010, 49(12): 912–19.

[3] Gifford RH, Dorman MF, Skarżyński H,et al. Cochlear implantation with hearing preservation yields significant benefit for speech recognition in complex listening environments. Ear Hear, 2013, 34(4): 413–25.

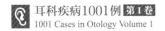
[4] Helbig S, Baumann U, Hey C, et al. Hearing preservation after complete cochlear coverage in cochlear implantation with the free-fitting FLEXSOFT electrode carrier. Otol Neurotol, 2011, 32(6): 973–79.

[5] Lorens A, Skarżyński H. Technologia implantów ślimakowych [Cochlear implant technology]. Now Audiofonol, 2012, 1(3): 18–23.

[6] Lorens A, Zgoda M, Skarżyński H. A new audio processor for combined electric and acoustic stimulation for the treatment of partial deafness. Acta Otolaryngol, 2012, 132(7): 739–50.

[7] Prentiss S, Sykes K, Staecker H. Partial deafness cochlear implantation at the University of Kansas: techniques and outcomes. J Am Acad Audiol, 2010, 21(3): 197–203.

[8] Skarżyński H, Lorens A, D'Haese P, et al. Preservation of residual hearing in children and post-lingually deafened adults after cochlear implantation: an initial study. ORL J Otorhinolaryngol Relat Spec, 2002, 64(4): 247–53.

[9] Skarżyński H, Lorens A, Matusiak M,et al. Partial deafness treatment with the Nucleus straight research array cochlear implant. Audiol Neurootol, 2012, 17(2): 82–91.

[10] Van de Heyning P, Adunka O, Arauz SL,et al. Standards of practice in the field of hearing implants. Cochlear Implants Int, 2013, 14(Suppl 2): 1–5.

[11] Collins JG. Prevalence of selected chronic conditions: United States 1990–1992. National Center for Health Statistics. Vital Health Stat, 1997, 10: 194.

[12] Mills JH, Schmiedt RA, Dubno JR. Older and wiser, but losing hearing nonetheless. Hear Health, 2006, 12–17.

[13] Skarżyński H, Lorens A, Piotrowska A. A new method of partial deafness treatment. Med Sci Monit, 2003, 9(4): CS20–24.

[14] Skarżyński H, Lorens A, Piotrowska A, et al. Partial deafness cochlear implantation in children. Int J Pediatr Otorhinolaryngol, 2007, 71: 1407–13.

[15] Skarżyński H, Lorens A, Piotrowska A, et al. Hearing preservation in partial deafness treatment. Med Sci Monit, 2010, 16(11): CR555–62.

[16] Skarżyński H, Lorens A. Partial deafness treatment. Cochlear Implant Int, 2010, 11(Suppl 1): 29–41.

[17] Skarżyński H, Lorens A, Zgoda M, et al. Atraumatic round window deep insertion of cochlear electrodes. Acta Otolaryngol, 2011, 131(7): 740–49.

[18] Skarżyński H, Lorens A, Matusiak M, et al. Cochlear implantation with the Nucleus slim straight electrode in subjects with residual low-frequency hearing. Ear Hear, 2014, 35(2): e33–43.

[19] Skarżyński H, Matusiak M, Piotrowska A, et al. Surgical techniques in partial deafness treatment. J Hear Sci, 2012, 2(3): 9–13.

[20] Skarżyński H. Ten years' experience with a new strategy of partial deafness treatment. J Hear Sci, 2012, 2(2): 11–18.

[21] Skarżyński H, Van de Heyning P, Agrawal S, et al. Towards a consensus on a hearing preservation classification system. Acta Otolaryngol, 2013, 133(Suppl 564): 3–13.

[22] Lorens A, Polak M, Piotrowska A,et al. Outcomes of treatment of partial deafness with cochlear implantation: a DUET study. Laryngoscope, 2008, 118(2): 288–94.

[23] Moran M, Dowell RC, Umansky A,et al. Outcomes for patients with sloping hearing loss given standard cochlear implants. J Hear Sci, 2014, 4(3): 9–19.

14 电－自然声刺激 (ENS) 治疗部分聋：一例儿童病例分析——长期听力随访结果

Henryk Skarżyński[1], Artur Lorens[2], Beata Dziendziel[3], Piotr H. Skarżyński[3,4,5]
[1] Department of Oto-Rhino-Laryngosurgery, World Hearing Center,
Institute of Physiology and Pathology of Hearing, Warsaw/Kajetany, Poland
[2] Implants and Auditory Perception Department, World Hearing Center,
Institute of Physiology and Pathology of Hearing, Warsaw/Kajetany, Poland
[3] Department of Teleaudiology and Screening, World Hearing Center,
Institute of Physiology and Pathology of Hearing, Warsaw/Kajetany, Poland
[4] Heart Failure and Cardiac Rehabilitation Department, Second Faculty of
Medicine, Medical University of Warsaw, Warsaw, Poland
[5] Institute of Sensory Organs, Warsaw/Kajetany, Poland

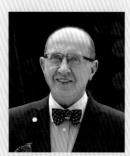

Henryk Skarżyński

概　述

　　随着植入技术和医学的稳步发展，人工耳蜗植入的适用标准也在不断扩展，一些部分聋患者也纳入了人工耳蜗植入的入组标准中。部分聋患者听力损失的特征是中低频段（低于 1500 Hz）的听力阈值正常或轻度升高，而高频听力几乎完全丧失。通常，对于这些患者而言，助听器并不能有效地改善他们的听力。

　　部分聋最常见于成人和老年人，但这种类型的听力损失也有可能发生在儿童和青少年群体中。在这一章节中，我们报道了一例病例，患者为 16 岁的青少年，在 125 ～ 1500 Hz 范围内听力良好，在其他频段听力丧失，人工耳蜗的植入恢复了其高频听力，保留了低、中频自然听力。这种现象被描述为内耳的电－自然声刺激 (ENS)。在这个病例中我们报道了在其植入后长达 10 年的时间内进行的听力随访数据。

关键词

　　人工耳蜗植入；儿童；部分聋治疗

引　言

　　随着人工耳蜗植入技术和医学的不断进步，人工耳蜗植入的适用标准也在不断扩展。有研究发现在人工耳蜗植入（CI）手术过程中使用类固醇激素有助于保护听力；药物的应用可能有助于进一步扩大 CI 适用标准。通常，CI 是耳聋患儿的推荐疗法，植入时间越早越好。因为已有研究证实，患儿早期植入人工耳蜗预后较晚期植入更好。事实上，早期植入人工耳蜗可能会使得该部分患儿与听力正常儿童具有相似的听力发育速度。这意味着，语前聋的青少年现在被视为是一个适合 CI 的特殊群体，只是该观点目前没有被广泛接受[1]。

部分聋，是听力损失的一种类型，其特征是中低频段的听力阈值正常或略有升高，高频段听力几乎完全丧失。听力阈值在 125 ～ 1500 Hz 范围内正常，在 1500 Hz 以上重度到极重度听力损失，目前无法通过佩戴助听器得到有效改善。改善这些患者听力的唯一有效方法是使用 CI 来补充正常的中低频听力和电刺激高频听力。这可以认为是内耳的电 – 自然声刺激（ENS）[2-3]，同时保留了植入耳的中低频听力。

我们报道了一例部分聋青少年的 ENS 结果，其低于 1500 Hz 的自然听力得到了保留，1500 Hz 以上的听力通过电刺激获得了补偿。我们对在其植入后长达 10 年的时间内进行了听力随访。

案例与方法

我们报道一例病例，男孩，16 岁，双耳在 125 ～ 1500 Hz 范围内听力正常，在其他频段听力丧失。其听力损失是语前聋，可能是由生后不久使用耳毒性药物（庆大霉素）引起的。尽管他现有的自然听力相对较好，但由于言语理解能力较差使他决定接受 CI。植入是按照 Skarżyński 提出的 6 步程序进行的，目的是保存耳蜗内的结构和功能 [4-5]。我们对患者进行了左侧人工耳蜗植入，使用 Med-El Flex EAS 电极通过圆窗植入鼓阶，深度为 18 mm。给予患者类固醇激素地塞米松 0.1 mg/（kg·d），每天分两次等剂量静脉滴注（第一天约术前 30min，术后 3h 给药）。类固醇激素给药持续 3 ～ 4d。

植入前后的听力评估通过在带校准听力耳机的隔音舱中进行的纯音测听。采用 Skarżyński 等人提出的新的听力保留（HP）分类系统，根据术前、术后的纯音听力阈值计算听力保留率 [6]。通过自由声场中 Pruszewicz 单音节词测试方法评估术前助听听阈以及 CI 术后听力情况。

结　果

患儿术前纯音测听结果如图 1 所示。植入耳术前和术后随访期内的气导阈值如图 2 所示。结果显示完全听力保存超过 5 年，部分听力保存约 7 年和 10 年（表 1）。

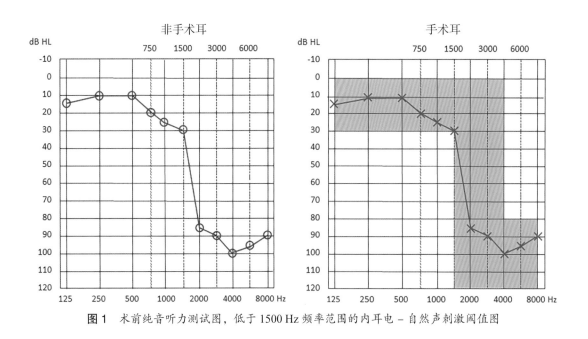

图 1　术前纯音听力测试图，低于 1500 Hz 频率范围的内耳电 – 自然声刺激阈值图

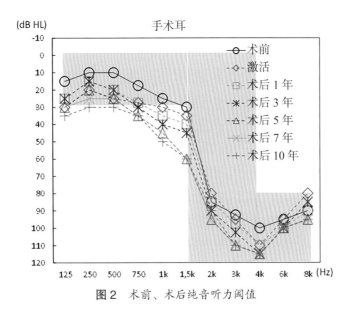

图2 术前、术后纯音听力阈值

表1 依据 Skarzynski's 听力保留评分标准的听力保留结果

时期	听力保留（术后）	评价
激活	85.4%	完全听力保留
术后1年	87.7%	完全听力保留
术后3年	83.8%	完全听力保留
术后5年	82.3%	完全听力保留
术后7年之后	74.6%	部分听力保留
术后10年之后	69.3%	部分听力保留

图例	
率	评价
75%～100%	完全听力保留
25%～75%	部分听力保留
1%～25%	少量听力保留
没有检测到听力	听力丢失

植入前后的言语识别率测试结果如图3所示。我们观察到患儿在植入后的第一个12个月内的表现有极大的改善，特别是在噪声环境中。在安静环境中单音节词识别率从65%增加到90%，在噪声环境中从30%增加到60%。这种增加可以归因于 ENS 而不是单纯的电刺激，因为低频声音刺激对于在噪声中实现如此好的言语辨别水平是必不可少的。

讨 论

部分聋的特点是低频听力相对较好，高频听力较差。在重度到极重度的听力损失中，单纯高频范围内的声音放大通常是不够的，并且可能导致声音感知的失真。这反过来又会导致患者拒绝

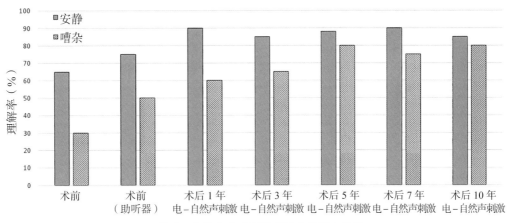

图3 安静和噪声环境下语言理解力结果

助听器。对于儿童来说，传统助听器的低效益会阻碍他们的言语发育。CI 似乎是恢复这类患者听力的唯一方法。然而，在拥有良好中低频听力的儿童患者中行 CI 后的听力保留效果的相关文献很少 [7]。Seebacher 等人 [8] 在他们的文章中，报道了一例 6 岁儿童的听力和认知发育，1000 Hz 内其听觉敏感度正常，大于 1000 Hz 严重听力损失。作者强调了双侧电刺激听觉的重要性，这使儿童能够接触到广泛的声音。其中发现一个有趣的现象，听力的补偿不仅促进了言语发育，也提高了智力水平。

这个病例中的患者是从一组双耳听力损失不是特别严重且没有通过佩戴助听器获得听力改善的青少年中选出。如果患者有如此大频率范围的低频听力保留，主要的风险是 CI 可能并不能提供助听器可以提供的好处，并且植入可能会导致其自然听力的损失。在这类患者中，残余听力保护的问题变得尤为重要。我们的病例结果表明，术前听力可以得到长期保存（10 年），这证实了手术适应证、手术方式的选择和 ENS 模式的使用是恰当的。

无论患者的听力状况如何，CI 手术都应该尽可能无创。在所有情况下，外科手术的目的都应该是保护耳蜗结构，为患者提供使用未来治疗方式的选择 [6]。该病例的结果还证实，与术前使用助听器相比，人工耳蜗植入后的言语识别评分有了显著的改善。这些结果的一个令人惊讶的方面是，具有较好残余听力（ENS 水平）的患者从 CI 中获得的听力改善程度至少与残余听力水平较低的患者一样大。2018 年，Skarżyński 及其同事进行了一项研究，在这项研究中，5 名儿童通过电 – 生理刺激 [8] 展示了听力水平。

结 论

本病例表明 CI 的适应证范围有可能得到扩展，可纳入重度部分聋（ENS 水平）的青少年。我们的结果表明，不仅在短期内而且在长期，患儿言语理解和完全到部分的听力保留都得到了改善。

（郭丽宁　刘　薇　张　杰 译）

参考文献

[1] Cadieux JH, Firszt JB, Reeder RM. Cochlear implantation in nontraditional candidates: preliminary results in adolescents with asymmetric hearing loss. Otol Neurotol, 2013, 34: 408–15.

[2] Skarżyński H, Lorens A, Skarżyński PH. Electro-Natural Stimulation (ENS) in Partial Deafness Treatment: A Case Study. J Hear Sci, 2015, 10(4): CS67–71.

[3] Skarżyński H, Lorens A, Dziendziel B, et al. Expanding pediatric cochlear implant candidacy: a case study of electro-natural stimulation (ENS) in partial deafness treatment. Int J Pediatr Otorhinolaryngol, 2015, 79(11): 1896–900.

[4] Skarżyński H, Lorens A, Piotrowska A. A new method of partial deafness treatment. Med Sci Monit, 2003, 9: CS20–24.

[5] Skarżyński H, Lorens A, Piotrowska A, et al. Preservation of low-frequency hearing in partial deafness cochlear implantation (PDCI) using the round window surgical approach. Acta Otolaryngol, 2007, 127: 41–48.

[6] Skarżyński H, Van de Heyning P, Agrawal S, et al. Towards a consensus on a hearing preservation classification system. Acta Otolaryngol Suppl, 2013, 564: 3–13.

[7] Carlson ML, Patel NS, Tombers NM, et al. Hearing Preservation in Pediatric Cochlear Implantation. Otol Neurotol, 2017, 38(6): e128–33.

[8] Skarżyński H, Lorens A, Dziendziel B, et al. Electro-natural Stimulation (ENS) in Partial Deafness Treatment: Pediatric Case Series. Otol Neurotol, 2018, 40: 171–76.

15 部分聋治疗标准的扩展

Artur Lorens[1], Henryk Skarżyński[2], Elżbieta Włodarczyk[3],Piotr H. Skarżyński[3,4]

[1] Implants and Auditory Perception Department, World Hearing Center, Institute of Physiology and Pathology of Hearing, Warsaw/Kajetany, Poland

[2] Department of Oto-Rhino-Laryngosurgery, World Hearing Center, Institute of Physiology and Pathology of Hearing, Warsaw/Kajetany, Poland

[3] Department of Teleaudiology and Screening, World Hearing Center, Institute of Physiology and Pathology of Hearing, Warsaw/Kajetany, Poland

[4] Heart Failure and Cardiac Rehabilitation Department, Second Faculty of Medicine, Medical University of Warsaw, Poland

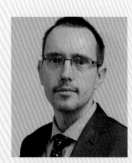

Artur Lorens

摘 要

本章介绍部分聋 (Partial Deafness, PD) 的病例系列，患者听力损失的特征是部分低频正常或轻微升高（通常至 250 Hz），而在高频区几乎全聋。这些病例不符合针对部分聋的人工耳蜗植入的经典标准。然而，术前听力提示，这些患者在耳蜗植入后的听力保留可以通过声–电联合刺激受益。因而，进一步扩大部分聋的治疗适应证是可能的。

关键词

耳蜗植入；部分聋治疗；声电联合刺激；听力保留

引 言

2002 年，华沙听力生理学和病理学研究所的 H. Skarżyński 教授率先提出了部分聋的治疗方法（Partial Deafness Treatment method，PDT）[1-9]。在通过耳蜗植入补偿并保留术前残余听力方面，PDT 是一个巨大的挑战。其特殊性在于须在低频听力正常的情况下仅对中高频听力损失进行补偿。PDT 涉及 3 个方面的挑战：①甄别筛选最有可能从该治疗实质性获益的合适候选者；②基于圆窗进路植入的保留听力的手术技术；③使用声–电联合刺激的优化配置将最大量的声音信息传输给患者。筛选候选者流程中，根据 Skarżyński 残余听力特征分类，有三种类型的人工耳蜗植入候选者，如图 1 所示。本章介绍了 PDT 入选标准外选择 PDT 病例的结果。

案例与方法

报道 8 例不符合 PDT 分类标准的部分聋患者。患者术前 250 Hz 的阈值小于 30 dB HL，而在 500 Hz 及以上的阈值大于 80 dB HL。图 2 为 PDT-ECEXT，显示本组研究的听力图和包含的听力检测标准。

入组患者均植入了 MED-EL COMBI 40+（3 例受试者）、PULSAR（3 例受试者）或 SONATA（2 例受试者），标准、中等或 FLEX 软电极人工耳蜗。手术采用 Skarżyński 等提出的听力保护圆窗进路

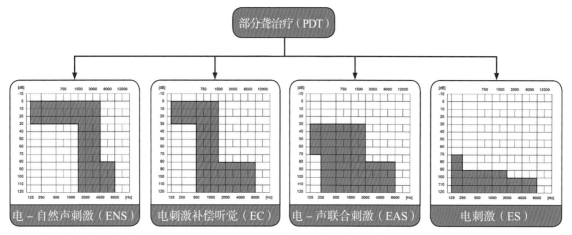

部分聋治疗（PDT）

电－自然声刺激（ENS）　电刺激补偿听觉（EC）　电－声联合刺激（EAS）　电刺激（ES）

图1 部分聋治疗分类（Partial Deafness Treatment ,PDT）电－自然声刺激（Electro-Natural Stimulation, ENS）：适用于高频陡降型（ski-slop）听力的患者。电补偿（Electrical complement，EC）：适用于有陡降型（ski-slop）听力图的患者和低频残余听力水平在500 Hz时为50 dB HL。 电－声联合刺激（Electric-acoustic stimulation, EAS）：适用于残余听力需要放大补偿；500 Hz时在50～80 dB HL之间。电刺激（Electrical stimulation, ES）：适用于残余听力有限且无显著性预后作用的患者，例如500 Hz时≥ 80 dB HL

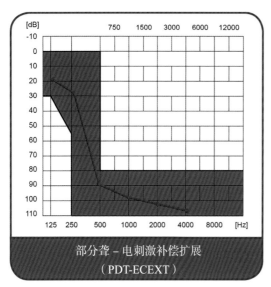

部分聋－电刺激补偿扩展
（PDT-ECEXT）

图2 PDT-ECEXT病例听力测试的听力图以及PDT-ECEXT组的包含听力标准

技术[10]。所有患者低频听力都得到了很大程度保留。入组患者配置DUET 2（MED-EL）音频处理器，该处理器将人工耳蜗（Cochlear Implant，CI）声音处理器和助听器整合为一。

入组患者在术前和在植入后14个月间，进行双耳非助听条件下的纯音测听评估（双音阶，125 Hz至4 kHz），并分别在65 dB SPL、50 dB SPL的低噪声和10 dB信噪比（Signal-to-noise Ratio,

SNR）语音频谱噪声下进行波兰语单音节词（预先录制在光盘上）识别能力测试。入组患者在最佳助听条件下于术前1个月，进行安静和噪声下的测试。术后进行四种不同条件下的测试：①仅DUET HA，②仅CI，③仅DUET，以及④最佳辅助（拔除对侧耳电源）。

将此测试结果与先前发表的12个PDT-EC病例的结果进行比较。

结　果

图3显示了在最佳助听条件下PD-ECEXT和PD-EC两组患者术前和术后以65 dB SPL水平进行言语接受度测试的平均评分和标准差。我们观察到在安静和噪声条件下，术后12个月评分较术前显著升高。采用Banferroni校正方法的独立样本t检验显示，在安静和噪声条件下，PD-EC组的术前结果优于PD-ECEXT组。但PD-ECEXT组与PD-EC组之间在安静和噪声条件下均未观察到显著差异。

图4所示：在最佳助听条件下PD-ECEXT和PD-EC两组患者，以50 dB SPL水平进行术后言语接受度测试的平均评分和标准差。两组患者结

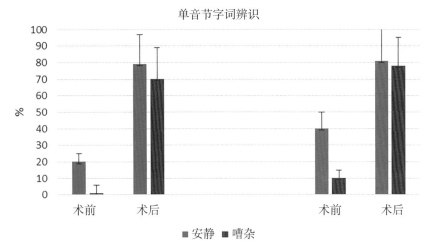

图3 PDT-ECEXT 和 PDT-EC 组在安静和噪声方面的术前和术后单音节评分

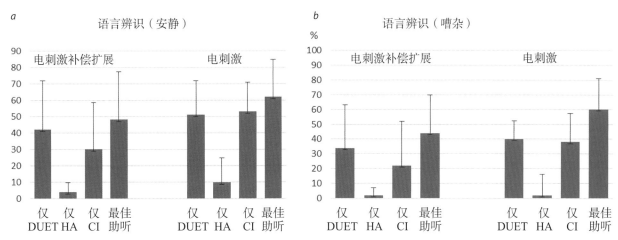

图4 PDT-ECEXT 和 PDT-EC 组在安静（a）和噪声（b）中的单音节得分，显示了仅 DUET、仅 DUET HA、仅 CI 和最佳助听（加上对侧耳）情况的均值和标准差

果显示，仅 CI 条件下比仅 DUET HA 条件下提供了更好的言语接受度。在 PD-ECEXT 组中，同侧声电联合刺激比单独电听刺激或声刺激听觉更好。在两组中，一侧电刺激与双侧声刺激听觉（最佳助听条件）的组合可提供最佳的言语接受效果。

与 ECext 相比，EC 组的声电联合刺激听觉带来的好处要大得多。

讨 论

这是一组以非常窄的低频频段（通常达 250 Hz）阈值正常或略有升高及高频区近乎全聋的听力损失为特征的患者。有人提出将这种听力损失作为耳蜗植入的指征，称为部分聋 - 电刺激补偿扩展（Partial deafness–electrical complement extended，PD-ECEXT）。该组患者超出了单纯助听器的有效补偿范围，他们佩戴最适合的助听器时的术前词语识别评分（或在非助听条件下为陡降型听力图的患者，其佩戴助听器时言语识别力逐渐下降）符合传统 CI 患者范围。另外，对于部分聋类型的听力损失患者要将斜坡型听力损失患者（ski-slope losses）与"边缘"型 CI 候选者区分开，后者在低频的阈值较大且听力图相对平坦。这种边缘型的 CI 候选者，尽管他们在最佳助听条件下的评分可能仍符合进行耳蜗植入的标准，但有可能通过使用放大器来增强语音识别力。但是，PD-ECEXT 组患者的低频听力极差，使他们在日常生活中无法进行有效的交流，即使在轻松聆听的情况下也无法进行。

本研究组中，我们观察到在安静和嘈杂的条件下，术前至术后 14 个月的评分均显著提高。对于大声的语言，PD-ECEXT 与 PD-EC 之间没有观察到显著差异。这一发现表明，功能保留的患者（EC-POST 组和 EAS-POST 组）与非功能保留或完全听力丧失的患者（ES-EC 组和 ES-EAS 组）没有显著差异。

在非常窄的低频范围内（至 250 Hz）具有正常低频听力的人，以及在较宽的频段（至少 500 Hz）内具有正常低频听力的人，都可以通过使用电 - 声刺激听觉显著获益。在更困难的聆听条件（耳语音）下，与残余听力较差的患者相比，术前低频残余听力较好的患者具有较高的言语识别评分。但是，两组在最佳辅助条件下（DUET 和对侧耳辅助）均表现极佳，这表明将一侧的电刺激和两侧的声刺激相结合，可以更大程度地利用低频听力。这些数据支持了我们先前的发现，即部分聋的人工耳蜗植入是对这一特定群体的有效治疗方法[6-9]。

结 论

即使低频听力仅限于 250 Hz，CI 术后也能得到保留，联合电刺激听觉可以获得更好的言语识别效果。

（张 杰 译）

参考文献

[1] Skarżyński H, Lorens A, Piotrowska A, et al. Hearing preservation in partial deafness treatment. Med Sci Monit, 2010, 16(11): CR555–62.

[2] Skarżyński H. Ten years' experience with a new strategy of partial deafness treatment. J Hear Sci, 2012, 2(2): RA11–18.

[3] Skarżyński H, Lorens A, Piotrowska A, et al. Partial deafness cochlear implantation in children.Int J Pediatr Otorhinolaryngol, 2007, 71(9): 1407–13.

[4] Skarżyński H, Lorens A. Partial deafness treatment. Cochlear Implants Int, 2010, 11(Suppl 1): 29–41.

[5] Skarżyński H, Lorens A, Piotrowska A, et al. Preservation of low frequency hearing in partial deafness cochlear implantation (PDCI) using the round window surgical approach. Acta Otolaryngol, 2007, 127: 41–48.

[6] Skarżyński H, Podskarbi-Fayette R. A new cochlear implant electrode design for preservation of residual hearing: a temporal bone study. Acta Otolaryngol, 2010, 130(8): 888–96.

[7] Skarżyński H, Lorens A, Skarżyński PH. Electro-natural stimulation (ENS) in partial deafness treatment:a case study. J Hear Sci, 2014, 4(4): CS67–71.

[8] Skarżyński H, Lorens A, Dziendziel B, et al. Expanding pediatric cochlear implant candidacy: a case study of electronatural stimulation (ENS) in partial deafness treatment. Int J Pediatr Otorhinolaryngol, 2015, 79(11): 1896–900.

[9] Skarżyński H, Lorens A, Matusiak M, et al. Partial deafness treatment with the nucleus straight research array cochlear implant. Audiol Neurotol, 2011, 17(2): 82–91.

16 耳蜗电极（植入体）在颅骨内的延迟移位

Eva Fischer-Krall[1], Karl-Bernd Hüttenbrink[1,2]

[1] ENT Clinic, CI Center Cologne, Department of Phoniatrics and Paedaudiology, University of Cologne, Cologne, Germany

[2] CI Center Cologne, ENT Surgery Clinic, University of Cologne, Cologne, Germany

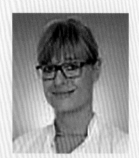

Eva Fischer-Krall

摘 要

简介 耳蜗植入术 14 年后，出现头痛和植入部位疼痛肿胀。

材料与方法 通过 CT 扫描提示电极（植入体）下方骨结构缺失。

结果 矫正手术中发现，电极（植入体）从颅骨脱位至颅中窝，伴硬脑膜穿孔，与脑组织接触伴脑脊液（CSF）漏。修补骨缺损后重新植入耳蜗，后期预后良好。

结论 对于患者非特异性但持久的主诉，特别是疼痛症状，即使出现在耳蜗植入术后很长一段时间，也必须视为一个警告症状。如果排除感染后，疼痛可为植入体接触硬脑膜，以及电极（植入体）对硬脑膜的持续压迫而导致。基于此点并结合 CT 扫描的信息，支持我们施行了矫正手术。

关键词

耳蜗植入；电极（植入体）移位

引 言

人工耳蜗植入术是一项安全可靠的外科手术，它常规地用于极重度耳聋患者的康复治疗[1-2]。然而，即使是那些没有不良事件出现的听力康复良好的耳蜗植入病例中，多年后也可能发生严重并发症[2-5]，其中就包括电极（植入体）延迟移位。

曾只有少数文献报道过人工耳蜗植入电极延迟移位的案例[1, 6]。内耳畸形、脑膜炎或其他导致耳蜗骨化等原因[1, 7]，被认为是电极在耳蜗内移位高危因素。

案例与方法

本章报道一例 18 岁女性患者，该患者于 3 岁时因极重度听力损失行单侧人工耳蜗植入。术前 MRI 显示前庭畸形，外侧半规管缺如。患者在 8 个月大时患有肺炎球菌性脑膜炎。

人工耳蜗成功植入，尽管术中发现鼓阶基底转骨化，但电极仍顺利插入耳蜗。

患者听力康复非常成功，进入了普通学校学习。十多年来，植入的耳蜗系统运行正常。

此后，患者自述植入体安放部位突然出现无痛性肿胀向周围弥散变大。随后患者出现头痛，但肿胀不明显。疼痛感位于植入体部位周围，当受到刺激时疼痛加重，之后在没有刺激的情况下疼痛仍然存在。患者听觉测试结果正常。耳蜗设备的完整性测试表明其正常运行。

结 果

CT扫描显示（图1）位于颅骨内的电极植入体向颅中窝移位。进行修正手术并证实了初步诊断。在植入体电极引出段2 cm处，电极导联通过骨性裂隙迁移到颞叶表面。硬脑膜穿孔后脑脊液漏出（图2）。重建骨缺损和硬脑膜后植入新电极。手术期间进行术中监测。患者后续康复平稳而成功。迄今修正手术后2年，人工耳蜗设备运行良好，保持无症状状态。

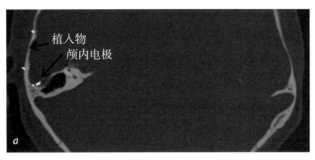 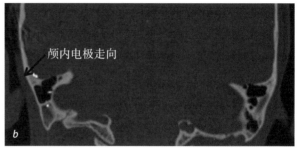

植入物
颅内电极

颅内电极走向

图1 CT扫描轴位（a）和冠位（b）

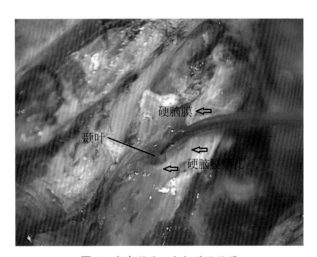

硬脑膜
颞叶
硬脑膜穿孔

图2 术中所见，电极移位位置

讨 论

即使一个耳蜗基底转部分骨化的耳蜗成功植入后，同时无不良事件的顺利听力康复10年之上，当出现突发植入体部位疼痛或肿胀时，仍需对此病因加以重视。由开始时仅在受到刺激才感觉到疼痛明显，到后来即使没有刺激时疼痛仍然存在，并排除了经乳突蔓延至植入部位的感染原因时，就更亟需解决这一问题。

尽管由于植入物的阴影效应导致CT图像成像不清晰，仍存在唯一明显的发现是耳蜗电极从植入体导联引出至耳蜗的路径上，耳蜗电极的导联在颅骨内出现移位。硬脑膜疼痛感受器长时间受刺激可出现疼痛敏感记忆，我们推测植入体引出导联与硬脑膜接触，甚至迁移至硬脑膜外从而引起疼痛感受器的刺激。在手术过程中证实了这种怀疑，该发现揭示了硬脑膜穿孔导致电极植入体引出导联的骨床被破坏以及电极导联直接迁移至脑组织表面并与之直接接触。术中小心移除电极引出导联，完全闭合穿孔并更换新的耳蜗电极，术后次日全部症状消失，这也证实了这种相关性。

耳蜗电极植入体引出导联迁移的风险主要见于在人工耳蜗植入最初阶段，外科医生（和患者）了解到，来自电极引出导联的长期压力下会破坏其下方骨质（穿入外耳道）或瘢痕和软组织（横向穿透皮肤）。

在本案例中，未见有导致骨吸收和硬脑膜破坏的慢性压力，这也可能是术后很长时间无症状的原因。

颅骨骨质和硬脑膜破坏的潜在病理机制只能是一种推测[4]；长期受硅质外包裹侵蚀的异物刺激或颅骨上异物的低压力梯度，或可以解释这一现象。

结　论

作为随访建议，必须始终认为植入体部位的疼痛是人工耳蜗植入严重并发症[1,3,5,8]的可靠征象。

如果排除感染因素，建议参照CT检查结果，须尽快实施修正手术。

（甄俊松　马　宁　张　杰　译）

参考文献

[1] Connell SS, Balkany TJ, Hodges AV,et al. Electrode migration after cochlear implantation. Otol Neurotol, 2008, 29(2):156–59.

[2] Chen DS, Clarrett DM, Li L, et al. Cochlear implantation in older adults: long-term analysis of complications and device survival in a consecutive series. Otol Neurotol, 2013, 34(7): 1272–77.

[3] Dodson KM, Maiberger PG, Sismanis A. Intracranial complications of cochlear implantation. Otol Neurotol, 2007, 28(4): 459–62.

[4] Filipo R, Covelli E, D'elia C,et al. Delayed retroauricular cerebrospinal fluid (CSF) collection in cochlear implantation. Cochlear Implants Int, 2011, 12(4): 248–50.

[5] Marel KS van der, Verbist BM, Briaire JJ, et al. Electrode migration in cochlear implant patients: not an exception. Audiol Neurootol, 2012, 17(5): 275–81.

[6] Tange RA, Grolman W, Carelsen B. Migration of the ball electrode after cochlear implantation. Otol Neurotol, 2007, 28(2): 195–98.

[7] Vaid N, Roland JT, Vaid S. Extracochlear electrode extrusion. Cochlear Implants Int, 2011, 12(3): 177–80.

[8] Arnoldner C, Helbig S, Wagenblast J, et al. Cochlear implant reference electrode migration to dura mater. Otol Neurotol, 2009, 30(7): 1013–14.

17 Usher 综合征患者人工耳蜗植入中残余听力与内耳结构的保留方法

Piotr H. Skarżyński[1,2,3], Ewa Tomanek[1], Bartłomiej Król[1], Elżbieta Włodarczyk[1], Henryk Skarżyński[1]

[1] World Hearing Center, Institute of Physiology and Pathology of Hearing, Warsaw/Kajetany, Poland

[2] Heart Failure and Cardiac Rehabilitation Department, Second Faculty of Medicine, Medical University of Warsaw, Poland

[3] Institute of Sensory Organs, Kajetany, Poland

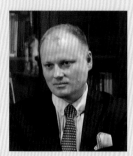

Piotr H. Skarżyński

摘 要

简介 Usher 综合征是一种罕见的疾病，其发病率约为 3.5 ～ 6.2/10 000。本病最显著的临床特征是在不同的年龄段发病会有不同类型的听力损失，或部分聋、前庭功能障碍及失明。

目的 本文旨在分析 Usher 综合征伴部分聋患者治疗后残余听力的保留情况。

方法 按照 Skarżyński 提出的 6 步手术法植入人工耳蜗。电极优先插入圆窗，但由于解剖条件差异，某些情况需进行内耳开窗。通过纯音测听评估植入耳蜗前后听力的保留情况。

结果 在相同条件下对耳蜗植入前后分别行纯音测听，结果显示植入耳蜗电极后，患者的残余听力仍可保留。

结论 多数情况下，Usher 综合征患者的听力损失是进行性的。因此，在后续工作中，可能有必要改变与电极阵列通道相关的声音编码策略。建议根据耳蜗的大小选择插入更深的电极，为 25mm ～ 28mm。

关键词

Usher 综合征；部分聋；部分聋治疗；圆窗；人工耳蜗植入

本文首次发表于 Nowa audifologia，2013，2(5):25–29(波兰文)。

引 言

Usher 综合征是一种条件遗传性疾病（常染色体隐性），其特征是继发于色素性视网膜炎的进行性双侧感音神经性听力丧失和视力丧失。本病较罕见，是对正常发育至关重要的两种感官（听觉和视觉）同时受损的最常见原因[1-3]

1858 年，德国眼科医生 Albrecht von Graefe 首先描述了该综合征的独特症状。他发现在患者家庭中，5 个兄弟姐妹中有 3 个有非常相似的症状。虽然他是第一个观察到伴随症状和疾病遗传病因概率的科学家，但迄今该综合征的命名却仍源于苏格兰医生 Charles Usher。1914 年，Charles

Usher 研究了 41 个表现为这种疾病遗传方式的家庭，并发表了他的研究[4]。文献中，Usher 综合征又称：Hallgren 综合征、Usher–Hallgren 综合征、色素性视网膜炎（RP）– 听力障碍综合征或营养不良性视网膜听力障碍综合征等[2]。

Usher 综合征在临床症状和导致其基因突变方面都是非常异质性的。该病可从不同的方面进行分类。目前流行的方法是基于听力损伤的程度和进展快慢，最终根据平衡障碍的存在及视力损伤开始的年龄将其分为 3 类[5]。

1 型 Usher 综合征（USH1）最严重，也最常见。据文献报道，该型占所有 Usher 综合征病例的 30%～40%[2]。其特征是严重的语前听力损失，而在低频留有残余听力，大约是 90～100 dB HL[2]。此外，USH1 患者还有导致平衡和运动发育迟缓的前庭功能障碍，以及在 10 岁前开始出现的外周听力丧失，进而完全失明[6]。Usher 综合征 2 型（USH2）表现为初期轻微但呈进行性的听力损失，进行性视力下降及平衡功能正常，可在 10～20 岁出现。几乎所有的 USH2 患者都有听力损失，但某些情况下无进一步加重[7]。Usher 综合征 3 型（USH3）在统计学上最不常见。与前两种类型相比，其症状出现相对较晚。孩子出生时听力正常，在 10～20 岁出现听力下降，但不一定存在平衡障碍。视力障碍在 20～30 岁开始出现[7]。

到目前为止，已经鉴定出 12 个基因位点和 9 个基因，其突变导致该病。USH1 是由编码以下蛋白质的 5 个基因突变引起的：肌球蛋白 Ⅶ A、PDS-95、harmonin、钙黏着蛋白 -23 和原黏蛋白 -15。USH2 是编码跨膜蛋白 - 引座素、VLGR1（大 G 蛋白偶联受体 -1）或旋转蛋白的基因突变的结果。根据文献，USH3 只与一个基因的突变相关，编码 clarin-1[8]。由这些基因编码的蛋白质负责内耳毛细胞的正常功能，从而有正常听力。

在同时伴有听力和视力丧失的患者中约 50% 被诊断为 Usher 综合征[5-6, 8]。据估计 3%～6% 的先天性听力丧失和 8%～33% 的视网膜色素变性病例由该病所致[5-6]。不同人群中 Usher 综合征的发病率为 3.5～6.2/10 000。该病在近亲结婚的人种中更为常见，如德系犹太人和赫特人[5]。据文献报道，Usher 综合征的发病率从德国的 1:12 500 到美国的 1:23 000 不等[9]。

目　的

本研究的主题是一种罕见的疾病——Usher 综合征。分析人工耳蜗植入对于本病伴有部分聋的条件遗传性听力损失患者的效果和获益[10]。

案例与方法

在 1999 年至 2012 年间在听觉生理和病理研究所（波兰）接受耳蜗植入的 3781 例患者中选择 10 例为研究对象（表 1）。其中，男女各 5 例；年龄 24～62 岁。所有患者均有 Usher 综合征的临床症状：双侧感音神经性听力损失、视力障碍，某些情况下可伴有平衡障碍。在诊断过程中，均行听力检测，部分患者接受了基因检测，以选择最佳治疗方法。病例分析基于患者的病史和术后随访。听力测试分别于术前、植入后 1 个月、植入后 6 个月和植入后 12～18 个月由同一专家在本中心进行。

所有患者均在植入前使用助听器，且无明显效果。9 例患者在 14 岁前被诊断有不同程度的听力损失，其中 2 例患者在婴儿期被诊断，只有 1 例患者在 45 岁时出现听力损失。

本文着重于 Usher 综合征的耳科方面，但在诊断时，检查视力功能是必要的。本次研究中，9 例患者在 23 岁之前出现视力障碍。此外，应确定与外界沟通的方法。9 例患者出现了言语障碍（语后聋），1 例患者使用手语交流（语前聋）。

由于渐进性听力损失影响助听器的效果，推荐患者进行耳蜗植入。所有患者的测听结果都显示了严重的听力损失。在研究组中，耳蜗植入患者的最小年龄 18 岁，最大 55 岁。根据听力结

表 1　部分耳聋治疗过程中植入人工耳蜗的 Usher 综合征患者总结

助听器开始使用的年龄 / 侧别	人工耳蜗植入年龄 / 侧别	手术方法	植入体型号	植入后使用装置
9/ 右	36/ 右	圆窗	Medel Pulsar CI100	CI，HA
7/ 双	36/ 右	圆窗	Medel Sonata TI100	CI，HA
7/ 双	33/ 右	圆窗	Medel C40+	CI，HA
13/ 双	34/ 右	内耳开窗	Medel C40+	仅 CI
50/ 双	55/ 右	内耳开窗	Advanced Bionics	仅 CI
45/ 左	52/ 右	内耳开窗	Cochlear CI 24R (ST)	仅 CI
自幼 / 双	52/ 左	圆窗	Medel Plusar Cl 70	CI，HA
自幼 / 双	28/ 左	圆窗	Medel Pulsar CI100	仅 CI
9/ 右；13/ 双	24/ 左	圆窗	Medel Pulsar CI100	CI，HA
1/ 双	18/ 左	内耳开窗	Cochlear CI 24RE	CI，HA

果及患者个人的偏好选择植入侧别（左侧 4 例，右侧 6 例）。首选经圆窗植入耳蜗[10]。由于解剖学原因，有 4 例电极通过耳蜗开窗术植入。使用三家生产商（Advanced Bionics，Cochlear 和 Medel）的人工耳蜗。所有患者均未发生并发症。术后 4 例仅使用人工耳蜗，6 例对侧同时佩戴助听器。

结　果

本研究主要分析纯音测听结果，分别测量受试者植入侧及未植入侧在 250 Hz、500 Hz、1000 Hz、2000 Hz、4000 Hz、6000 Hz 的听阈，不包括 8000 Hz。在耳蜗植入后的 6 个月的随访中，所有频率的听力下降均不超过 20 dB（图 1）。尽管对侧耳未植入，但纯音测听结果在术后 1 年以上的较长随访期内也具有可比性（图 2）。

讨　论

Usher 综合征的特征是不可避免的听力损失和进行性视力丧失。在文献中，有已发表的研究分析了听力损失进展速度与综合征类型的关系。一项对 125 例患者随访 17 年的研究显示，在

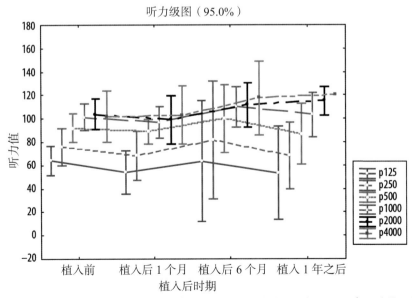

图 1　植入前后不同频率（从 125 Hz 到 4 kHz）的测听结果，以分贝 (dB) 表示（植入侧）

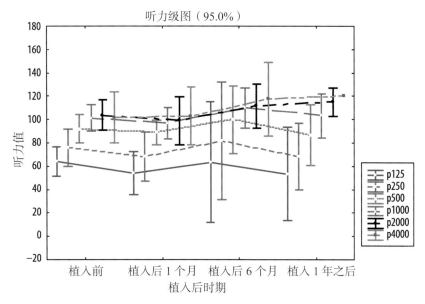

听力级图（95.0%）

图 2　植入前后不同频率 (从 125 Hz 到 4 kHz) 测听结果，以分贝 (dB) 表示（非植入侧）

Usher 综合征 2 型中听力损失无发展[11]。目前尚无有效方法来预防或针对病因治疗该病，唯一有效的帮助是为其提供一个有效的听力假体。Usher 综合征患者植入人工耳蜗后的听力结果与其他有残余听力的人工耳蜗使用者（除 Usher 综合征病因外的部分耳聋）的结果相当[9]。植入人工耳蜗后，Usher 综合征患者有更多独立生活的机会，并与环境有良好的接触。不同国家对各类人群的研究表明，人工耳蜗植入具有良好的效果。关于进行性失明，建议在确诊 Usher 综合征时尽早植入人工耳蜗[12]。考虑到中枢神经系统的变化，建议双侧顺序植入[2-4, 12]。虽然在部分性耳聋治疗中，首选圆窗植入[9]，但在某些患者，耳蜗造口的效果更好。

结　论

本研究入组的患者需要跨学科的方法。患者植入耳蜗后的效果很好，术后 1 年，平均听力变化低于 8 dB。分析表明，从临床角度来看，部分耳聋的治疗方法是一种安全有效的方法。患者在预定的随访时经常会出现问题，部分患者需要使用语音处理器拟合的个别算法。此外，一些患者需要其他专业的护理（通常是眼科医生）。部分

耳聋治疗的应用，不仅可以保留残余听力，而且还能保留内耳结构。最佳插入方法是通过圆窗植入，但这并不适用于每位 Usher 综合征患者。大多数患者更喜欢只用电刺激。

（郑文蕊　王林娥　译）

参考文献

[1] Le Quesne Stabej P, Saihan Z, Rangesh N, et al. Comprehensive sequence analysis of nine Usher syndrome genes in the UK National Collaborative Usher Study. J Med Genet, 2012, 49(1): 27–36.

[2] Liu XZ, Angeli SI, Rajput K, et al. Cochlear implantation in individuals with Usher type 1 syndrome. Int J Pediatr Otorhinolaryngol, 2008, 72(6): 841–47.

[3] Jatana KR, Thomas D, Weber L,et al. Usher Syndrome: Characteristics and Outcomes of Pediatric Cochlear Implant Recipients. Otol Neurotol, 2013, 34(3): 484–89.

[4] Yan D, Liu XZ. Genetics and pathological mechanisms of Usher syndrome. J Hum Genet, 2010, 55(6): 327–35.

[5] Ouyang XM, Yan D, Du LL, et al. Ouyang Characterization of Usher syndrome type I gene mutations in an Usher syndrome patient population. Hum Genet, 2005, 116(4): 292–99.

[6] Bonnet C, El-Amraoui A. Usher syndrome (sensorineural deafness and retinitis pigmentosa): pathogenesis, molecular diagnosis and therapeutic approaches. Curr Opin Neurol,

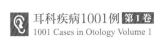
2012, 25(1): 42–49.

[7] Otterstedde CR, Spandau U, Blankenagel A, et al. A new clinical classification for Usher's syndrome based on a new subtype of Usher's syndrome type I. Laryngoscope, 2001, 111(1): 84–86.

[8] Mrugacz M. Ocena morfologii plamki oraz funkcji narządu wzroku w przebiegu zespołu Ushera [The assessment of the morphology of the macula and functioning of the organ of sight in the Usher syndrome]. Klinika oczna, 2010, 324: 10–12.

[9] Siedlecka H. Zespół Ushera–problem nieznany [The Usher syndrome–an unknown problem]. Otoscop, 1994, 1: 2–4.

[10] Skarżyński H. Ten years experience with a new strategy of Partial Deafness Treatment. JHS, 2012, 2(2): 11–18.

[11] Reisser CF, Kimberling WJ, Otterstedde CR. Hearing loss in Usher syndrome type II is nonprogressive. Ann Otol Rhinol Laryngol, 2002, 111: 1108–11.

[12] Pietola L, Aarnisalo AA, Abdel-Rahman A, et al. Speech recognition and communication outcomes with cochlear implantation in Usher syndrome type 3. Otol Neurotol, 2012, 33(1): 38–41.

18 人工耳蜗电极移位至咽鼓管口可导致幼儿急性乳突炎？

Ruth Lang-Roth[1], Karl-Bernd Hüttenbrink[1,2]

[1] Phoniatrics and Paedaudiology, CI Center Cologne in the Department of Ear, Nose and Throat, Head and Neck Surgery, University Hospital of Cologne, Germany

[2] Department of Ear, Nose and Throat, Head and Neck Surgery, University Hospital of Cologne, Germany

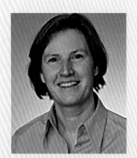

Ruth Lang-Roth

摘 要

作者对一例植入人工耳蜗 9 个月后出现急性乳突炎的 16 月幼儿进行了乳突切除术，原位保留人工耳蜗。CT 扫描显示，耳蜗内电极的尖端位置正确，没有移位，但乳突腔内电极线延伸至咽鼓管鼓室口。急性上呼吸道感染 3 周后，移位的电极堵塞咽鼓管导致了乳突炎。在患儿完全恢复后，行二次手术将电极重新置入乳突。17 个月后，患儿健康，咽鼓管通畅，人工耳蜗工作正常。

关键词

人工耳蜗植入；电极移位

引 言

中耳感染在儿童时期十分常见。急性中耳炎通常发生在 3 个月至 3 岁之间，约 80% 的儿童至少发生过一次急性中耳炎（AOM）[1]。30% ～ 60% 的急性中耳炎是由肺炎链球菌引起。因此，德国人工耳蜗植入指南建议对所有患者进行肺炎球菌和流感嗜血杆菌疫苗接种[2]。急性中耳炎的发病率呈下降趋势，6 个月以上的儿童仅在有症状的情况下使用抗生素治疗，如体温超过 39℃或严重的耳痛伴穿孔，在其他情况下，则建议观察等待[3]。由于 AOM 并发症如乳突炎、脑膜炎，特别是设备感染，AOM 仍然是儿童人工耳蜗植入的一个问题。在这种情况下，轻度感染患者会服用阿莫西林和舒巴坦等口服抗生素，同时使用滴鼻剂和止痛药，而在更严重的情况下则会静脉给药。然而，细菌性脑膜炎的风险是极高的，因为它可以在数小时内致命。因此临床可疑乳突炎的患者必须采取有效治疗。有学者认为，在严重乳突炎的情况下，为去除所有感染源应取出植入体[4]

案 例

无其他疾病且营养良好的 17 个月女婴由于遗传原因（纯合子连接蛋白 Connexin 26 突变）导致先天性耳聋，植入人工耳蜗。她姐姐已经进行了双侧耳蜗植入。在她出生的第 1 周新生儿听力筛查（TEOAE 和 AABR）未通过，出生在第 9 天，行 BERA 诊断为完全性耳聋。随即佩戴助听器，但听觉反应不足以支持学习口语，准备植入人工耳蜗。患者 5 个月时，耳蜗电图和 BERA 检查证实耳聋，CT 扫描显示耳蜗和大脑结构正常，右侧乳突部分充满渗出物。患者在全麻下行腺样体切除术，在 7 个月时右侧植入 CI24RE（CA）（Cochlear®），9 个月时左侧植入 CI24RE（CA）。植入后听力正常。

17 个月患儿患鼻炎约 3 周，无发热。后来发展为右侧耳漏，3d 后耳廓肿胀。在医院就诊时，右耳廓红肿，但植入物上方的皮肤平整。电耳镜观察右耳道充满脓液，左咽鼓管通畅，鼓膜完好。右耳无法进行进一步的操作。鼻黏膜正常。

方　法

患儿入院后，接受氨苄西林舒巴坦静脉抗生素治疗，口服布洛芬止痛和减充血滴鼻剂。在镇静状态下立即进行CT扫描显示急性乳突炎改变。右耳咽鼓管不通，耳廓前后软组织肿胀（图 1）。在同一位置检测耳蜗内电极，与术后第一次 X 线平片检查（Altschul 视图）一样完全植入。然而，电极移位到靠近咽鼓管鼓室口的乳突窦和鼓室腔。立即进行全麻手术，显微镜下发现右外耳道后壁凸出，鼓膜完好，但增厚发红。经穿刺中耳引流出水样分泌物，鼓室黏膜大量增厚，置入通气管。沿耳后瘢痕切开引流骨膜下脓肿，开放乳突腔可见乳突腔积脓。骨膜下脓肿尚未涉及植入体及刺激位点，因此保留植入体和电极未取出。

手术后 2d 内 CRP 从 16 g/dl 降至 5 g/dl。给药舒巴坦和氨苄西林共 7d，最初经静脉给药，后改口服。两周后，言语处理器再次开机，恢复正常。拭子培养显示为化脓性链球菌。

由于电极环靠近咽鼓管鼓室口，中耳正常通气受限导致乳突炎。因此，经与家长沟通同意进行修正手术，于 4 个月后对其（已康复）进行了手术。

术中发现电极固定在听骨链内侧鼓室瘢痕组织中，向下延伸至咽鼓管。用钝性及锐性分离电极，植入体和电极保持原位。通过同时拉动两端从咽鼓管中取出电极线，然后在乳突腔内盘绕成两圈，用纤维蛋白胶固定。

结　果

3 个月后，急性中耳感染出现积液，经静脉注射抗生素治疗后痊愈。直到 17 个月后，患儿仍然健康，没有发生术后相关问题，人工耳蜗工作正常。

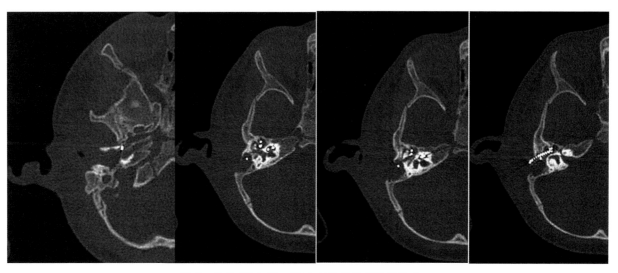

图 1 轴位 CT 扫描，CI 电极前移至咽鼓管鼓室口

讨 论

在儿童人群中，AOM 是耳蜗植入后最常见的问题之一。年幼的患儿过早植入会增加这种感染的风险，甚至并发急性乳突炎。然而，这仍然是一种罕见的风险[4-5]。截至 2014 年，12 篇文献描述共 43 例患者在 CI 后并发乳突炎。14% 的患儿出现骨膜下脓肿，只有 1 例患儿需要再次植入[6]。

低发病率解释了为什么我科在过去几年无 CI 后乳突炎（每年有超过 100 例 CI 植入）。因此，我们尝试找出其原因，因为在患儿中没有自身病因，如营养不良，免疫疾病等明显病因。唯一的发现与术后乳突炎相关是电极位置位于咽鼓管口。令人惊讶的是在 CI 术中，电极通过后鼓室切开术完全插入耳蜗后，在乳突腔中卷起，在砧骨和鼓室盖之间只有一个小环。我们常规将电极放置在这个位置，以避免有弹性的电极在压力作用下进入外耳道后壁，以防止骨质侵蚀。

现在必须假设，由于瘢痕收缩或来自乳突电极环的弹性推动，这部分电极沿锤骨头通过鼓室向前移动，进入咽鼓管口。随后出现急性中耳炎，随着中耳黏膜的肿胀，中耳黏液和脓液的引流受阻，导致乳突炎，这是典型的延迟 2～3 周后的急性鼻炎和咽鼓管功能障碍。

我们与患者父母讨论了这个特殊病例，并建议在无炎症的情况下将电极移位至乳突，防止再次发生咽鼓管堵塞。由于儿童急性鼻炎伴急性中耳炎发病率升高，必须考虑新发乳突炎及其固有并发症的风险，并权衡与移位手术相关风险，特别是对于直接进入内耳并进一步进入颅内的 CI 术后患者。

在手术过程中，基本的操作是将鼓室内电极环周围分离，无需对耳蜗内的电极尖端施加任何拉力。因此，将电极的完整回路从其嵌入的鼓室瘢痕组织中分离出来。然而，通过乳突窦无法看到鼓室前方靠近咽鼓管口的区域。但与乳突瘢痕组织相比，咽鼓管口内的包裹组织较为柔软，多

为黏膜组织，电极可以通过同时拉动电极两端取出[7]。为了防止前脱位再次发生，在乳突腔内进行重新定位并使其稳定，将电缆绕成双环并用纤维蛋白胶固定，置入乳突尖。患儿在后期病程中显示中耳正常愈合，无进一步感染。

结 论

儿童耳蜗植入后，中耳乳突炎是罕见但严重的并发症。除了典型的原因，如营养不良、免疫疾病等，还必须考虑与植入相关感染。本例中，由于电极环向前移位导致咽鼓管口堵塞是乳突炎的主要起因。在电极电缆周围形成坚实的瘢痕之前应尽早实施手术，避免手术时间过长。锤骨头前方的咽鼓管口无法通过乳突腔观察到，必须通过同时拉动电极的两端来将电极与瘢痕组织分离完成。只有开放外耳道壁的侵入性手术才能打开该区域进行手术。因此对于人工耳蜗植入后的乳突炎，建议对电极长度进行细致的影像学测量，特别是咽鼓管口位置。

（张 斯 王林娥 译）

参考文献

[1] Minovi A, Dazert S. Diseases of the middle ear in childhood. GMS Curr Top Otorhinolaryngol Head Neck Surg, 2014, 13: Doc 11.

[2] Ben-Shimol S, Givon-Lavi N, Leibovitz E, et al. Near-elimination of otitis media caused by 13-valent pneumococcal conjugate vaccine (PCV) serotypes in southern Israel shortly after sequential introduction of 7-valent/13-valent PCV. Clin Infect Dis, 2014, 59(12): 1724–32.

[3] Thomas JP, Berner R, Zahnert T, et al. Acute otitis media-a structured approach. Dtsch Ärztebl Int, 2014, 111(9): 151–59, quiz 160.

[4] Osborn HA, Cushing SL, Gordon KA, et al. The management of acute mastoiditis in children with cochlear implants: saving the device. Cochlear Implants Int, 2013, 14(5): 252–56.

[5] Farinetti A, Ben Gharbia D, Mancini J, et al. Cochlear implant complications in 403 patients: comparative study

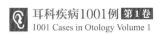

of adults and children and review of the literature. Eur Ann Otorhinolaryngol Head Neck Dis, 2014, 131(3): 177–82.

[6] Zawawi F, Cardona I, Akinpelu OV, et al. Acute mastoiditis in children with cochlear implants: is explantation required?

Otolaryngol Head Neck Surg, 2014, 151(3): 394–98.

[7] Hüttenbrink KB, Zahnert T, Vogel U,et al. Biological fixation of the electrode cable of cochlear implants. Oto Rhino Laryn Nova, 2000, 10: 213–16.

19 病例报道：上半规管裂

Joseph D. Wasson, Robert J.S. Briggs

Department of Otolaryngology, University of Melbourne, Australia

摘 要

简介 上半规管裂 (SSCD) 是近年认识的一种罕见的耳科疾病，其特征是由骨迷路第三窗引起的特征性听觉与前庭症状。

病例报道 41 岁女性患者，颅脑损伤后出现右侧搏动性耳鸣、自鸣症、听觉过敏、Tulio 现象、眩晕和失衡等 5 年病史。纯音测听显示右侧低频假性传导性听力损失伴骨性听觉过敏。颈性前庭诱发肌源性电位（cVEMP）阈值异常低至 70 dBnHL。高分辨率 CT 扫描确认为右侧 SSCD。采用条颞肌筋膜、骨粉和纤维蛋白胶行经乳突上半规管封闭。

结果 上半规管闭塞后，症状明显缓解，听力改善，假性传导性听力损失逆转。

结论 本病例强调了在没有中耳病变（如耳硬化症）的情况下，适当检查鉴别 SSCD 与其他传导性听力损失的重要性。经乳突入路治疗听觉 - 前庭功能障碍是一种安全有效的方法，不需要开颅手术。

关键词

上半规管裂；经乳突填塞

引 言

上半规管裂综合征（SSCD）于 1998 年首次报道[1]，由于骨迷路中存在第三窗，出现特征性听觉前庭症状[2]。过去致病的 SSCD 病例都是经中颅窝入路修复，近年来，经乳突入路逐渐被认为是治疗这种罕见耳科疾病的首选方法[3]。

病例报道

患者女性，41 岁，有 5 年独特的前庭听觉症状病史。症状是在跌倒时枕骨撞击后即刻出现，听觉症状包括右侧搏动性耳鸣、自鸣症和自听增强，患者能够听到她的眼球运动和颈部肌肉收缩的声音。伴随的前庭症状是由强噪声（Tulio 现象）和右侧外耳道的压力引起的失衡和眩晕。

检查外耳道、鼓膜及活动均正常。Barany 噪声盒测试 Tulio 现象试验阴性，右耳瘘管试验阳性，外耳道正压引起扭转垂直性眼球震颤（Hennebert 征）。Rinne's 试验右侧阴性，Weber's 试验偏右，右侧骨传导性听力亢进。

纯音测听发现右侧低频传导性听力损失伴有异常骨传导降低（表 1）。双侧鼓室导纳为 A 型，双耳言语识别率 100%。

左耳 cVEMP 阈值 85 dBnHL，而右耳 cVEMP 阈值 70 dBnHL。薄层高分辨颞骨 CT 冠状位和矢状位重建显示左上半规管裂（图 1）。

考虑到患者症状的严重性，建议经乳突闭塞上半规管。全麻面神经肌电图监测下，耳后 C 形皮肤切口，掀起骨膜瓣暴露乳突皮质骨。取颞肌筋膜，铺在特氟龙块上并晾干。扩大乳突切除，显露三个半规管。然后，上半规管的裂开区域下方可见蓝线（图 2）。管被打开（图 3），颞肌筋膜条在顺行和逆行两个方向上堵塞管（图4）。用骨粉和纤维蛋白胶混合在一起形成团状，双向额外的闭塞，然后用覆盖有颞筋膜的骨瓣来加强管的上部。止血固定，切口分层关闭，绷带加压包扎。

表 1　就诊时纯音测听（图中）

		频率										
		125	250	500	750	1000	1500	2000	3000	4000	6000	8000
AC	右耳	35	20			30		20		15		5
	左耳	15	5			5		20		15		20
BC 无掩蔽	右耳							10		10		
	左耳							20		10		
BC 掩蔽	右耳	-10	0			0						
	左耳	0										

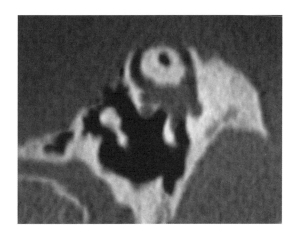

图 1　重组 CT 扫描颞骨沿上半规管轴显示裂开

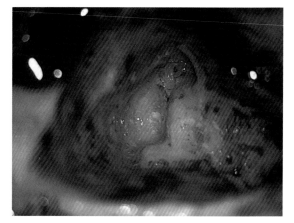

图 2　上半规管裂蓝线

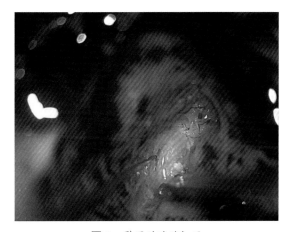

图 3　裂区的迷路切开

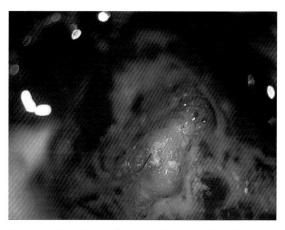

图 4　用颞肌筋膜、骨粉和纤维蛋白胶进行顺行和逆行堵塞

术后，患者症状消失，顺利恢复。脉动性耳鸣、自鸣症、听－眼球运动现象和噪声引起的眩晕明显缓解，平衡能力也得到了改善。重复瘘管试验为阴性，纯音测听显示其术前低频假性传导性听力损失已恢复（表2）。

表2　右上半规管填塞后1年纯音测听（图中）

		频率										
		125	250	500	750	1000	1500	2000	3000	4000	6000	8000
AC	右耳		20	20		25		15		20		5
	左耳		15	10		15		15		15		25
BC 无掩蔽	右耳							15		10		
	左耳							0				
BC 掩蔽	右耳		0	0		10						
	左耳		0									

讨　论

本病例强调了完善的检查在 SSCD 诊断中的重要性，并证明了经乳突手术闭塞上半规管的优点。

SSCD 多发生在 SSC 弓状隆起，因先天性或骨质发育较薄形成，成年后由颅内或中耳压力的变化导致裂开[3]。该裂隙在骨迷路形成第三窗，导致膜迷路内响应声波和压力刺激时产生异常体积位移。外耳道加压、改良 Valsalva 吹张等对中耳腔的充气或强声可引起砧骨内移，产生压力波。此压力波的部分能量将通过 SSCD 消散，兴奋上半规管的壶腹部产生眩晕，并伴有向上跳动的垂直扭动性眼震。相反，Valsalva 动作可使声门关闭，增加胸腔内压力，颈内静脉回流减少，而颅内压增加，压缩 SSCD。反过来产生的压力波将抑制壶腹顶部，导致眩晕和下跳性扭动性眼震[1]。

通过 SSCD 的声能耗散降低了外淋巴行波向耳蜗尖端行进时的振幅，导致在低频气导听阈提高[1]。相反，SSCD 通过在前庭和鼓室之间产生的不对等阻抗来降低骨传导，从而增强骨传导声音振荡基底膜的能力。其结果是产生假性传导性听力损失，可能被误诊为耳硬化症，尤其是在无前庭症状时[2]。

临床诊断需要听力学和放射学检查的辅助。纯音测听通常识别骨导阈值低于 2000 Hz 的低频假性传导性听力损失。在 SSCD 患者中镫骨肌反射存在，这有助于将本病与无镫骨肌反射的耳硬化症相区分[2]。SSCD 患者 VEMP 阈值在患耳为 81 ± 9 dBnHL[4]，而健耳则为 99 ± 7 dBnHL[4]。可使用高分辨率 CT 扫描，在水平和垂直于上半规管管的平面上重建图像并作出诊断[2]。

对于伴有听力前庭障碍症状的 SSCD 患者，中颅窝开颅修补裂孔一直是传统的治疗选择[3]。文献中已经描述了表面处理和闭塞技术，但已经证明用颞肌筋膜和骨瓣封闭（封堵）比表面处理更能完全缓解症状[3-4]。最近，经乳突入路上半规管闭塞已证明是替代中颅窝入路的一种可行方法。该技术的优点包括无需开颅，不需要颞叶后压，经验丰富的耳科医生熟悉手术入路，并且可以在不处理缺损的情况下关闭耳道[5]。本病例进一步强调了采用颞肌筋膜、骨粉和纤维蛋白胶的经乳突闭塞技术在解决 SSCD 症状、保护听力和纠正相关的低频传导性听力损失方面的疗效。

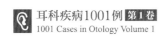

结 论

SSCD 是近年发现的一种罕见耳科疾病，其独特的听觉前庭症状由骨迷路第三窗裂开引起。本病例报道强调了完善的检查对确诊的重要性，并描述了采用颞肌筋膜、骨粉和纤维蛋白胶经乳突闭塞的方法，成功缓解症状并保护了听力。

（王琪妹 王林娥 译）

参考文献

[1] Minor LB, Solomon D, Zinreich JS, et al. Sound-and/or pressure- induced vertigo due to bone dehiscence of the superior semicircular canal. Arch Otolaryngol Head Neck Surg, 1998, 124: 249–58.

[2] Merchant SN, Rosowski JJ, McKenna MJ. Superior semi-circular canal dehiscence mimicking otosclerotic hearing loss. Adv Otorhinolaryngol, 2007, 65: 137–45.

[3] Vlastarakos P, Proikas K, Tavoulari E,et al. Efficacy assessment and complications of surgical management for superior semicircular canal dehiscence: a meta-analysis of published interventional studies. Eur Arch of Otorhinolaryngol, 2009, 266(2): 177–86.

[4] Minor LB . Clinical manifestations of superior semicircular canal dehiscence. Laryngoscope, 2005, 115(10): 1717–27.

[5] Agrawal SK, Parnes LS. Transmastoid superior semicircular canal occlusion. Otol Neurotol, 2007, 29(3): 363–67.

20 人工耳蜗植入术后发生"沉默型"迷路炎的风险

Julia Seehawer, Andreas Anagiotos, Karl-Bernd Hüttenbrink
Department of Otorhinolaryngology, Head and Neck Surgery,
University of Cologne, Medical Faculty, Germany

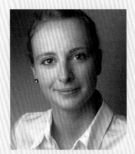

Julia Seehawer

摘 要

简介 患者在已存在的根治性术腔植入耳蜗1.5年后出现耳流脓，检查发现植入体电极暴露在术腔内。

材料与方法 修复手术是移除植入物，但电极仍然留在耳蜗。数周后出现面神经麻痹。MRI扫描示内听道及耳蜗内见对比增强信号。放射科医生考虑为听神经鞘瘤，但耳科高度怀疑炎症，决定立即进行二次手术。

结果 大量炎性肉芽组织充满鼓室，去除电极后，耳蜗内流出脓液。电极尖端处检测到铜绿假单胞菌。因此给予敏感抗生素治疗，面神经麻痹立即减轻，MRI扫描显示增强信号减少。

结论 人工耳蜗植入是一种相对安全、风险低的手术。然而，经内耳开窗口植入电极导致中耳与内耳结构直接交通。根据以往经验，这可能成为感染侵入耳蜗并进入颅内的途径。

在通常情况下，急性迷路炎表现为眩晕和听力下降。尤其是人工耳蜗植入术后的患者，这些警示症状在炎症向颅内扩散之前可能消失。基于耳科专业知识对MRI结果进行仔细的解释是必要的，但应始终参照临床表现的变化。

关键词

人工耳蜗植入术；二次手术；根治性术腔

引 言

严重听力损失的老年患者可能从儿童时就有长期的慢性中耳病史。如果考虑人工耳蜗植入术，则必须在打开内耳前做好中耳手术准备。急性迷路炎可由中耳感染、脑膜炎或罕见的血液感染引起。典型症状是眩晕和听力丧失，其次是面神经麻痹。早期治疗是避免颅内扩散和其他并发症的最重要原则。

本文报道1例69岁女性，因1.5年前在外院行右耳人工耳蜗植入术后双侧耳流脓来我科就诊。患者自幼双耳听力差，二十多岁时曾行双侧开放式乳突根治。右侧人工耳蜗植入前，先行部分术腔闭塞的修正手术。耳部检查显示两侧根治腔上皮化不均匀。给予局部和全身抗生素的作用只是短暂的，耳流脓并未减少。12个月后，患者抱怨丧失言语理解能力。对于该患者，电极刺激无反应，阻抗增加提示人工耳蜗失效。显微镜下可见术腔内暴露的植入电极。

方 法

电极暴露和保守治疗无效促使我们进行了二次手术，将植入体取出。在圆窗外剪断电极，留作以后再植入。3个月后，患者耳鼓膜小穿孔，再次流脓，因此进行了二次手术，鼓室腔或圆窗区未见进一步的炎症迹象。6周后，患者出现同侧面神经麻痹（图1），未主诉其他症状。给予静脉注射抗生素，经造影剂MRI扫描显示右侧耳蜗和内听道强化（图2）。

由于内听道软组织典型的增强信号，放射科怀疑为听神经鞘瘤。经分析MRI，认为由于植入前诊断和面神经麻痹的突然发病，听神经瘤可能性小。考虑到上述症状和患者的慢性中耳炎病史，我们认为暂不考虑听神经瘤诊断。但由于感染可能经耳蜗扩散到内听道形成炎性肉芽组织，我们重新对其进行评估，决定立即进行修正手术，取出之前保留的电极。

结 果

手术见鼓室黏膜明显炎症改变，圆窗附近、鼓室下部及耳蜗内均为肉芽组织填充。拔出电极

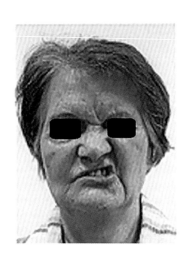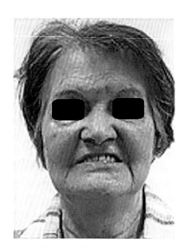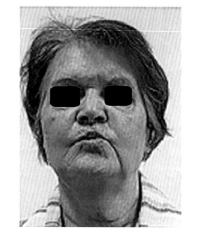

图1 右侧面神经麻痹 (House Brackman Ⅲ级)

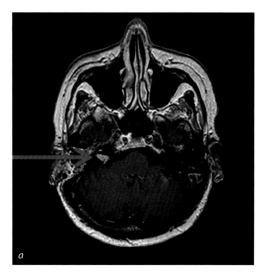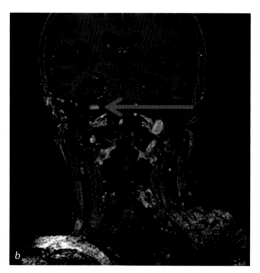

图2 MRI扫描显示内管 (a, b) 和右侧耳蜗 (a) 有造影剂增强

时有脓液溢出。细菌学检查发现电极尖端为铜绿假单胞菌。立即给予敏感抗生素治疗。面神经麻痹在 5d 内迅速减轻。术后 3 周 MRI 扫描显示内听道的强化程度已经降低（图 3a，图 3b）。4 周后，耳蜗和乳突炎性症状明显减轻（图 3c，图 3d）。

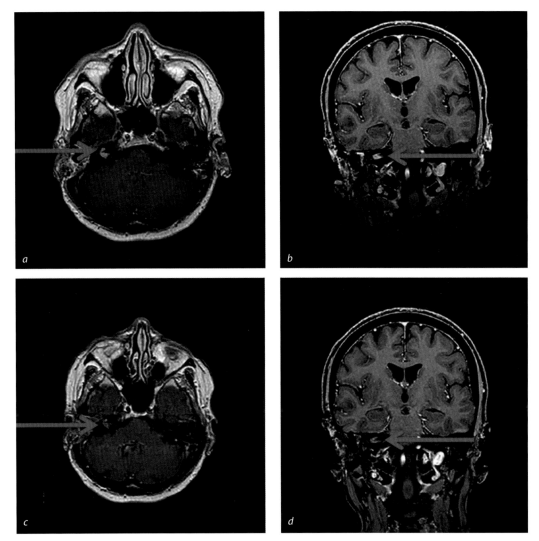

图3 修正手术 3 周后的 MRI 扫描显示右侧内耳道信号减弱 (a, b)，4 周后耳蜗信号减弱 (c, d)

讨 论

急性迷路炎是一种严重的疾病，当炎症通过内听道扩散到颅内则有生命危险。中耳感染是它最常见的原因[1]，典型症状是眩晕、听觉丧失和面神经麻痹。颅内扩散的风险很高，因此早期干预是绝对必要的。

耳蜗植入术是一种相对安全的手术。轻微并发症包括眩晕和手术伤口感染。脑膜炎发病率为 0.1%，但高于一般人群（0.001%）[2]。耳蜗炎症仅报道少数病例，多数伴有外耳道骨质侵蚀[2-5]。2002 年儿童人工耳蜗植入术后细菌性脑膜炎突然增多。使用带定位器的专用电极确定为危险因素[6]，该定位器已召回。建立人工耳蜗植入前接种肺炎球菌疫苗，此后建议对人工耳蜗植入患者中耳感染的抗生素治疗。与成人的手术方式仍然相同，电极使内耳与中耳结构相通，因此仍有中耳感染扩散、无障碍进入内耳和颅内的风险。

CI患者迷路炎的独特之处在于缺乏通常内耳的典型警示症状，如眩晕和急性听力损失。

本病例耳流脓和面神经麻痹是急性迷路炎的唯一临床提示，而患者人工耳蜗植入后未出现因先天性耳聋和前庭系统损害引起的听力损失和眩晕。由于内耳功能不正常，这些特征和警示症状将不明显。因此，影像诊断对于识别内耳的感染至关重要。

本病例MRI扫描显示耳蜗和内听道增强信号，这误导了放射学家所评估的听神经瘤诊断，这种强化应解释为炎性肉芽肿由内耳扩展到内听道。MRI成像提供了比CT扫描更好的关于内耳液体和神经结构的信息，可显示耳蜗、内听道或面神经的造影增强信号是肿瘤还是肉芽组织感染。然而，即使是现代磁共振成像技术，也可能很难区分肿瘤和炎症信息[7]。因此，临床病史也必须充分考虑。本案例判断为内耳炎症是由于患者CI电极的裸露和面神经突然麻痹，在感染向颅内扩散前，立即进行了修正手术。

结 论

慢性中耳炎患者植入人工耳蜗后，由于中耳与内耳的屏障结构开放，可能出现某些耳科疾病中罕见的并发症。对于耳聋患者，特别是人工耳蜗植入术后，迷路炎的典型症状如眩晕或听力损失可不明显。因此，颅内感染的风险在开始时很容易被忽视，进一步的发展出现面瘫和肉芽则是该并发症的典型表现。

耳鼻喉科专家应对影像和关键信息正确评估，以避免对人工耳蜗植入术后并发症的严重误判或延迟治疗。

（朱 桢 王林娥 译）

参考文献

[1] Yorgancılar E, Yildirim M, Gun R, et al. Complications of chronic suppurative otitis media: a retrospective review. Eur Arch Otorhinolaryngol, 2013, 270(1): 69–76.

[2] Benatti A, Castiglione A, Trevisi P,et al. Endocochlear inflammation in cochlear implant users: case report and literature review. Int J Pediatr Otorhinolaryngol, 2013, 77(6): 885–93.

[3] Bertuleit H, Groden C, Schäfer HJ,et al. Removal of a cochlea implant with chronic granulation labyrinthitis and foreign body reaction. Laryngo Rhino Otol, 1999, 78(6): 304–06.

[4] Ho EC, Dunn C, Proops D,et al. Case report: explantation of a cochlear implant secondary to chronic granulating labyrinthitis. Cochlear Implants Int. 2003, 4(4): 191–95.

[5] Levi J, Looney L, Murray R, et al. Auditory nerve function following cochleitis. Int J Pediatr Otorhinolaryngol, 2012, 76: 1696–701.

[6] Reefhuis J, Honein MA, Whitney CG, et al. Risk of bacterial meningitis in children with cochlear implants. N Engl J Med,2003, 349: 435–45.

[7] Peng R, Chow D, De Seta D, et al. Intensity of gadolinium enhancement on MRI is useful in differentiation of intracochlear inflammation from tumor. Otol Neurotol, 2014, 35(5): 905–10.

21 经乳突填塞治疗上半规管裂综合征

Vincent Van Rompaey[1,2], Paul Van de Heyning[1,2]

[1] Department of Otorhinolaryngology and Head and Neck Surgery, Antwerp University Hospital, Edegem, Belgium

[2] Faculty of Medicine and Health Sciences, University of Antwerp, Campus Drie Eiken, Antwerp, Belgium

摘要

简介 上半规管裂综合征 (SSCD) 是一较新的外周前庭疾病。本病由上半规管骨管表面裂隙（或缺口）所致，通过与覆盖的硬脑膜接触而产生内耳的可移动第三窗。

案例与方法 本章报道一例 60 岁女性病例，患者右耳自听增强，伴搏动性耳鸣、耳胀满感以及听力损失。听力学检查显示右侧低频有气骨导差。颞骨高分辨 CT 显示右侧上半规管裂。颈性前庭诱发肌源性电位（cVEMP）与健侧对比（95 dB）显示高振幅、低阈值（65 dB），从电生理方面佐证了诊断。患者随后接受经乳突上半规管填塞。

结果 干预后自听增强和搏动性耳鸣立即消失。几周后，其他症状（如耳胀满感和听力损失）得以缓解。术后听力图显示正常。

结论 经乳突入路手术治疗上半规管裂对于有失能症状的患者是一种安全的治疗方法，它可以完全消除症状。

关键词

眩晕；半规管；前庭诱发肌源性电位

引 言

上半规管（SSC）裂综合征是一个较新的外周前庭疾病。本病由上半规管骨管裂隙（或缺口）所致，通过与覆盖的硬脑膜接触而产生内耳的可移动第三窗。该裂隙可以由被覆的颅中窝硬脑膜、岩上窦或脑膜瘤等损伤导致。

症状包括声音诱发性眩晕（Tullio 现象）、压力诱发性眩晕（Hennebert 征）或 Valsalva 动作诱发性眩晕。此外，听力损失、自听增强和感觉到身体的骨导声，例如搏动性耳鸣。后者偶尔出现在自述可以听到他 / 她眼球运动的患者中。

通过详细询问病史，询问上述症状可以作出初步诊断。因为患者很少将这些征象与耳前庭疾病相联系。进一步检查显示耳镜检查正常，测听显示传导性听力损失（与耳硬化症结果类似），而镫骨肌反射正常。颞骨高分辨 CT 双斜位重建显示上半规管裂隙。颈性前庭诱发肌源性电位（cVEMP）阈值下降，证实内耳存在可移动第三窗效应。

案例与方法

病史 患者女性，60 岁，主诉右耳自听增强，搏动性耳鸣，耳胀满感和听力损失。上述症状已出现数年，与上呼吸道感染无关，无外伤史。搏动性耳鸣为动脉性，与心跳同步。患者否认耳痛或眩晕，但有颈痛和紧张性头痛病史。已采用物理疗法缓解了后者的症状，但对右耳症状无效。询问患者是否能听到自己的眼球或者颈椎运动的声音，患者对此感到有些惊讶，但证实存在这些症状。患者认为自听增强是失能现象。她的病史包括偏头痛、胃食管反流病和高胆固醇血症，使用奥美拉唑和瑞舒伐他汀治疗。无已知过敏史，有老年性聋家族史。患者无烟酒及摄入含咖啡因的饮品等嗜好。

临床检查 双侧鼓膜正常，咽和鼻腔正常。无明显神经功能缺陷。

听力评估 纯音测听显示低频混合性听力损失，右侧气骨导分离（图1）。两侧声导抗测试和镫骨肌反射同侧和对侧均正常。

影像学 颞骨高分辨CT扫描（HRCT）显示

存在可移动第三窗。图2显示上半规管平面双侧双斜位重建。箭头指示为右侧上半规管。cVEMPs（图3）显示高振幅和低阈值（65 dB）对比正常侧（95 dB），电生理学也支持SSCD的诊断。

手术 患者接受了经乳突入路的手术治疗。静脉给予糖皮质激素为迷路提供最佳保护。采用耳后切口，实施标准的乳突切开，识别外半规管。上半规管前脚与外半规管前半部分成直角。必须将骨性上半规管轮廓化，然后用1 mm金刚钻磨出蓝线，直至看到骨内膜。用标准耳硬化症器械打开骨内膜，经开窗口可见膜半规管显现。轻轻嵌入1 mm脂肪组织栓逐渐压迫膜半规管。缓慢向下，朝着壶腹端推送脂肪组织，堵塞前脚。将自体骨粉置于表面，防止脂肪脱出。随后磨薄以弓下动脉为中心的上半规管内侧，以显示后脚居中。注意进入后脚不超过180°，避免进入总脚。

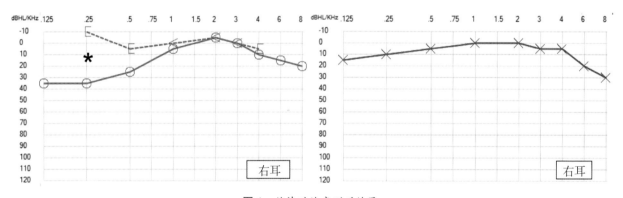

图1 就诊时纯音测听结果

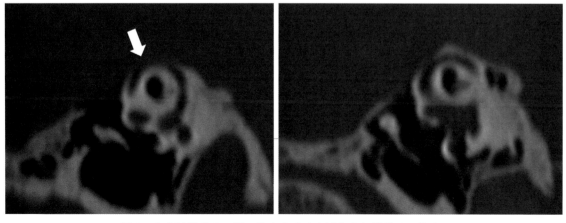

图2 上半规管平面双侧双斜重建显示右侧上半规管裂开（箭头）

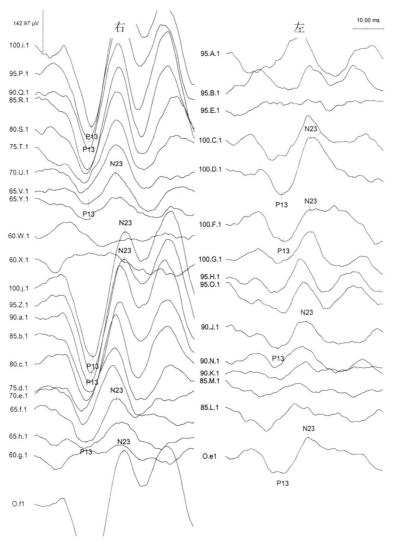

图 3 cVEMP 阈值

在打开骨内膜后，嵌入脂肪组织和骨粉栓子，将其推向总脚位置但不堵塞总脚。如图 4 所示。上半规管上半部分与颅中窝硬脑膜之间的接触产生了的裂隙，须加以识别并用脂肪栓闭塞。

术后发现 手术数日后，自听增强，搏动性耳鸣、耳胀满感和听力损失等症状均消失。患者术后仍有眩晕，之后逐渐消失。术后听力图显示正常（图 5）。

讨 论

SSCD 只有通过典型的病史，结合 HRCT 和 cVEMP 方可做出诊断。常与该综合征相联系的症状有眩晕、听力损失、自听增强和可察觉到骨导声，这些症状可以单独或联合出现。眩晕常由声音（Tullio 现象），压力（Hennebert's 征）或 Valsalva 动作诱发。感知骨导声不仅包括与患者心率同步的搏动性耳鸣，还可能包括听到自己的眼球或关节运动声，这一现象几乎可以确定与之相联系的第三窗病变的存在。故有必要询问患者有无上述特殊表现，因为他们很少将这些症状与耳部疾病联系起来。但应注意，这些症状需与咽鼓管扩张相鉴别。

SSCD 首先由 Lloyd Minor 于 1998 年描述[1]，其机制尚未明确。假设是由先天存在的上半规管

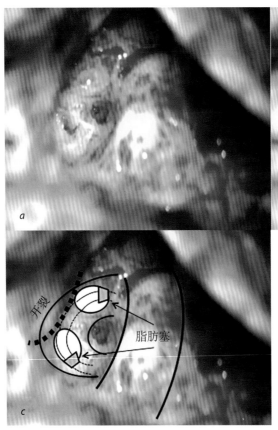
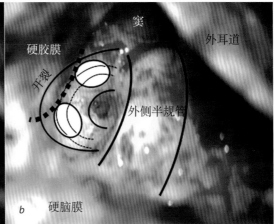

图4 手术方式。（a）乳突入路显露右
上半规管；（b）图示，EAC：外耳道；
LSCC：外侧半规管；（c）脂肪塞插入
的位置

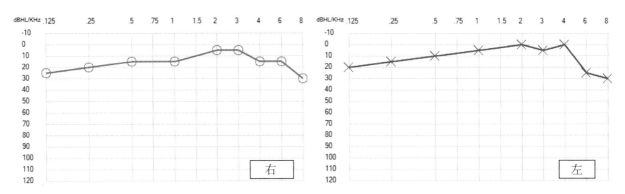

图5 治疗后纯音测听结果

表面的菲薄骨管被任何一种外力所破坏，包括头部创伤、强声暴露或者 Valsalva 动作。弓状隆起表面的硬脑膜搏动也有可能导致骨管缓慢吸收。后者也许能解释为何上半规管裂在老年群体中多见[2-3]。在本类病变的案例中，上半规管最常受到影响，即82.4%[4]。

颞骨 HRCT 对于发现任何内耳骨迷路的裂隙至关重要。获得体积数据集可产生立体像素，使半规管平面的双斜位重建对于评估骨性管腔的完整性必不可少。这些影像需要有经验的头颈放射科医生和对神经耳科学有特定兴趣的耳鼻喉医生共同仔细读片和解释。应将影像与 cVEMP 评估相结合，通过电生理学方法证实是否存在第三窗损伤诱发的迷路高反应性。cVEMP 低阈值和 / 或高振幅反应可由气骨导声引出。

与患者讨论这些症状的病理生理机制，向其

解释症状是如何产生的，以消除疑虑。

如果出现失能症状可以提供手术治疗。Minor 等[1,5]最初的报道描述了经颅中窝开颅术堵塞上半规管获得较好的效果。然而，也有描述用筋膜和皮质骨覆盖上半规管而不闭塞内淋巴膜可解决上 SSCD 的特殊症状。后一技术的主要优势是可以保留上半规管功能。

然而，一项关于手术结果的 meta 分析显示，对比填塞术（95% 成功），症状复发很大一部分发生在接受覆盖术（65% 成功）的患者[6-9]。

Brantberg（2001）描述了乳突入路能够阻塞上半规管，避免了经颅中窝开颅以及术中需使颞叶回缩[10-11]。文献报道经颅中窝开颅易发生的不利影响，如硬膜外血肿、面神经损伤、脑脊液漏和迟发性癫痫等。经乳突入路的并发症则与处理上半规管有关，如眩晕（可达术后 3 周）、不平衡感、感音神经性听力损失、前庭反射消失等。

结 论

手术治疗上半规管裂对于有失能症状的患者是一项安全的治疗方法，它可以完全消除症状。作者更倾向于填塞术，因为比起覆盖术的复发率更低。经乳突入路较之经颅中窝入路的并发症更低。

（段蓓蕾 王林娥 译）

参考文献

[1] Minor LB, Solomon D, Zinreich JS,et al. Sound- and/or pressure-induced vertigo due to bone dehiscence of the superior semicircular canal. Arch Otolaryngol Head Neck Surg, 1998, 124(3): 249–58.

[2] Cho YW, Shim BS, Kim JW, et al. Prevalence of radiologic superior canal de-hiscence in normal ears and ears with chronic otitis media. Laryngoscope, 2014, 124(3): 746–50.

[3] Nadgir RN, Ozonoff A, Devaiah AK, et al. Superior semicircular canal dehiscence: congenital or acquired condition? AJNR Am J Neuroradiol, 2011, 32(5): 947–49.

[4] Elmali M, Polat AV, Kucuk H,et al. Semicircular canal dehiscence: frequency and distribution on temporal bone CT and its relationship with the clinical outcomes. Eur J Radiol, 2013, 82(10): e606–09.

[5] Minor LB. Superior canal dehiscence syndrome. Am J Otol, 2000, 21(1): 9–19.

[6] Vlastarakos PV, Proikas K, Tavoulari E, et al. Efficacy assessment and complications of surgical management for superior semicircular canal dehiscence: a meta-analysis of published interventional studies. Eur Arch Otorhinolaryngol, 2009, 266(2): 177–86.

[7] Mueller SA, Vibert D, Haeusler R, et al. Surgical capping of superior semicircular canal dehiscence. Eur Arch Otorhinolaryngol, 2014, 271(6): 1369–74.

[8] Teixido M, Kung B, Rosowski JJ,et al. Histopathology of the temporal bone in a case of superior canal dehiscence syndrome. Ann Otol Rhinol Laryngol, 2012, 121(1): 7–12.

[9] Teixido M, Seymour PE, Kung B, et al. Transmastoid middle fossa craniotomy repair of superior semicircular canal dehiscence using a soft tissue graft. Otol Neurotol, 2011, 32(5): 877–81.

[10] Brantberg K, Bergenius J, Mendel L, et al. Symptoms, findings and treatment in patients with dehiscence of the superior semicircular canal. Acta Otolaryngol, 2001, 121(1): 68–75.

[11] Ward BK, Agrawal Y, Nguyen E, et al. Hearing outcomes after surgical plugging of the superior semicircular canal by a middle cranial fossa approach. Otol Neurotol, 2012, 33(8): 1386–91.

22 Cogan 综合征伴重度感音神经性聋人工耳蜗植入患者的长期随访

Andrzej Pastuszak[1], Henryk Skarżyński[1], Dorota Pastuszak[2], Elżbieta Włodarczyk[1], Monika Ołdak[3], Piotr H. Skarżyński[4,5]

[1] Department of Oto-Rhino-Laryngosurgery, World Hearing Center, Institute of Physiology and Pathology of Hearing, Warsaw/Kajetany, Poland

[2] Rehabilitation Clinic, World Hearing Center, Institute of Physiology and Pathology of Hearing, Warsaw/Kajetany, Poland

[3] Department of Genetics, World Hearing Center, Institute of Physiology and Pathology of Hearing, Warsaw/Kajetany, Poland

[4] Heart Failure and Cardiac Rehabilitation Department, Second Faculty of Medicine, Medical University of Warsaw, Poland

[5] Institute of Sensory Organs, Warsaw/Kajetany, Poland

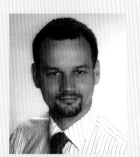

Andrzej Pastuszak

摘 要

Cogan 综合征是一种非常罕见的自身免疫性疾病，其特征是眼球炎症伴内耳功能障碍。Cogan 综合征的内耳症状发作突然，类似梅尼埃病：严重眩晕、恶心、呕吐，通常为双侧波动性感音神经性听力损失并伴有耳鸣。

一例 62 岁的女性患者在耳鼻喉科接受人工耳蜗植入手术。患者 57 岁时，被诊断为巩膜炎。约 1 年后，出现眩晕和恶心，随后听力迅速下降。初起为左耳，继之为右耳，并伴有耳鸣。植入时，患者双耳的言语辨别为 0%。结合患者听力测试和影像学结果，耳蜗选择鼓岬造口植入。术后无并发症。使用言语处理器 24 个月后，患者在安静环境下的 0 ～ 10 级语音清晰度主观评估为 8.5，在嘈杂环境下为 5.0。在安静环境下可以识别 95% 的单音节单词，在噪声环境下识别 35%（在信噪比 +10 dB、语音水平为 70 dB 时，噪声水平为 60 dB 时）。所获益处经助听器评估量表 (APHAB) 得到证实。术后长达 3 年的随访显示效果稳定。目前可以认为，人工耳蜗植入是改善 Cogan 综合征患者听力的有效方法，经纵向随访得到证实。

关键词

人工耳蜗；Cogan 综合征；听力损失

引 言

Cogan 综合征是一种非常罕见的自身免疫性疾病，其特征是眼球炎症病变伴有内耳功能障碍。本病已有数百例的文献报道，但迄今其患病率仍未确定[1]，本病常见于成年人，男女患病率无明显差别。

Cogan 综合征的典型临床表现为非梅毒性间

质性角膜炎和迷路功能的障碍，后者表现与梅尼埃病相似。眼部和耳部症状出现的时间间隔超过2年。1945年，眼科医生David Cogan首次描述了Cogan综合征[1-4]。与典型表现相反，非典型Cogan综合征的特征是迟发性内耳疾病，类似于梅尼埃病，同时伴有眼炎（即巩膜外炎、巩膜炎、视网膜血管炎、结膜下出血或黄斑水肿，伴或不伴角膜炎）。眼部症状和耳部症状出现的时间间隔超过2年[3]。

部分患者（尤其是在疾病的初始阶段或在非典型Cogan综合征）会出现非特异性全身症状，炎症也会影响其他器官。在这种情况下，通常会发生血管炎，并影响心血管、消化、神经或骨关节系统。累及心血管系统最常见的表现是大动脉炎，但部分患者会发展为系统性血管炎，出现冠状动脉炎或蛛网膜下腔出血可能致命[5-6]。当小血管受累时，该综合征可能表现为急性肢体缺血、足或手坏死，或出现肠缺血引起的腹痛。骨关节系统病变的症状主要包括关节痛或肌痛，极少有关节炎。在神经系统感染情况下，患者可以出现头痛。有时会导致偏瘫、半身不遂或锥体或小脑综合征[5, 7-9]。

Cogan综合征的内耳症状是突发性的，类似梅尼埃病：严重的眩晕、恶心、呕吐和耳鸣，这些症状可持续到出现感音神经性听力损失，通常为双侧。此时，先前的症状消失或减轻。听力损失会迅速恶化，1～3个月后多发展为全聋[3]。

据作者检索，迄今仅有几篇有关Cogan综合征耳蜗植入的文献报道[10-19]。这至少有两个原因，首先，Cogan综合征是一种相当罕见的疾病，其患病率目前尚不清楚。其次，在Cogan综合征患者的人工耳蜗植入术中，由于耳蜗的闭塞，增加了将电极正确植入鼓阶中的困难[10-11,13]。此外，因蜗神经和螺旋神经节的萎缩[3,20]可能会减少电极有效刺激的数量而影响植入效果，该病的病理对康复过程会产生不利影响。Bovo等报道了3例Cogan综合征患者的主要并发症[10]。第一例患者

术后出现耳蜗骨化，这导致语言能力从植入3个月后的90%下降到1年后的80%。第二例患者，怀疑术后出现听神经进行性萎缩或螺旋神经节细胞减少，这表现为响度降低，但电极阻抗没有变化。第三例患者，作者分析对语音理解差是由听觉同步障碍所致。

基于上述考虑以及人工耳蜗植入治疗Cogan综合征的报道极为罕见（引用的10～19项研究总共不到30例），本文旨在分享我院经人工耳蜗植入成功治疗1例59岁女性患者的长期临床经验。

病例报道

2014年7月，59岁的女性患者就诊于听力生理和病理研究所耳鼻喉科，并接受人工耳蜗植入手术。病史如下：患者57岁时诊断为巩膜炎，最初用0.1%地塞米松滴注结膜囊。由于症状无缓解，开始口服泼尼松龙80 mg。1年后，出现眩晕和恶心，后出现听力快速下降——首先是左耳，然后是右耳，最后出现伴随性耳鸣。经全身性甲泼尼龙和氨甲蝶呤15 mg的强化治疗，患者眩晕和恶心减轻，但听力损失及耳鸣加重。患者于2013年5月开始使用助听器，起初双侧佩戴，后仅右耳佩戴。自2013年12月以来，由于症状无好转，患者不再佩戴。目前仍继续口服泼尼松5 mg。

患者在外院的风湿科经鉴别诊断后确诊为Cogan综合征，并转入我科治疗。由于患者患有重度感音神经性听力损失，对其进一步听力学评估，以确定是否适合人工耳蜗植入。2014年4月确定该患者有人工耳蜗植入指征，并接受手术治疗。植入前双耳言语辨别率为0%。根据ISO 8253-1:2010纯音测听结果（图1），声导抗测听显示双侧A型鼓室图，声反射不存在。

脑血管磁共振造影（T2、3DTOF和Art. 3D序列）未显示血管病变。头部CT显示中枢神经系统无局灶性病变。颞骨高分辨CT显示双侧耳蜗硬化，耳蜗底转螺旋板增厚（图2）。上述改

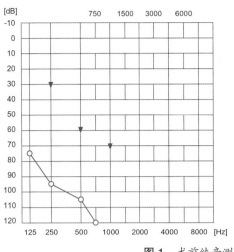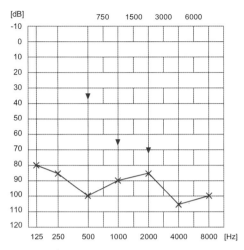

图1 术前纯音测听结果 (2014年7月)

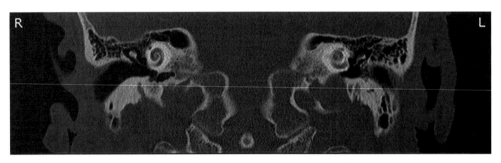

图2 术前颞骨HRCT扫描显示双侧莫里骨性硬化症和基底部螺旋板增厚

变提示，至少部分螺旋神经节和蜗神经退变。同时，双侧圆窗附近的鼓阶闭锁，卵圆窗附近的前庭阶细微变窄。此外，双侧圆窗变窄。视频耳镜及显微镜见中耳无明显异常。此外，CT显示面神经走行无异常。

鉴于上述情况，耳蜗植入选择经鼓岬造口[21-22]。根据听力图，选择右侧（听力较差）植入。术中插入电极时虽有一定阻力，但仍顺利植入。通常电极可经圆窗植入，但如遇复杂的解剖结构时（如面神经管位置和圆窗龛），选择精细的内耳开窗是合理的[23-24]。术中及术后均未出现并发症。

结　果

术后患者使用人工耳蜗已超过5年，并在康复诊所定期复查。安静环境下的单音节言语识别率测试在CI开机后4个月进行，识别率仅为5%。在言语处理器开机约9个月后，进行了声场听力测试，在较宽的频率范围内获得了令人满意的结果：0.25～0.5 kHz频率听阈约为50～70 dB HL，1～6 kHz的频率测听结果约为30～40 dB HL（图3）。

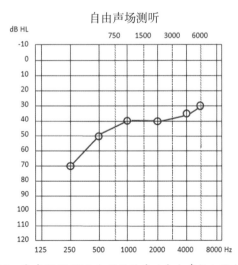

图3 患者使用CI 9个月后纯音（自由声场）听力图

开机后约 9 个月和 24 个月，患者完成 APHAB 问卷，结果如图 4 所示。

如图 4 所示，患者在最初安静环境下沟通难度为 43%，随后下降至 16.3%。此外，患者反馈在噪声环境（93%）和混响环境（95%）下的沟通明显不佳，使用该装置 2 年后上述问题有所改善。噪声环境沟通难度减少到 76.5%，混响环境沟通难度减少到 82.8%。然而，听觉亢进从 74% 增加到 93%，可能与植入人工耳蜗后所感知的广谱频率有关。

APHAB 量表显示，患者最初的问题和沟通的困难已部分缓解。此外，在 24 个月的随访中，经电刺激参数的验证，患者给出的安静时语音清晰度主观评分（0 ～ 10 分）为 8.5，噪声环境则为 5.0。患者对人工耳蜗的满意度为 10。2 年后患者单音节词识别方面取得了明显进步，安静环境为 95%，在噪声环境为 35%（信噪比 +10 dB，语音水平为 70 dB HL，噪声水平为 60 dB HL）。通常，单侧植入在安静条件下可提供良好的语音理解。然而，暴露于背景噪声 / 或对声源进行定位时[25]，患者经常感觉困难。目前，患者拟行左侧植入，通过双耳聆听提高听力。

讨 论

Cogan 综合征是一种罕见的疾病，如早期诊断，可以进行免疫抑制治疗。这种基于药物的治疗方法是将糖皮质激素直接应用于眼或全身应用。也使用下列药物：氨甲蝶呤、环磷酰胺、硫唑嘌呤、环孢素、霉酚酸酯和莫菲替等。近年来，肿瘤坏死因子 -α 受体阻滞剂（依那西普和英夫利西单抗）或利妥昔单抗等药物也用于治疗该病[6, 26-27]，上述药物可以在疾病的早期阶段阻止迷路损伤。然而，在多数情况下（高达 80%）会发生不可逆的双侧听力损失，尽管采用了所有可应用的药物[10, 28-30]。因此，帮助该病患者重回有声世界的唯一方法就是植入人工耳蜗。鉴于本病十分罕见，很少有关于患者从人工耳蜗植入获益的报道（共计不到 30 例）[10-19]。本病疗效总体良好，但前提是所有电极通道都正确放置在耳蜗内[11-14]。Kawamura 等[28] 指出，在这组患者中，植入 1 年后的言语识别率为 80%。Bacciu 等[19] 在患者最多的 Cogan 综合征患者人工耳蜗植入组中显示 75% ～ 100% 的效果。Kontorinis 等指出，1992—2007 年间，在 3000 例植入 CI 的患者中有 4 例被

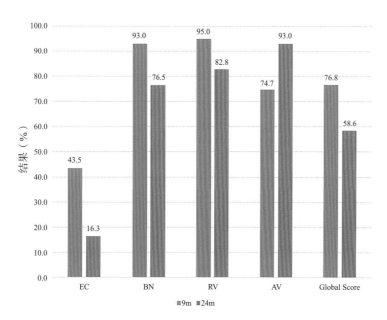

图 4 言语处理器开机后 9 个月和 24 个月的 APHAB 问卷调查结果。EC：易于沟通；BN：背景噪声；RV：混响；AV：嘈杂；Global Score：整体结果

诊断为 Cogan 综合征[16]。在近 10 年的随访期间，学者提出了听力康复的长期结果（4 例患者中，2 例双侧植入），单音节单词测试结果为 82.5%。Wang 等将自身免疫性内耳疾病患者（包括 7 例 Cogan's 综合征病例）的结果与年龄及性别匹配的对照组进行比较，发现在所有随访者中，CI 和自身免疫性内耳疾病患者的结果显著高于对照组（P<0.05）。然而需要强调的是，在其他报道中发现的耳蜗骨化并未在这些患者中观察到。

多数因 Cogan 综合征而出现听力损失的患者，影像学检查可显示内耳病变，如鼓阶闭锁。影像检查未显示的异常通常在术中发现[10-11,18-19]。Cogan 综合征患者死后颞骨的组织病理学检查，报道了以下病变：蜗轴硬化，螺旋神经节萎缩（可有淋巴细胞和浆细胞浸润），鼓阶软组织或骨性闭锁以及蜗神经萎缩。

此外，还可能出现血管纹变性或内淋巴水肿[3,20]。这些病变使耳外科医生面临挑战[19]，有可能导致电极错位[10]，增加人工耳蜗植入的风险。

虽然本案例颞骨 CT 扫描显示圆窗附近有双侧鼓阶闭锁，但电极仍全部成功植入耳蜗。此外，尽管 CT 扫描提示螺旋神经节和面神经部分萎缩（如蜗轴硬化加重和基底转螺旋板增厚），康复效果仍令人满意，植入体电极阻抗也无变化。患者拟行对侧植入。目前，尚无像本例患者那样的共病患者的主观问卷来评估其听觉能力。这些患者有比仅患 SNHL 的成人患者更多的期望。对于这样的情况，我们不仅应为患者提供与外界最好的沟通，还能在噪声环境更好地理解语言，或者在苛刻的条件下（如混响）提高听力。我们认为，患者的主观意愿是判断手术成功或失败的最佳指标。当患者了解自身听力，可以对两种情况（CI 前和术后 2 年）进行比较。CI 的获益程度清楚地反映在患者对装置的主观满意度上——声明为 10/10 分。为了不影响评估结果，还应给出 APHAB 评分，该评分同样显示有明显获益（一般改善约 20%），尽管不如健康 SNHL 患者的效果高。

结　论

多数情况下，为 Cogan 综合征患者植入人工耳蜗是恢复听力并与外界沟通的唯一方法。由于解剖问题，手术非常具有挑战性，而这也可能是导致处理该类问题的文献报道极少的原因。本案例表明，CI 手术可获得较好的疗效，5 年随访结果稳定，患者目前正在等待对侧人工耳蜗植入。

（张　斯　郑文蕊　王林娥　译）

参考文献

[1] Ying Y-LM, Hirsch BE. Atypical Cogan's syndrome: a case report. Am J Otolaryngol, 2010, 31(4): 279–82.

[2] Cogan DG. Syndrome of nonsyphilitic interstitial keratitis and vestibuloauditory symptoms. Arch Ophthalmol, 1945, 33(2): 144–49.

[3] Haynes BF, Kaiser-Kupfer MI, Mason P, et al. Cogan syndrome: studies in thirteen patients, longterm follow-up, and a review of the literature. Medicine (Baltimore), 1980, 59: 426–41.

[4] Cundiff J, Kansal S, Kumar A, et al. Cogan's syndrome: a cause of progressive hearing deafness. Am J Otolaryngol, 2006, 27: 68–70.

[5] Grasland A, Pouchot J, Hachulla E, et al. Typical and atypical Cogan's syndrome: 32 cases and review of the literature. Rheumatology, 2004, 43: 1007–15.

[6] Jančatová D, Zeleník K, Komínek P, et al. Atypical Cogan's syndrome: a case report and summary of current treatment options. Int J Pediatr Otorhinolaryngol, 2015, 79: 428–31.

[7] Allen NB, Cox CC, Cobo M, et al. Use of immunosuppressive agents in the treatment of severe ocular and vascular manifestations of Cogan's syndrome. Am J Med, 1990, 88: 296–301.

[8] Vaiopoulos G, Sfikakis PP, Skoumas B, et al. Lack of response to corticosteroids and pulse cyclophosphamide therapy in Cogan's syndrome. Clin Rheumatol, 1994, 13: 110–12.

[9] Baumann A, Helbling A, Oertle S, et al. Cogan's syndrome: clinical evolution of deafness and vertigo in three patients. Eur Arch Otorhinolaryngol, 2005, 262: 45–49.

[10] Bovo R, Ciorba A, Trevisi P, et al. Cochlear implant in Cogan syndrome. Acta Otolaryngol (Stockh.), 2011, 131: 494–97.

[11] Pasanisi E, Vincenti V, Bacciu A, et al. Cochlear implantation

and Cogan syndrome. Otol Neurotol, 2003, 24: 601–04.

[12] Cinamon U, Kronenberg J, Hildesheimer M, et al. Cochlear implantation in patients suffering from Cogan's syndrome. J Laryngol Otol, 1997, 111: 928–30.

[13] Minet M, Deggouj N, Gersdorff M. Cochlear implantation in patients with Cogan's syndrome: a review of four cases. Eur Arch Otorhinolaryngol, 1997, 254: 459–62.

[14] Vishwakarma R, Shawn TJ. Cochlear implant in Cogan's syndrome. Eur Arch Otorhinolaryngol, 2007, 264: 1121–24.

[15] Low WK, Burgess R, Teoh CK. Cochlear implantation in a patient with Cogan's syndrome, chronic ear disease and on steroid therapy//Kim CS, Chang SO, Lim D . Updates in Cochlear Implantation. Basel: Karger; Adv Otorhinolaryngol, 2000, 57: 157–59.

[16] Kontorinis G, Giourgas A, Neuburger J, et al. Long-term evaluation of cochlear implantation in Cogan syndrome. ORL, 2010, 72: 275–79.

[17] Wang JR, Yuen HW, Shipp DB, et al. Cochlear implantation in patients with autoimmune inner ear disease including Cogan syndrome: a comparison with age- and sex-matched controls. Laryngoscope, 2010, 120: 2478–83.

[18] Kawamura S, Sakamoto T, Kashio A, et al. Cochlear implantation in a patient with atypical Cogan's syndrome complicated with hypertrophic cranial pachymeningitis. Auris Nasus Larynx, 2010, 37: 737–41.

[19] Bacciu A, Pasanisi E, Lella FD, et al. Cochlear implantation in patients with Cogan syndrome: long-term results. Eur Arch Otorhinolaryngol, 2015, 272: 3201–07.

[20] Schuknecht HF, Nadol JB. Temporal bone pathology in a case of Cogan syndrome. Laryngoscope, 1994, 104: 1135–42.

[21] Wysocki J, Skarżyński H. Cochleostomy during the intracochlear implantation. Anatomical conditions in children and adults. Otolaryngol Pol, 1998, 52: 689–94.

[22] Skarżyński H, Matusiak M, Furmanek M, et al. Deep insertion: round window approach by using SRA electrode. Cochlear Implants Int, 2014, 15(Suppl 1): S4–7.

[23] Skarżyński H, Lorens A, Matusiak M, et al. Cochlear implantation with the nucleus slim straight electrode in subjects with residual low-frequency hearing. Ear Hear, 2014, 35: 33–43.

[24] Van de Heyning P, Adunka O, Arauz SL, et al. Standards of practice in the field of hearing implants. Cochlear Implants Int, 2013, 14(Suppl 2): S1–5.

[25] Brown KD, Balkany TJ. Benefits of bilateral cochlear implantation: a review. Curr Opin Otolaryngol Head Neck Surg, 2007, 15(5): 315–18.

[26] Touma Z, Nawwar R, Hadi U, et al. The use of TNF-alpha blockers in Cogan's syndrome. Rheumatol Int, 2007, 27: 995–96.

[27] Richardson B. Methotrexate therapy for hearing loss in Cogan's syndrome. Arthritis Rheum, 1994, 37: 1559–61.

[28] McDonald TJ, Vollertsen RS, Younge BR. Cogan's syndrome: audiovestibular involvement and prognosis in 18 patients. Laryngoscope, 1985, 95: 650–54.

[29] St Clair EW, McCallum RM. Cogan's syndrome. Curr Opin Rheumatol, 1999, 11(1): 47–52.

[30] Chynn EW, Jakobiec FA. Cogan's syndrome: ophthalmic, audiovestibular, and systemic manifestations and therapy. Int Ophthalmol Clin, 1996, 36: 61–72.

其他案例
OTHER CASES

1 一例 51 岁语前聋患者人工耳蜗植入效果分析

Joanna Rostkowska[1,3], Beata Wojewódzka[1,3], Anna Geremek-Samsonowicz[1,3], Henryk Skarżyński[2,3]

[1] Rehabilitation Clinic, Institute of Physiology and Pathology of Hearing, Kajetany/Warsaw, Poland

[2] Department of Oto-Rhino-Laryngosurgery, Institute of Physiology and Pathology of Hearing, Kajetany/Warsaw, Poland

[3] World Hearing Center, Institute of Physiology and Pathology of Hearing, Kajetany/Warsaw, Poland

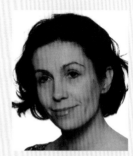

Joanna Rostkowska

摘 要

本文报道一例植入人工耳蜗的成人语前聋患者，分析了其治疗过程的各个阶段和听力康复情况，并介绍了听觉训练的原始语言材料。

关键词

听觉知觉；人工耳蜗；听觉训练

引 言

1992 年，波兰人工耳蜗植入计划最早由 Henryk Skarżyński 教授领衔实施[1]。首例人工耳蜗植入者为一例 30 岁的男性语后聋患者[2]，他在系统语言能力形成后发生听力丧失。经过为期两年的听力训练，该患者达到令人满意的听觉水平。尽管使用的是单通道电子耳蜗（只能用于区分超音段语言特征），但患者的听力表现却非常好。在提示单词或短语的长度和第二共振峰的前提下，该患者能够 100% 正确辨别封闭式的单词和短语。在开放式的流行语句测试中，该患者的正确率达到 50%。得益于电子耳蜗植入和大量的听觉感知训练，该患者能够重返积极的生活和工作中。

与术前结果相比，语后聋患者能够在 MED-EL 测试项目中获得高分；个体听觉分辨可达到元音 95.08%，辅音 83.73%，开放式的单音节单词 87.05%，开放式的句子 97.44%[3-4]。

科技和外科手术的进步为听力康复带来了巨变，从而促使人工耳蜗适应证不断扩展，包括曾经认为植入无效的患者、听力部分丧失的患者以及合并其他残障的儿童。

在治疗和康复方面获得宝贵经验后，人工耳蜗植入被扩展到传统助听器使用多年而辅音识别效果不良的语前聋患者[5]。

这些患者是否纳入人工耳蜗植入适应证取决于他们使用语言系统的能力[1,6-7]。目标群体包括两类，即仅能够使用语言进行日常交流的个体和具有大学教育水平和外语知识的个体。由于听觉和语言能力可能不同，治疗方案、康复周期和治疗结果也可能不同[8]。原则是语言流利程度越高，康复前景越好[6]。

语前聋患者群体个体差异非常高，因此可能对已经处于资格认证阶段的治疗师构成重大挑战。充分了解候选者对人工耳蜗的期望非常重要，

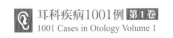
并在必要时验证这些期望[9]。

相比于语后聋患者，语前聋患者的听觉康复需要花费更多的时间，而且结果差异可能会很大。患者群体的异质性也是导致其听力评估概念差异的原因，包括从客观性、标准化测试，到对生活质量的主观评估。

20世纪90年代发表的文献资料表明，人工耳蜗在语前聋患者语音识别能力方面的作用有限[10]。而随后的研究发现，如果存在预后良好的相关因素，如听力损失程度，植入时的年龄或语言和认知能力的水平，其康复结果明显改善[11]。

2004年，多伦多研究小组[12]使用专有问卷对30例语前聋患者进行了人工耳蜗植入的主观获益评估。大多数患者报告，他们在周围环境中识别声音的能力有所提高，沟通更加容易，日常生活中的自理程度也更高。此外，Klop等还评估了8例语前聋患者的听力和生活质量，测试采用的是音素和开放式单音节单词识别，以及生活质量评估问卷，在音素和单词识别方面的改善有统计学意义（P<0.05）。早至植入后的4～5个月，主观评价生活质量就有改善[13]。

Santarelli等[14]评估了具有相同的耳聋时间和助听器经验，以及类似沟通能力的18例患者的听觉分辨力改善程度。测试内容包括识别元音、辅音，依据长度分组的封闭式单词和短语，以及开放式双音节和三音节词和短语。对语前聋患者术前及术后开机后6个月、1年、2年和3年均分别进行了测试。基于长度的单词识别测试证明是最简单的，并且在康复1年后就达到100%的准确率。植入人工耳蜗3年后，平均元音识别得分从68.7%提高到96.6%（有显著统计学意义，P<0.001）。平均辅音识别得分从植入前的16.1%提高到植入3年后的40.7%（有显著统计学意义，P<0.001）。在封闭式双音节词和短语识别方面，也观察到了统计学上的显著差异（P<0.05）（在3年后从85%提高到近100%）。植入人工耳蜗前，所有开放式测试的得分均低于10%。在

这3年中，1年后提高到38.7%，2年后提高到51.9%，3年后提高到65.6%（具有显著统计学意义，P<0.001）。上述分析证实了观察的结果，并与其他研究[6]中获得的数据一致，这些研究表明，本组患者的听觉康复和听力水平的进步差于语后聋以及12个月内完成耳蜗植入的患儿。

Moon等对9例语前聋人工耳蜗植入患者通过封闭式单音节和双音节词分辨率的测试来评估其听觉康复效果，显示结果与教育背景、植入年龄、社会经济地位、语言能力以及人际关系方面的经验和能力相关[8]。

目　的

本研究追踪一例患有双侧感音神经性聋的成人语前聋患者植入人工耳蜗后各个阶段的康复情况，并介绍其康复训练使用的语言材料。教材基于Med El公司提供的英语测试版本，并由听力生理病理学研究所康复诊所的言语治疗师翻译。随着时间的推移，语言材料经多次修改（因为它最初用于单通道人工耳蜗植入者），文中的材料范例适用于不同听觉和语言能力的患者。

病例研究

患者51岁，法律专业毕业，从事法律行业（法官）。4岁时，父母开始关注到他的言语发育迟缓，并首次被诊断为听力损失，当时他的右耳听力损失为80～100 dB，左耳60 dB，同时开始佩戴体挂式助听器，但左耳听力仍在下降。直到14岁时，患者移居美国，并更换高质量的助听器，因此，他能够在主流学校继续学业。16岁时，患者回到波兰，接受了大量的言语治疗。得益于精通的语言能力和沟通技能，他能够从法学院毕业。

1997年，患者的听力进一步恶化（110 dB，双侧），这迫使他依赖视觉感知来识别语言。2007年，患者获得人工耳蜗植入资格，并于当年植入了人工耳蜗。在术前的资格认证阶段，患者已被纳入耳蜗植入者康复计划。

康复第一阶段：即信息阶段，在手术前需提供术前教育和心理管理，旨在确定患者的个性特征，减少焦虑，验证期望，发展进一步康复的动机[9]。

康复第二阶段：在开机后开始，训练内容包括声音的感知，确定声音的开始和结束，以及声音信号的数量。患者在其第一次 A 级（音节数）和 B 级（单词数）筛选测试中获得100%的准确率。

康复第三阶段：即辨别阶段。在这一阶段，患者对那些他已经能感知的声音进行辨别。任务包括识别哼哼声、杂音和说话声之间的异同。声音材料应根据难度递增的原则来选择。最初，声音的声学特性（如频率、强度和持续时间）存在显著差异；随着测试的进行，差异减小，而难度增加。在此阶段，不再要求患者识别特定的声音，相反，他的任务是回答成对出现的两个信号是相同的还是不同的。毫无疑问，这一阶段最困难的任务是对语言材料进行辨别。语音陈述在持续时间（表 1～表 4）、频率（表 5～表 7）以及超音段特征（如强度、句子重音、语调）等方面也有所不同（表 8）。尽管该患者在连续数日的测试中系统性地提高了自己的能力，但他无法跨越 75% 准确率这个门槛（区分单词和伪单词）。仅在识别元音时，准确率能达到 90%。由于测试的结果良好，因此该患者获资格进入下一个康复阶段。

表 1　基于长度的单词识别，患者的任务是指出正确的单词（波兰语）

项目	1 音节	2 音节	3 音节	4 音节	5 音节
1	mak	matka	magazyn	margaryna	makulatura
2	noc	nocnik	narcyz	narzeczony	nasłonecznienie
3	pan	pieniądz	policja	piramida	pasteryzacja
4	tłum	tenis	telefon	towarzyski	trygonometria
5	dzik	dziennik	dzianina	dziecinada	dziesięciolecie
6	fach	futro	faworyt	fizjologia	fatamorgana
7	sąd	sonda	sekunda	separatka	sentymentalny
8	plac	pałac	pozycja	panaceum	panoramiczny
9	kos	koza	kuzynka	kaznodzieja	konkurencyjny
10	róg	radio	reklama	romantyczny	rekomendacja

表 2　根据长度区分句子中的单词。患者的任务是评估两句话是相同的还是不同的，根据长度辨别句子中的单词，识别所呈现的句子（两个句子中的一个）

项目	句子	
1	A. I need a new coat. B. I need a new umbrella.	（A. 我需要一件新外套。） （B. 我需要一把新雨伞。）
2	A. In the zoo are lions. B. In the zoo are giraffes.	（A. 在动物园里是狮子。） （B. 在动物园里是长颈鹿。）
3	A. He is learning to play. B. He is learning to recite.	（A. 他正在学习怎么玩。） （B. 他正在学习怎么背诵。）
4	A. On the gas station, my husband bought grease. B. On the gas station, my husband bought a newspaper.	（A. 在加油站，我丈夫买了润滑油。） （B. 在加油站，我丈夫买了一张报纸。）
5	A. Show me your house. B. Show me your bicycle.	（A. 让我看看你的房子。） （B. 让我看看你的自行车。）

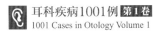

续表

项目		句子
6	A. Bring me some bread. B. Bring me some preserve.	A. 给我带一些面包。 B. 给我带一些泡菜。
7	A. Give me this gun. B. Give me this encyclopedia.	A. 把这把枪给我。 B. 把这本百科全书给我。
8	A. My favorite game is Bridge. B. My favorite game is Scrabble.	A. 我最喜欢的游戏是 Bridge（桥）。 B. 我最喜欢的游戏是 Scrabble(英语文字图版游戏)。
9	A. Do not forget that I asked you for some juice. B. Do not forget that I asked you for some chocolate.	A. 别忘了我要你拿些果汁。 B. 别忘了我要你拿些巧克力。
10	A. Where is that man? B. Where is that gentleman?	A. 那个人在哪里？ B. 那个绅士在哪里？

表3　区分和辨别单词的长度。患者的任务是指出正确的单词（波兰语）

序列	单词	
序列 A	差 4 音节	
1	pan	przekonujący
2	noc	inteligentny
3	sok	telefonować
4	czas	czekoladowy
5	znak	zaskakiwanie
序列 B	差 3 音节	
1	dzień	terenowy
2	włos	telewizor
3	długi	systematyczny
4	indyk	matematyka
5	szczur	romantyczny
序列 C	差 2 音节	
1	mecz	malować
2	jajko	katolicki
3	wakacje	kwalifikacje
4	but	parasol
5	gazeta	toaletowy
序列 D	差 1 音节	
1	pies	spodek
2	motyl	doniczka
3	sklep	zakup
4	cień	ciasto
5	radio	telefon

表 4 根据不同音高的声音区分或识别句子。在每个句子 A 中，有三行辅音组合。患者的任务是指出正确的句子

项目		句子
1	A. There is a post box on our street. B. A bank was built near my house.	A. 我们街上有一个邮箱。 B. 我家附近开了一家银行。
2	A. Our dog barks loudly. B. My cat is lazy.	A. 我们的狗在大声地叫。 B. 我的猫很懒。
3	A. In a bookstore nearby there are many books. B. There is little selection here, I go to another shop.	A. 附近的一家书店里有许多书。 B. 这里没有什么可供选择的，我去另一家商店。
4	A. Stamps are sold in the newsagents. B. I buy rolls in the bakery.	A. 邮票在报社出售。 B. 我在面包店买面包卷。
5	A. I opened a can of beans. B. I will make dumplings tomorrow.	A. 我打开一罐豆子。 B. 我明天要包饺子。
6	A. Sophie is skipping. B. Paul is playing the drum.	A. 索菲在跳绳。 B. 保罗在打鼓。
7	A. The bathroom is clean. B. The floor was dirty.	A. 这个洗手间很干净。 B. 这地板很脏。
8	A. Chris is crying loudly. B. Mother is washing.	A. 克里斯在大声哭。 B. 妈妈在洗衣服。
9	A. It is the end! B. I am going home!	A. 结束了！ B. 我要回家了！
10	A. Open the door! B. Close the window!	A. 开门！ B. 关窗户！

表 5 具有不同元音的单音节词的识别。患者的任务是评估单词是否相同或不同，并识别正确的单词（波兰语）

项目	单词	项目	单词
1	A. las B. lis	11	A. dam B. dym
2	A. bal B. ból	12	A. bat B. bit
3	A. kat B. kit	13	A. bas B. bis
4	A. bat B. but	14	A. lak B. lik
5	A. kot B. kit	15	A. bak B. buk
6	A. sen B. syn	16	A. płat B. płód
7	A. sam B. sum	17	A. kar B. kur
8	A. len B. lin	18	A. trap B. trup
9	A. rak B. róg	19	A. lak B. luk
10	A. rok B. ryk	20	A. bet B. bit

表 6 基于词的结构（颠倒）对词进行区分或识别。患者的任务是评估单词是否相同或不同（波兰语）

项目	单词	项目	单词
1	A. kos B. sok	8	A. tam B. mat
2	A. kap B. pak	9	A. łuk B. kół
3	A. rum B. mur	10	A. tok B. kot
4	A. los B. sol	11	A. pąk B. kąp
5	A. kur B. róg	12	A. tak B. kat
6	A. luz B. sól	13	A. las B. sal
7	A. luk B. kul	14	A. puk B. kup

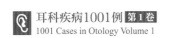

表7 识别封闭式的问题和陈述。患者的任务是评估句子是疑问句还是陈述句（原始短语为波兰语，疑问句与陈述句的区别在于语调，而不是词序）

项目	句子	
1	You lost your keys on that trip./?	（你在那次旅行中丢了钥匙。/？）
2	I am alone./?	（我一个人。/？）
3	You think we can leave it like that./?	（你认为我们可以就这样离开吗。/？）
4	It is for you./?	（这是给你的。/？）
5	You have not done your homework, although I asked you to./?	（尽管我要求你做作业，但你还没有做。/？）
6	You want to force me to do it./?	（你想强迫我做这件事。/？）
7	You are on duty today./?	（你今天值日。/？）
8	You have seen this movie./?	（你看过这部电影吗。/？）
9	You have to go home now./?	（你现在必须回家了。/？）
10	You have been there yesterday./?	（你昨天去过那里。/？）

表8 识别短句中的重音词。患者的任务是指出重音词

项目	句子	
1a	**I** want to go to the cinema.	（**我**想去看电影。）
1b	I **want** to go to the cinema.	（我**想**去看电影。）
1c	I want to **go to the cinema**.	（我想**去看电影**。）
2a	**Please**, come with me.	（**请**跟我来。）
2b	Please, **come** with me.	（请跟我**来**。）
2c	Please, come **with me**.	（请**跟我**来。）
3a	**Spring** is my favorite season.	（**春天**是我最喜欢的季节。）
3b	Spring is **my** favorite season.	（春天是**我**最喜欢的季节。）
3c	Spring is my **favorite** season.	（春天是我**最喜欢**的季节。）
4a	**In the evening** I am very tired.	（**晚上**我很累。）
4b	In the evening I am **very** tired.	（晚上我**很**累。）
4c	In the evening I am very **tired**.	（晚上我很**累**。）
5a	**Bring** me this thing now.	（现在把这个**给我**。）
5b	Bring me **this thing** now.	（现在把**这个**给我。）
5c	Bring me this thing **now**.	（**现在**把这个给我。）

康复第四阶段：即封闭式识别阶段。在这一阶段，患者被期望能够将听觉刺激与特定意义相关联。因此，他必须与之前使用助听器时形成的听力模式联系起来，并将这些模式与使用人工耳蜗的感知相互联系。丰富的听力经验为患者提供了参考，随着治疗的进展，患者可以越来越自如地将其关联，这涉及环境声和语音识别。使用超音段（表3、表8、表9）或音段（具有显著特征的元音和辅音）元素，患者对组合在封闭式中的语句进行识别。

表9　在封闭式集合中根据句子长度识别句子，句子包含一个和两个音节的单词。患者的任务是指出正确的句子

项目		句子
1	A. I do not believe it was you. B. Tell me about it. C. It is my holiday today. D. Bye.	（我不相信是你干的。） （跟我说说吧。） （今天是我的假期。） （再见。）
2	A. Do not worry. B. Can you go there？ C. The Earth turns around the Sun. D. Oh, no.	（别担心。） （你能去那里吗？） （地球绕着太阳转。） （哦，不。）
3	A. This man came for me. B. He is waiting for a flight to Cracow. C. Try to sleep. D. Buy me this bracelet.	（这个人是来找我的。） （他正在等待飞往克拉科夫的航班。） （试着睡觉。） （给我买这个手镯。）
4	A. A woman lends books. B. I have a terrible headache. C. Have a break. D. Peter went somewhere.	（有个女人借书。） （我头痛得厉害。） （休息一下。） （彼得去了某个地方。）
5.	A. I do not like swimming when it's cold. B. Today it was snowing and raining. C. Children are watching the movie. D. Flowers wilted.	（天气冷的时候我不喜欢游泳。） （今天下雨夹雪。） （孩子们正在看电影。） （花枯萎了。）

这一康复阶段用音素感知测试的结果进行分析[15]，该患者的得分为68%。这项测试包括Nucleus TAPS 的要素。患者能够识别20个三音素单词中的16个。在识别响音和 [s]-[sh] 时出现错误。识别能力的提高使患者日常生活质量显著改善。结果表明，患者掌握了在半开放环境下仅基于听觉感知的语音识别能力。

康复第五阶段：练习在提示主题或关键字后识别句子（表10～表12），本阶段康复开始的标志。另外一个练习是互动讲故事（表13），要求患者能够理解口语文本，以便能够回答用口语文本提出的问题。这项任务的目标是模拟信息交换，即对话。该患者可以在二元对话和舒适的声学条件下很好地完成任务。

表10　与关键字相关的主题句子。患者的任务是重复他听到的短句

项目	给患者的关键词：简单数学	
1	Two plus two equals...	（2 加 2 等于…）
2	Eight plus two equals ten.	（8 加 2 等于 10。）
3	Two plus three does not make six.	（2 加 3 不等于 6。）
4	Five minus one makes four.	（5 减 1 等于 4。）
5	Six divided by two equals three.	（6 除以 2 等于 3。）
6	One and three makes four.	（1 加 3 等于 4。）
7	Three times two equals six.	（3 乘以 2 等于 6。）
8	Six plus six does not make thirteen.	（6 加 6 不等于 13。）
9	Four plus three equals seven.	（4 加 3 等于 7。）
10	Ten minus one equals nine.	（10 减 1 等于 9。）

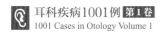
表 11　与提示相关的主题句子。患者的任务是重复他听到的短句

项目	给患者的提示：在餐厅里	
1	Do you want your steak raw or well done?	（你的牛排是要生的还是全熟的？）
2	You can have soup or a salad.	（你可以要汤或沙拉。）
3	Good evening. May I take your order?	（晚上好，我可以为您点菜吗？）
4	Do you want to have dinner in this restaurant?	（你想在这家餐厅吃饭吗？）
5	Should I put flowers on your bill or do you want to pay now?	（我把花记在你的账单上还是你现在付款？）
6	Thank you, please visit us again.	（谢谢，请再次光临。）
7	Should I order a table for two?	（我可以订一张两人桌吗？）
8	May we place an order?	（我们可以下单吗？）
9	You have a piece of potato on your shirt.	（你的衬衫上有一块土豆。）
10	What do you want for dessert: cake, ice cream, or fruits?	（你想要什么甜点：蛋糕、冰激凌还是水果？）

表 12　有关键词的句子。患者的任务是重复他听到的短句

项目	关键词	句子	
1	music（音乐）	There was a concert in Philharmonics.	（在爱乐乐团有一场音乐会。）
2	weather（天气）	There was a storm last week.	（上周有一场暴风雨。）
3	bird（鸟）	There was a nest on this tree.	（这棵树上有一个鸟巢。）
4	emotion（情绪）	The circus clown made children laugh.	（马戏团的小丑使孩子们发笑。）
5	food（食物）	You should eat a large breakfast.	（你应该吃一顿丰盛的早餐。）
6	sports（运动）	Do you play tennis?	（你打网球吗？）
7	fruits（水果）	Apples are best for you.	（苹果最适合你。）
8	animals（动物）	I have a small cat at home.	（我家里有一只小猫。）
9	teacher（老师）	Girls and boys have to go to school.	（女孩和男孩都必须上学。）
10	water（水）	The lake was very warm.	（湖水很温暖。）

表 13　一个简单的互动故事。患者的任务是积极倾听并回答问题

一个简单的互动故事

Usually, I finish work at 5 p.m. I come home at about half-past five. After coming home I like to have time to relax: browsing through the internet, emails and talking with my son. About 7 p.m., when all the family is at home, we have a warm dinner. （通常，我在下午 5：00 结束工作。我大约在 5：30 回家。回家后，我喜欢放松一下：浏览互联网，收发电子邮件，和儿子聊天。晚上 7：00 左右，全家都在家的时候，我们吃一顿热乎乎的晚餐。）

Questions supporting conversation:	（对话相关的问题：）
What did I tell you?	（我跟你说了什么？）
At what time you finish work?	（你什么时候完成工作？）
Do you work far from home?	（你在离家很远的地方工作吗？）
What do you do after returning home?	（你回家后做什么？）
Do you have children?	（你有孩子吗？）
At what time do you have dinner?	（你什么时候吃晚饭？）

在未来的练习中，治疗师将把已知的语音材料放在自然条件下使用，即在不同强度的噪声背景，有更多的人在说话，离说话人的距离更远，以及以不同的速度说话等场景下练习。

该患者已经接受了 5 年的听觉训练，并在言语听觉感知方面不断取得进步。早在开机 1 年后，患者就在基于长度的封闭式单词识别方面取得了很好的成绩，这一结果与 Santarelli 的报道以及与意大利的研究结果相似，元音的识别比辅音的识别容易。该患者在识别封闭式句子方面没有问题[14-15]。目前的挑战在于基于开放式听觉感知的语音识别，以及单音节词的开放式识别，这是治疗中最困难的部分。与其他研究的结果一致[4, 6]，该患者获得的分数低于语后聋人工耳蜗使用者的平均分数。然而，对患者的纵向随访表明，他的听觉感知呈稳步提高的趋势，且预期会进一步提高。患者的动力和参与是治疗成功的一个重要因素。毫无疑问，我们的患者在他的职业中找到了这个动力，即他认为的他的使命和激情，一种需要与他人保持联系并能与他人精准沟通的职业。

结　论

对于成人语前聋人工耳蜗植入者，听力康复的目的在于提高语言听觉感知能力，以融入社会，促进沟通和语言能力的发展，获得更大的自我依赖 / 社会独立性。

治疗的成功需要言语治疗师了解患者听力发展的各阶段、各阶段的发展顺序、相关练习难度的递增以及语言材料的选择。选择适当的语言材料很有意义，正如本文介绍的材料，随着植入适应证的扩大，在大量不同患者群体中经验的积累，以及动态语言材料的变化而发展。

本例老年前期的语前聋患者植入人工耳蜗后听觉康复的结果表明，这类患者也可以从使用人工耳蜗中获益。

（吴佩娜　黄　艳　罗文伟　译）

参考文献

[1] Skarżyński H. Wszczep ślimakowy u osoby dorosłej z głuchotą prelingwalną [Cochlear implant in an adult with prelingual deafness]. Otolaryngol Pol, 1994, 48(Suppl 15): 86–91.

[2] Eckert U. Pedagogika niesłyszących i niedosłyszących-surdopedagogika [Pedagogics of the deaf and hard-of-hearing-surdopedagogy]//Pedagogika specjalna [Special pedagogy]. Dykcik W (ed.). Poznań: Wydawnictwo Naukowe UAM, 2001.

[3] Rostkowska J, Wojewódzka D, Kobosko J, et al. Możliwości słuchowe dorosłych osób ogłuchłych zaopatrzonych w implant ślimakowy [Auditory skills of deaf people provided with cochlear implants]. Now Audiofonol, 2012, 1(1): 46–49.

[4] Wojewódzka D. Umiejętności słuchowe osób ogłuchłych zaopatrzonych w implanty ślimakowe lub aparaty słuchowe [Auditory skills of deaf people provided with cochlear implants or hearing aids]. Unpublished doctoral dissertation. Warsaw: APS, 2009.

[5] Skarżyński H, Szuchnik J, Mueller-Malesińska M. Implanty ślimakowe-rehabilitacja [Cochlear implants-rehabilitation]. Warsaw: Association Homo-Homini, 2004.

[6] Teoh SW, Pisoni DB, Miyamoto RT. Cochlear implantation in adults with prelingual deafness. Part II. Underlying constraints that affect audiological outcomes. Laryngoscope, 2004, 114(10): 1714–19.

[7] Szuchnik J, Święcicka A, Geremek A, et al. Two years auditory speech perception results of prelingually deafened teenagers. Central East Eur J Otorhinolaryngol Head Neck Surg, 1998, 3(3–4): 330–33.

[8] Moon IJ, Kim EY, Jeong JO, et al. The influence of various factors on the performance of repetition tests in adults with cochlear implants. Eur Arch Otorhinolaryngol, 2012, 269: 739–45.

[9] Rostkowska J. Implant ślimakowy a młodzież z głuchotą prelingwalną. Spojrzenie okiem logopedy [Cochlear implant and adolescents with prelingual deafness. Speech therapist's perspective]//Młodzież głucha i słabosłysząca w rodzinie i otaczającym świecie [Deaf and hard-of-hearing adolescents in family and the world]. Kobosko J (ed.). Warsaw: Association 'Usłyszeć Świat', 2009, 247–51.

[10] Heydebrand G, Hale S, Potts L, et al. Cognitive predictors of improvements in adults spoken word recognition six months after cochlear implant activation. Audiol Neurotol, 2007, 12: 254–64.

[11] Pisoni DB, Cleary M, Geers AE, et al. Individual differences of effectiveness of cochlear implants in children who are prelingually deaf: new process measures of performance. Volta Rev, 1999, 101: 111–64.

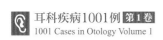
[12] Chee GH, Goldring JE, Shipp DB. Benefits of cochlear implantation in early-deafened adults: the Toronto experience. J Otolaryngol, 2004, 33: 26–31.

[13] Klop WM, Briaire JJ, Stiggelbout AM. Cochlear implant out-comes and quality of life in adults with prelingual deafness. Laryngoscope, 2007, 117: 1982–87.

[14] Santarelli R, De Filippi R, Genovese R. Cochlear implantation outcome in prelingually deafened young adults. Audiol Neurotol, 2008, 13: 257–65.

[15] Szeląg E, Szymaszek A. Test do badania słuchu fonematycznego u dzieci i dorosłych [Test of phonematic hearing for children and adults]. Gdańsk: GWP, 2006.

2 骨桥植入在传导性听力损失中的应用

Anna Czupryn[1], Henryk Skarżyński[1,2], Barbara Kaczyńska[1]

[1] Music Therapy Division, World Hearing Center, Institute of Physiology and Pathology of Hearing, Kajetany/Warsaw, Poland

[2] Department of Oto-Rhino-Laryngosurgery, Institute of Physiology and Pathology of Hearing, Kajetany/Warsaw, Poland

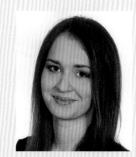

Anna Czupryn

摘 要

本文报道一例 28 岁接受过大学音乐教育的患者，因患有单侧先天性传导性听力损失和左侧伴外耳道闭锁的小耳畸形，曾接受耳廓再造和外耳道成形术。由于治疗后听力未改善，患者在最近一次手术 13 年后，接受了骨桥植入手术。应用现行的评估标准以及患者主观感觉评价术后听觉效果（患者为本篇的共同作者）。

关键词

骨桥；骨传导植入物；小耳畸形伴耳道闭锁；先天性中耳畸形；传导性听力损失

引 言

先天性外耳和中耳缺陷需要分阶段治疗。当对侧耳的听阈正常时，可尝试对患侧进行骨导声刺激。第一阶段包括用患者软骨组织重建耳廓。在以往报道的病例中，同期听力重建对听力几乎无改善。因此，只有全耳廓再造后，使用各种类型的骨传导植入物才能改善听力[1-3]。对于成年患者，决定接受此类手术是相当困难

的，尤其是当患者为专业音乐背景时（如本文所述）。因此，该患者直到 28 岁才接受了骨桥植入。

案例与方法

本章报道了一例 28 岁患者（有大学音乐教育背景），患有单侧先天性传导性听力损失和小耳畸形伴外耳道闭锁（左侧），但患者从未使用过助听器。她接受了大量的听力和音乐训练，从而获得了音乐学院小提琴硕士学位，并以专业音乐会演奏家的身份继续她的职业生涯。患者 13 岁和 14 岁时曾接受过两次耳廓重建手术以及一次外耳道重建手术（15 岁时），重建的耳廓如图 1 所示。然而，针对听力改善的治疗是不成功的。

最后一次手术的 12 年后，因考虑到患者的病史和治疗过程，Kajetany 的世界听力中心认为该患者有资格接受骨传导装置，并做出她需要进行听力装置植入的诊断。1 年后，患者接受了骨传导植入治疗。耳廓和植入的骨传导装置如图 2 所示。

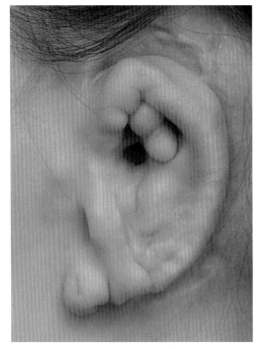

图1 重建的耳廓

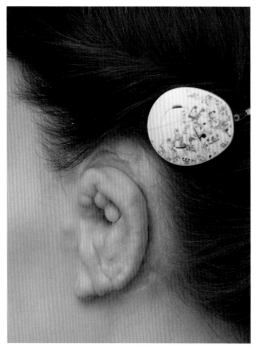

图2 耳廓和植入的骨桥装置

结果与讨论

患者对疾病和治疗的视角 先天性耳廓缺陷和听力损失并没有限制患者成功地追求音乐学历。她在充满音乐的环境中长大，接受了大量的艺术体操、音高和乐器演奏培训，能够跟上同龄人的发育步伐。治疗的动力源于患者父母的支持，在患者看来，残疾并不是她成为音乐家的障碍。然而，作为一个训练有素和对音高敏感的人，她不能忽视在日常生活和舞台上必须面对的众多问题。植入骨桥后，所有这些问题逐渐变得不那么烦恼，甚至完全消失。

1. 在学校或音乐学院，音高训练在小型室内乐室举行；培训的目的是培养诸如音调识别能力、计算单个音调数量、和声识别、音阶识别的能力，记忆和记录和声、节奏模式和旋律线的能力。患者从未遇到完成此类任务有任何困难。然而，与其他音乐家一起在更大、音响效果更好的大厅里演奏音乐会是一个特别的挑战。患者无法听到节奏、键或单个乐器的声音；在舞台上感到不舒服，她常常发现自己无法处理这些问题。此外，随着

时间的推移，完成必修的音乐曲目变得更加困难和复杂。

2. 当与管弦乐队合作时，患者更喜欢坐在其他演奏者之间，以便被乐器的声音包围。然而，并不总能如此。作为一名小提琴手，患者经常被安排坐在舞台边缘，右耳朝向观众。

3. 在舞台上与团队音乐家一起演奏和表演时，遇到某些技术原因需要打乱乐器位置的情况，患者无法集中注意力或感到很不舒适。这时，常常听不清任何乐器的声音。

4. 另一个挑战是录音室录音，因为需要使用耳机。音乐家经常使用一个耳机听伴奏，同时用另一只耳朵控制自己的歌唱或演奏。在这些环境中，患者常发现自己处于僵局，因为无法找到合适位置，能够同时听到音乐和自己乐器的自然声音。

5. 在舞台上，当一个音控扬声器放在她右侧时，因为能够听到其他同伴的乐声，患者能够自由自信地演奏。然而演出时，常常遇到无法适当放置音控扬声器的困难，例如，音响工程师建议使用耳机，或舞台上没有空间放置扬声器（例如在电视台演播期间）。在这种情况下，必须依靠

自己的音乐直觉和眼神与其他演奏者交流。

6. 患者无法正确定位声音，即识别声源方向。这是她从小就存在的一个重大问题——从日常的场景（如在家、学校或街上被别人呼叫）到更危险的情况，如驾驶时无法定位接近救护车信号的方向。目前，日常的训练和骨桥的规则使用使她能够更好地进行声源定位。

在早期的检查中，患者通过佩戴测试用的头带式骨传导装置，清楚了解单耳聆听的局限性，同时了解手术后可能的获益。起初，患者对嘈杂的声音感到惊讶和困惑；佩戴软带式骨传导装置数小时后，她主诉头痛和疲劳，但对音响效果感到满意。从她的主观描述可以得出以下最大获益：

1. 患者体验到了空间感与全方位的听觉能力。

2. 能够更准确地识别传入声音的方向。

3. 能够更自由地与站在左侧的人交谈，而不用转头聆听对话者。

4. 在拥挤嘈杂的环境中，能更好地理解别人的话语。

5. 演示测试用头戴设备性能的一个有效方法是在汽车中听管弦乐队演奏声，即在狭窄的空间中，扬声器的分布使声音同时从多个方向入耳。这使患者能够在迄今未知的空间维度中体验音乐。

截至本文发布之日，患者植入骨传导装置已过两年，完成康复治疗已一年零三个月。患者已经习惯了周围的声音，并能够全天舒适佩戴声音处理器。她自述在安静的居家环境中进行日常活动或与人交谈时，总是要检查处理器是否确实就位。因为人声或居室内的声音是如此自然，似乎从出生时就可以通过这种方式听到。作为术前和术后检查的一部分，患者带上了她的乐器（小提琴），以便于专家及技术人员不仅能够更多地了解她的语音知能力，还有音乐感知能力。与植入骨桥相关的声学效应以及患者所感知到的声音特性如下：

1. 延迟——使用测试用头戴骨传导装置接收到的声音（尤其是患者自己的声音）的延迟约为70 ms，这在音乐界是绝对不可接受的。在重新设置适当参数后，这个影响可以降到约15 ms。技术人员向患者保证，植入的设备将实现更直接的传导，因此根本检测不到延迟。手术后，通过优化植入体参数，她感觉不到声音传导的延迟。

2. 混响（gverb）——一些声音被认为具有额外的持续性，并且没有空间效应（好像声音是在排水井中产生的，效应的持续时间约为 1.1 s）。我们能够在很大程度上消除这种影响；只有在使用遥控器（混响持续时间为 0.6 s）激活大型房间（音乐厅、剧院）中使用的程序时才会引起注意。

3. 小提琴声音测试表明，处理器的声音在某些频率下明显失真。在某些频率下，无论声音的动态特性如何，都会出现失真；特别是对应于自由琴弦的 E、A、D 和 G 音，以及所有类型的泛音尤其明显。因此，在设置适当的参数后，一些频率被过滤。

4. 当播放颤音时，患者听到强烈的隆隆声，好像麦克风无法正确应对狭窄范围内频率快速变化引起的振动。在两条不同琴弦上同时产生相同音高的重叠声音时，也会听到同样的效果。设法部分消除这种影响，尽管不能消除全部（取决于房间的声学特性、琴弦的类型或产生声音和振动的方式），但不会干扰佩戴者在舞台上表演。

5. 声音处理器麦克风对某些人讲话或唱歌的音色也观察到类似的效应，共振声音更多，尤其是涉及元音 A、O 或 E 的声音被扭曲。例如：非专业人士使用元音 a 简单演唱的单线或双线八度音域（c′ 到 b″）内的任何音调，患者会以正常方式感知；同时，当由一位精通发声的专业人士演唱时，即使在类似的动态参数下，它也会产生共鸣。声音更加开放，然后开始振动，变得扭曲和不清晰。

6. 音调越高（三线八度、四线八度或更高）和越低（使用低音提琴或手风琴演奏的小八度、大八度、反八度音调），患者的不适感越大。最佳聆听范围包括单线和双线八度音程内的声音。然而，目前，该患者意识到这种不适的程度不仅取决于处理器本身，还取决于乐器的质量和发声方法。琴弦类型的改变足以改变被扭曲的频率或引起同一乐器的隆隆声效应。

7. 根据患者的反馈,处理器在较低频率下的性能要差得多;因此,较低的音调显得不那么清晰。

8. 在许多情况下,某些乐器或人声的音色与健康耳感知的音色并无不同。家用洗衣机、烘干机、真空吸尘器、冰箱产生的噪声或在街上听到的噪声(响亮的咔嗒声、叮当声、尖叫声、车辆产生的噪声)令人不快,通常也更难识别。

9. 当穿过强磁场(如商店、机场等的安全门)时,患者的头部会出现明显的吱吱声,即使没有佩戴处理器。

图3～图5显示了骨传导装置植入前后的标准听觉测试结果。

多数导致不适的因素都可以加以调整和设置,免其在日常生活中发生问题。这样可以使患者感到愉悦,或者在某种意义上说感到自然。患者强调,对自己的植入体和声音处理器提供的功能非常满意。最大获益包括立体声听觉的体验和舞台上不受限制的表演。

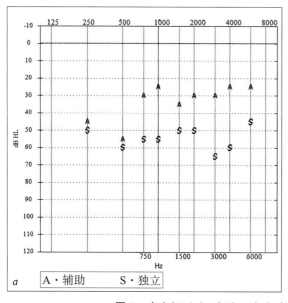
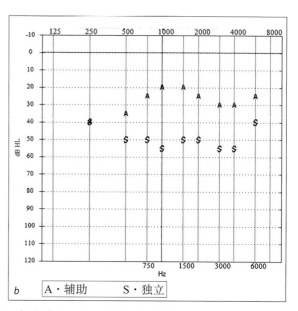

图3 自由场测听,左耳:(a)术前和(b)术后。A:辅助;S:独立

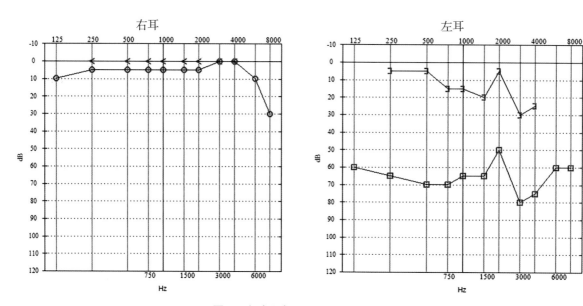

图4 术前纯音测听:右耳和左耳

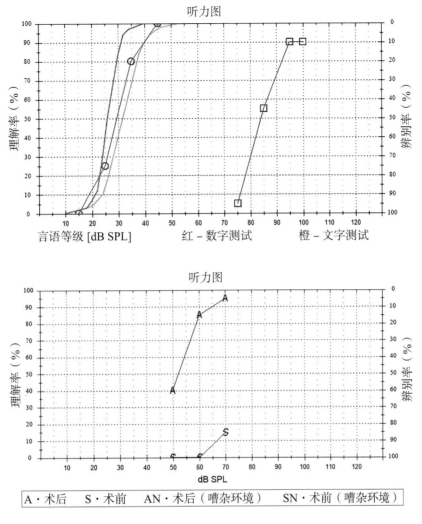

图 5 左耳自由声场言语测听：术前和术后。A：助听；S：无助听

结 论

本文的分析结果提供了非常有价值的参考，关于听觉植入手术的知情同意决定，特别是患者为本文作者之一。本研究为康复师和患者在选择治疗模式时提供重要的指导，尤其是当患者是专业艺术家、歌手和 / 或乐器演奏家时。

（吴佩娜　黄　艳　罗文伟　译）

参考文献

[1] Ratuszniak A, Mrówka M, Skarżyński PH. Urządzenia wszczepialne na przewodnictwo kostne–zasada działania oraz wskazania [Implantable Bone Conduction Devices–operating principles and indications]. Now Audiofonol, 2017, 6(3): 29–34.

[2] Skarżyński H, Szkiełkowska A, Olszewski Ł,et al. Program stosowania implantów ucha środkowego i implantów zakotwiczonych w kości skroniowej na przewodnictwo kostne w leczeniu zaburzeń słuchu [Application of middle ear implants and bone anchored implants in treatment of hearing impairments]. Now Audiofonol, 2015, 4(1): 9–23.

[3] Ratuszniak A, Skarżyński PH, Gos E, et al. The Bonebridge implant in older children and adolescents with mixed or conductive hearing loss: audiological outcomes. Int J Pediatr Otorhinolaryngol, 2019, 118: 97–102.

3 双侧听觉脑干植入患者的远期听力分析

Artur Lorens[1], Henryk Skarżyński[1,2], Małgorzata Zgoda[1], Robert Behr[3]

[1] Implants and Auditory Perception Department, World Hearing Center, Institute of Physiology and Pathology of Hearing, Warsaw/Kajetany, Poland

[2] Department of Oto-Rhino-Laryngosurgery, World Hearing Center, Institute of Physiology and Pathology of Hearing, Warsaw/Kajetany, Poland

[3] Department of Neurosurgery at Academic Hospital Klinikum Fulda, Fulda, Germany

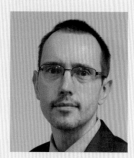

Artur Lorens

摘 要

大多数 2 型神经纤维瘤病 (NF2) 患者在听觉脑干植入 (ABI) 后，开放式语言识别能力方面获益有限。一般的患者只能感知言语或在结合唇读时言语感知提高。仅有少部分 NF2 患者 ABI 植入后在听觉方面获益。目前的患者都是采用单侧 ABI 植入术。本研究旨在分析双耳 ABI 植入后听力获益情况。

引 言

2 型神经纤维瘤病（NF2）患者通常为双侧前庭神经鞘瘤，临床上表现为耳聋，是 ABI 的适应证。大多数患者进行单侧植入后，尽管在开放语句识别能力方面获益有限，但或多或少能有听觉改善。

最近，Colletti 及其同事发现，非 NF2 的蜗神经缺失的患者植入 ABI 后，无视觉线索下，开放式语音识别能力明显提高；许多非肿瘤 ABI 植入患者在安静状态词识别率超过 50%，甚至可以进行电话交流[1]；同时发现如果将 ABI 的装置及电极放置在第四脑室侧隐窝，患者术后能获得更好的言语识别能力。NF2 患者进行单侧 ABI 植入后，语言理解能力反而获益有限，这可能同 NF2 患者肿瘤自身或外科切除肿瘤过程中破坏了蜗神经核内的相关结构有关。然而，近期新的研究结果发现 NF2 的患者进行 ABI 植入术后可获得出色的言语识别率，表明言语识别率的提高与 NF2 无独立关联[2-5]。在手术前，一些 NF2 患者的肿瘤很大，患耳仍具备正常的听力和语音识别能力，表明肿瘤细胞本身并不一定会导致听力损失。大多数 NF2 患者的之所以丧失听力和语音识别能力，可能是由于长大的肿瘤压迫邻近耳蜗、第八脑神经神经及耳蜗核引起相应组织血供减少，继而引起听觉功能障碍。此外，肿瘤的机械性压迫神经和脑干可能会损害神经兴奋性。最近观察到 NF2 患者 ABI 植入术后言语识别率提高程度不一，可能与患者病因、手术技术、肿瘤切除前及切除过程中脑干的损伤、电极放置、设备型号、信号处理或其他因素有关。

我们的研究中，9 例 NF2 成人患者进行单侧 ABI 植入，其中 6 例患者可以进行开放式言语识别[2-3]。1 例患者接受序贯双侧 ABI 植入。

方 法

一例 27 岁的 NF2 男性患者，因发现双侧听神经瘤就诊于我科。该患者于 2006 年 2 月 9 日行右侧听神经瘤切除术，并同期完成 ABI 植入术。于 2006 年 4 月 4 日开机。通过复查内听道 CT 发现左侧听神经瘤长大，遂建议左侧听神经瘤切除，同期行左侧 ABI 植入术。症状方面，患者出现进行性听力下降、严重双耳鸣及平衡功能障碍，极大地影响其生活质量。

2008 年 3 月 28 日患者接受左侧听神经瘤切除术 + 左侧 ABI 植入术，于 2008 年 6 月 26 日开机。两次手术均由 Robert Behr 教授主刀[2]，使用 Med-EL 公司 C40+ABI 装置。体内植入部分由 ABI 刺激器、接受线圈、参考电极组成。与 C40+人工耳蜗植入体相似，ABI 的体内刺激器也放置于耳后的骨床上。电极阵列由 12 个铂金电极组成，被固化在硅胶板上，通过直接接触脑干蜗核处，刺激听觉中枢产生听觉。患者耳后安装了 Tempo+ 耳后语音处理器，并升级到 Opus 2 语音处理器。术后通过刺激每个电极检测其音感、不良反应、最大舒适阈值和音调成分，建立音调感觉分级评分，按音调顺序排列电极对[6]。

听力获益评估通过如下几项测试确定：安静环境下电测听、声音识别效果、单音节词表、视觉模拟量表（VAS）。

波兰语 CNC 词汇表具有与英语的 CNC 词汇表相似的字词内容，常用来评估患者的言语识别率。波兰语 CNC 词汇表由 10 个列表组成，每个列表包含 20 个单词。该词汇表包含了声学、语义、语法、音素、音色成分和语气等方面。此外，它适用于检测噪声环境下词句识别能力。测试条件和语句测试列表是随机分配的。在安静环境下，单词给声阈值从 65 dB SPL 开始。语言频率下给的噪声增加了 10 dB 的信噪比（SNR）。声音定位测试是在隔音室中使用特定给声设备完成，该设备由 11 个扬声器组成，扬声器位于直径为 2 m

的圆形的 –50°（左）到 50°（右）的方位，每个扬声器均匀间隔 10°。图 1 是该给声设备的示意图，受试者坐在圆的中心，对面的给声装置被窗帘遮挡。当听到声音时，受试者根据自己感知到的声音方向，拍亮 –70°（左）到 70°（右）范围内对应的 141 个发光灯（间隔 1°）中的一个。共使用 11 种不同的环境声进行声源定位测试，每个扬声器随机给声两次。

共检测如下 4 种患者的听力：仅左侧 ABI 植入患者、仅右侧 ABI 植入患者、右侧 ABI 植入及左侧 HA 植入患者、双侧 ABI 植入患者。测试时间点如下：第一次 ABI 手术后 6 个月、1 年、2 年、2.5 年和此后每年，直至术后第 10 年。

结 果

安静环境下听力测试结果表明两侧耳对声音的感知度相同。声音效果识别方面，右侧 ABI 植入及双侧 ABI 植入者的评分为 100%，左侧 ABI 植入者的评分为 80%。图 2 示患者双耳植入 ABI 后，左耳及右耳的听力情况。右耳 ABI 植入、左耳 ABI 植入、双耳 ABI 植入后，对应的主观听力评分分别为 6 分、1 分、9 分。图 3 示声源定位测试的结果，右耳 ABI 植入、左耳 ABI 植入和双耳 ABI 植入患者的定位误差分别为 41°、46° 和 27°。

讨 论

全球几个著名的耳神经外科研究中心的临床数据表明，蜗后聋尤其是双侧听神经瘤的患者接受单耳植入 ABI 后，语言感知能力明显提高。单侧 ABI 植入术后的患者在感知声音、唇读结合时言语感知能力方面，相比人工耳蜗植入患者仍有一定的差距[5]。大量临床数据表明，双侧人工耳蜗植入较单侧植入术后听力获益更大[7]。基于此，我们推测，双侧听神经瘤的患者，进行双耳 ABI 植入可能比单侧 ABI 植入听力获益更多。本例患者随访结果表明，NF2 的患者在双侧 ABI 植入后双耳均有声音输入，并进一步通过测试安静环境

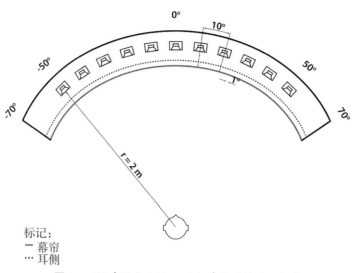

图1 测试声源定位的11个扬声器的排列示意图

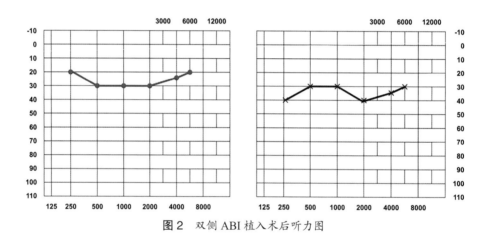

图2 双侧 ABI 植入术后听力图

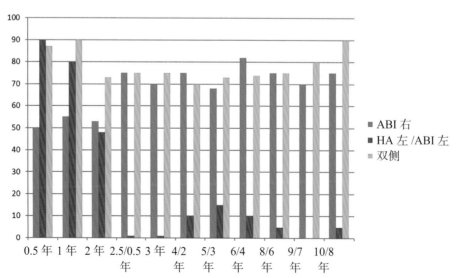

图3 安静状态单字词评分：仅左耳 ABI 植入，仅右耳 ABI 植入，右耳 ABI 植入和左耳 HA，或双耳 ABI 植入

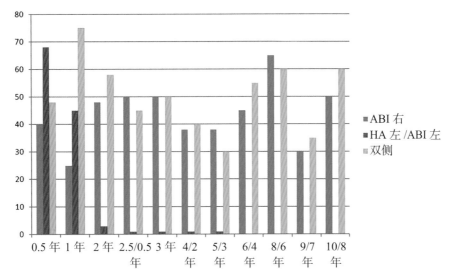

图4 噪声环境下单字词评分：仅左耳ABI植入，仅右耳ABI植入，右耳ABI植入和左耳HA，或双耳ABI植入

下患者对不同频率的声音的反应，证实双耳对声音具有感知能力。

结 论

视觉量表证明了双侧ABI植入的益处。双侧ABI植入患者听力获益程度与单侧ABI植入相同，甚至具有更好的听力。

（吴佩娜　黄　艳　罗文伟　译）

参考文献

[1] Colletti V, Shannon R, Carner M, et al. Outcomes in nontumor adults fitted with the auditory brainstem implant: 10 years' experience. Otol Neurotol, 2009, 30(5): 614–18.

[2] Behr R, Müller J, Shehata-Dieler W, et al. The High Rate CIS Auditory Brainstem Implant for Restoration of Hearing in NF-2 Patients. Skull Base, 2007, 17(2): 91–107.

[3] Skarżyński H, Szuchnik J, Lorens A, et al. First auditory brainstem implantation in Poland: auditory perception results over 12 months. J Laryngol Otol Suppl, 2000, 114 (27): 44–45.

[4] Skarżyński H, Szuchnik J, Miszka K, et al. Rehabilitation Results of the Auditory Brainstem Implant User Based on Tests in Polish and German Language. 4th European Congress of Oto-Rhino Laryngology Head and Neck. Jahnke K, Fisher M . Berlin: Monduzzi Editore, 2000, 155–58.

[5] Vincenti V, Pasanisi E, Guida M, et al. Hearing Rehabilitation in Neurofibromatosis Type 2 Patients: Cochlear versus Auditory Brainstem Implantation. Audiol Neurotol, 2008, 13: 273–80.

[6] Lorens A, Piotrowska A, Skarżyński H. Pitch perception and the number of electrodes vs. long term development of speech perception ability in auditory brainstem implant. International Congress Series: Elsevier, 2004, 1273: 429–32.

[7] Zeitler DM, Kessler MA, Terushkin V, et al. Speech perception benefits of sequential bilateral cochlear implantation in children and adults: a retrospective analysis. Otol Neurotol, 2008, 29(3): 314–25.

4 儿童人工耳蜗植入后听力康复中的音乐疗法

Barbara Kaczyńska[1], Henryk Skarżyński[2]

[1] World Hearing Center, Institute of Physiology and Pathology of Hearing, Warsaw/Kajetany, Poland

[2] Department of Oto-Rhino-Laryngosurgery, Institute of Physiology and Pathology of Hearing, Warsaw/Kajetany, Poland

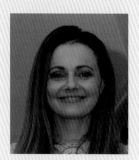

Barbara Kaczyńska

摘　要

重度耳聋患儿最佳的治疗方式是在出生后 8～10 个月进行人工耳蜗植入术。但当患儿存在低频残余听力时，往往无法在这一时机进行手术。这种患儿佩戴助听器后能改善残存的听力。因此，患儿的父母认为孩子仍具有一定的听力，迟迟无法做出给孩子进行人工耳蜗植入的决定。随着年龄增长，3 岁是植入人工耳蜗的次优时机。本文中的患者具有低频残余听力，父母推迟了孩子手术的最佳时机。我们分析了该大龄儿童植入人工耳蜗前后的听力康复情况，并观察音乐治疗对患儿日常交流的影响。

关键词

部分听力损失；人工耳蜗；音乐疗法

引　言

外科医生和多学科治疗团队（包括音乐治疗师、心理学家、言语治疗师和音乐家）致力于促进人工耳蜗患者术后的听力康复。具有低频残余听力的大龄儿童进行人工耳蜗植入术后，接受平稳、序贯的康复治疗尤其重要。本文中的患儿术前佩戴助听器，听力和言语交流方面都有改善。因此，孩子的父母决定暂缓人工耳蜗植入手术。治疗师提醒父母，虽然孩子对简单的声音反应活跃，但无法讲话，并逐渐丧失初始的语言能力。孩子近 4 岁时，父母最终决定给孩子安排手术。手术是按照专门针对部分听力损失的患者的 Skarżyński 6 步方案进行的。为了提供最佳的术后康复治疗，我们将他纳入特有的音乐治疗方案——"人类听觉康复音乐"，该治疗方案以主动和被动性音乐治疗为基础。主动性音乐治疗是指在听力中心的音乐治疗师的引导下，患者进行音乐制作或其他与音乐相关的活动。被动性音乐是为所有听力障碍患者的听力康复而设计的音乐。被动性音乐治疗中，患者主要以听音乐为主，治疗的核心是如何选择适合患者术后听力康复的音乐类型。家庭性康复治疗以被动性音乐治疗为核心，主动性音乐治疗作为补充。被动音乐治疗以创新性的音乐治疗解决方案为基础。听力中心的多学科团队拟为所有患者提供标准的术后康复及音乐治疗。

研究目的

分析人工耳蜗植入术后进行 6 个月的音乐治疗的效果。

案例与方法

患儿男性，4 岁 8 个月，7 个月前进行人工耳蜗植入术，术后接受音乐治疗，持续至今共治疗 6 个月。患儿出生后听力筛查耳声发射未通过，2～3 个月时进行 ABR 检查无反应，结果见表 1。

表 1　2 个月和 3 个月的 ABR 结果

耳	ABR			
	0.5kHz	1.0kHz	2.0kHz	4.0kHz
右耳	70dB	90dB	无	无
左耳	70dB	90dB	无	无

基于以上听力检查结果，患儿配戴了双耳助听器，从而对周围声音的反应明显改善。在 1 岁时复查 ABR 结果并未好转。孩子快 4 岁时，父母决定接受人工耳蜗植入。手术按照 Skarżyński 程序进行。右耳植入 Med-El Synchrony Flex 28，术后恢复顺利。3 个月后启动 Duet 系统。又过了 3 周，开始接受定制的主动和被动性音乐治疗，

该治疗方案由资深的音乐治疗师、音乐家、心理学家、言语治疗师和教师引导实施。针对该患儿年龄段的音乐治疗计划拟持续 10 个月。

治疗开始前，我们使用人类听力康复计划中的音乐诊断包，评估患儿的听力及音乐喜好。3 个月后重新评估。治疗 6 个月后，评估音乐疗法对患儿听力康复的影响（图 1）。上述过程在 Kajetany 听力中心进行（图 2）。

人类听觉康复计划使用 PRIMA VOLTA 评价系统衡量音乐治疗的效果，评估过程中孩子的父母不能在场。PRIMA VOLTA 评价系统是专为人工耳蜗植入、佩戴助听器及听力障碍的患者设计的量表，用来测试音乐感知效果。

Prima Volta 评价系统包括：

·技术评估：即检测受试者对音乐治疗师提供的声音的反应，受试者能否识别声音、方位、乐器、音调、声音数量、节律节奏、语气、间隔、音阶及形式。

·声乐评估：观察受试者能否变声唱歌，即用不同的音量和音调唱同一首歌。

·情感评估：观察受试者能否鉴别录音中的不同片段或不同歌曲，如格里高利歌或非洲圣歌。

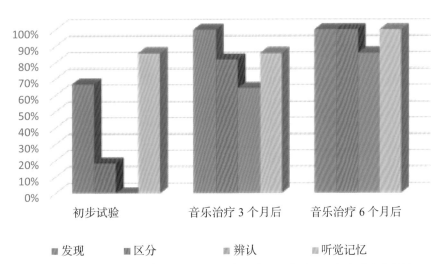

图 1　音乐疗法前、音乐疗法 3 个月后、音乐疗法 6 个月后，患者听力康复情况

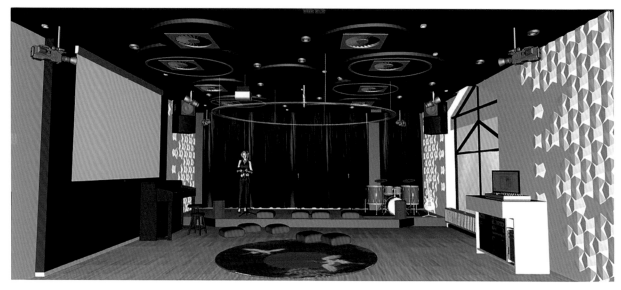

图2　供各年龄段儿童进行音乐治疗的房间

结　果

使用 Prima Volta 评价系统收集音乐治疗开始前、治疗 3 个月后、6 个月后的听力康复数据。

表 2 第一列为评估听力康复的各项指标，后面依次为治疗开始前、治疗 3 个月后、治疗 6 个月后的得分。

表 2　音乐治疗 3 个月和 6 个月前后的听力评分。患者，4 岁男孩，双侧重度感音神经性听力损失，双侧人工耳蜗植入术后——右耳（2015 年 11 月起）和左耳（2017 年 9 月起）；参加音乐治疗（MT）课程，每周 1 次，每次 60 min

测试内容	满分	治疗前	音乐治疗 3 个月后	音乐治疗 6 个月后
感知能力				
对声音的反应—声音感知	100%	67%	100%	100%
区分能力				
从多种声音中区分特定声音	100%	0	100%	100%
区分音调（从高到低）	100%	0	100%	100%
区分节奏节律	100%	0	33%	100%
区分语气（柔声或厉声）	100%	100%	100%	100%
鉴别能力				
认识声音	100%	0	40%	80%
定位声源	100%	0	50%	75%
定位乐器源	100%	0	100%	100%
听觉记忆				
根据音调区分声音（听觉记忆，复述声音）	100%	0	0	100%
根据听到声音的数量区分声音（1 个声音）	100%	100%	100%	100%
根据听到声音的数量区分声音（2 个声音）	100%	100%	100%	100%
根据听到声音的数量区分声音（3 个声音）	100%	100%	100%	100%

听力康复的评价系统非常重要，是目前评估人工耳蜗术后听力康复最可靠的方法。表 2 中数据表明，接受音乐疗法后患儿的听力和语言交流迅速增长。患儿接受 3 个月音乐治疗后，音调区分（听觉记忆和复述音乐）从 0.1 增加到 0.8（最高得分为 1.0），6 个月的治疗后得分达到 1.0（或 100%）。其他评分也证实了长达 6 个月的音乐治疗对听力康复的成效。由于患儿年龄小，无法进行可靠的声乐和情感评估。图 1 示患儿的听力康复效果。

评价量表是根据之前的同龄植入者且接受标准康复治疗患者的结果制定的，评价结果表明，音乐疗法对该患儿术后的听力康复具有一定效果。

结 论

音乐疗法对人工耳蜗植入术后患者的听力康复有效，有可能达到预期的听力水平。尤其重要的是，经过音乐治疗后，患儿将获得区分音调的能力，这对患儿的语言交流帮助极大。

（吴佩娜　黄　艳　罗文伟　译）

拓展阅读

[1] Skarżyński H, Skarżyński PH, Dziendziel B, et al. Elektronaturalna stymulacja w leczeniu częściowej głuchoty [Electro-Natural Stimulation in partial deafness treatment]. Now Audiofonol, 2018, 7(3): 45–52.

[2] Skarżyński H, Skarżyński PH. Nowa strategia leczenia częściowej głuchoty–18 lat doświadczeń własnych [New stragegy of partial deafness treatment–18 years of experience]. Now Audiofonol, 2014, 3(5): 9–16.

[3] Skarżyński H. Long term results of partial deafness treatment. Cochlear Implants Int, 2014, 15(1): 21–23.

[4] Skarżyński H, Lorens A. Partial Deafness Treatment. Cochlear Implants Int, 2010, 11(1), 29–41;

[5] Solnica J, Kobosko J, et al. Efektywność treningu słuchowego osób z częściową głuchotą po wszczepieniu implantu ślimakowego w ocenie pacjentów i logopedów [Effectiveness of the auditory training in patients with the partial deafness after cochlear implantation in the assessment of patients and speech therapists]. Now Audiofonol, 2012, 1(1): 31–37.

[6] Gfeller K, Driscoll V, Kenworthy M,et al. Music therapy for preschool cochlear implant recipients. Music Ther Perspect, 2011, 29(1): 34–39.

[7] Koşaner J, Aynur K, Murat D. Developing a music programme for preschool children with cochlear implants. Cochlear Implants Int, 2012, 13(4): 237–47